U0347532

华明珍 主编

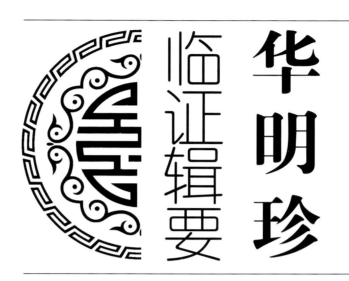

华明珍临证辑要

山东科学技术出版社

编写委员会

主编华明珍

主任中医师、兼职教授，博士生导师，1965 年毕业于山东中医学院医疗系本科。一直从事中医内科临床、教学、科研工作，积累了丰富的临床经验，形成了自己独特的学术思想。被评为"济南市名老中医"、"山东省名中医药专家"，山东省首批中医师承指导老师，国家级中医师承第四批、第五批指导老师，2012 年被国家中医药管理局批任为"全国名老中医师承工作室"；享受国务院政府特殊津贴；曾多次获得山东省及济南市科技进步奖；参编、主编学术论著 5 部，发表省以上刊物论文数十篇。

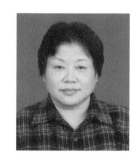

副主编

李泉红，女，1972 年 2 月出生，医学博士，副主任中医师。2008 年起师从华明珍教授，第四批全国名老中医药专家华明珍教授学术继承人。华明珍全国名老中医传承工作室负责人。

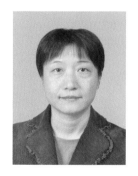

华愫，女，1974 年 7 月出生，医学博士，主治中医师。2008 年起师从华明珍教授，第四批全国名老中医药专家华明珍教授学术继承人。华明珍全国名老中医传承工作室成员。

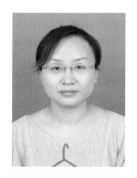

编者 何蕾 戚宏 牛英硕 刘秀枝 徐慧 刘承琴 杨军 秦英 张群 迟辰昱 王晓冰

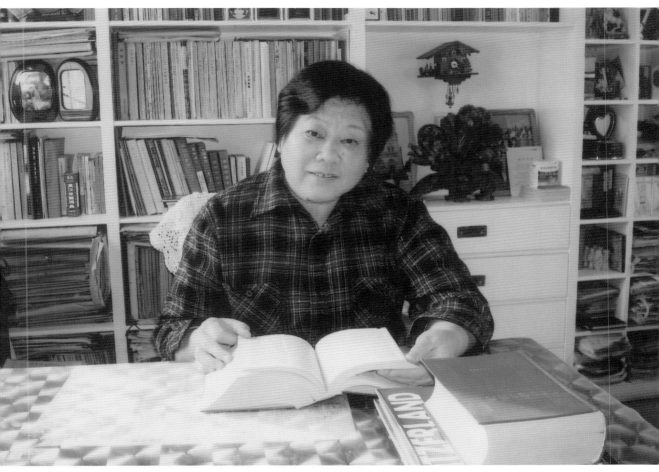

华明珍教授

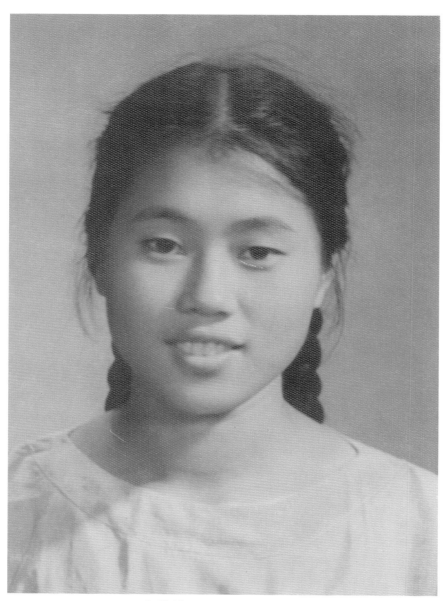

大学毕业照（1965 年）

证　书

华明珍同志：

　　为了表彰您为发展我国
医药卫生　　　　事业做出的突
出贡献，特决定发给您政府特
殊津贴并颁发证书。

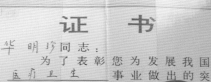

国务院

政府特殊津贴第197470号　　　一九九九年四月二十八日

荣　誉　证　书

授予　华明珍

山东省名中医药专家称号

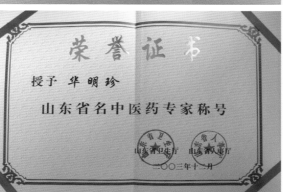

山东省卫生厅　　山东省人事厅

二〇〇三年十二月

全国老中医药专家学术经验继承指导老师

证　书

　　华明珍同志于2008年8月被确定为第四批全国老中医药
专家学术经验继承指导老师，为培养中医药人才做出了贡献，
特发此证。

证书编号：ZDLS201215307　　　二〇一二年九月四日

荣誉证书

华明珍同志：

　　在2006年济南市名中医药专家评选中，
被命名为济南市名老中医。特发此证。

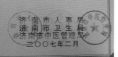

济南市人事局
济南市卫生局
济南市中医管理局
二〇〇七年二月

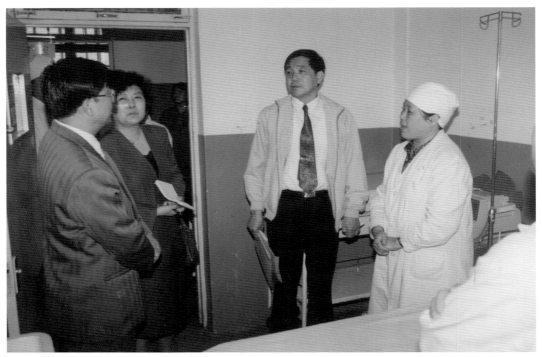

国家中医管理局王明来主任（右二）及省中管局蔡剑前局长（左二）来我院视察

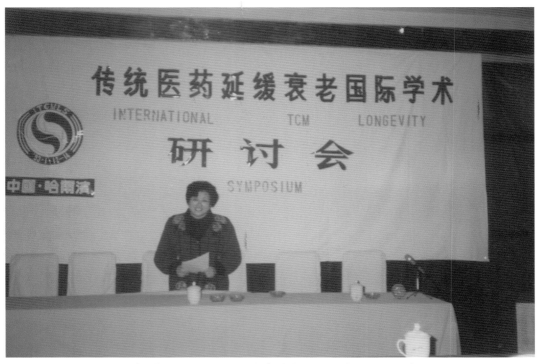

在哈尔滨召开的国际学术会议上发言（1993 年）

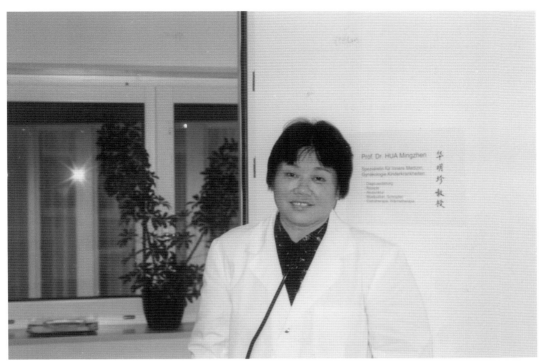

华明珍在瑞士诊室（2000 年）

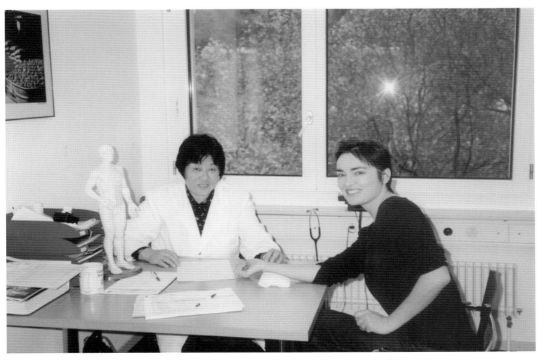

在瑞士巴登诊所为一患者诊病（2000 年）

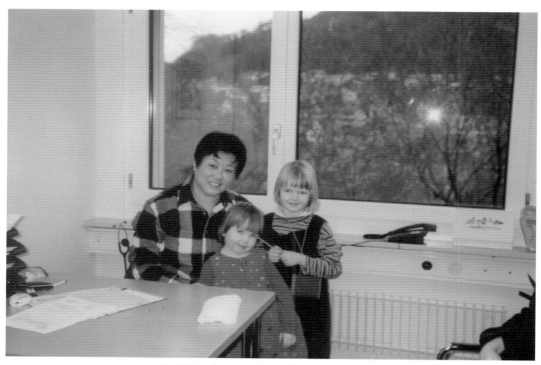

华明珍在瑞士与两位小患者合影

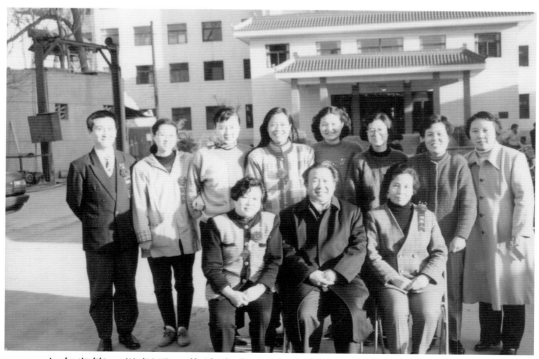

山东省第一批师承工作济南市中医医院师徒全体合影（1995年）

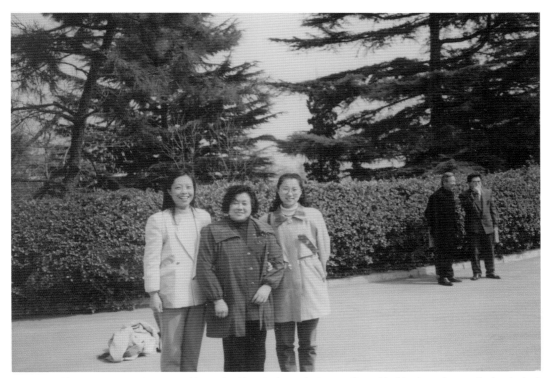

山东省第一批中医师承工作导师华明珍（中）、学生徐慧（左）、戚宏（右）

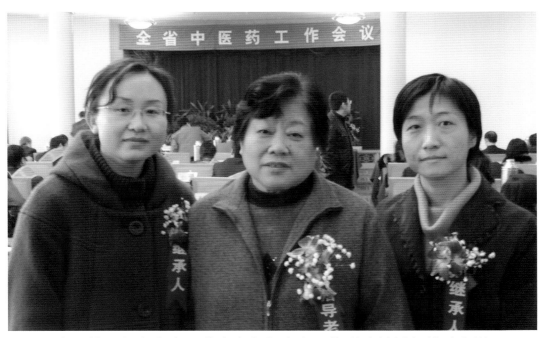

全国第四批名老中医药专家拜师大会上华明珍教授与弟子合影

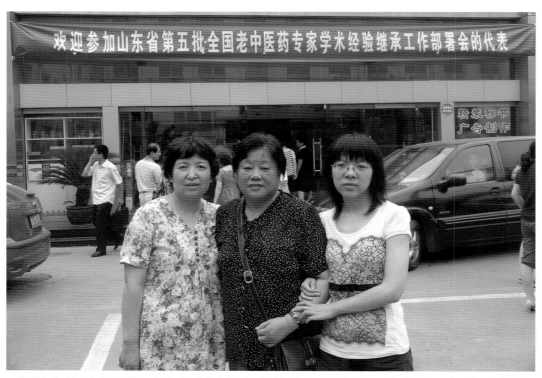

华明珍教授全国第五批老中医药专家学术经验继承工作会议上与弟子合影

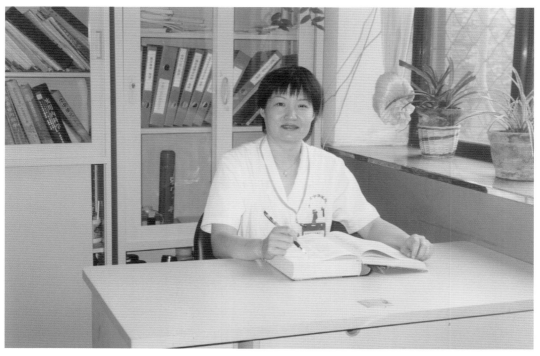

济南市中医院副院长主任医师郭立华

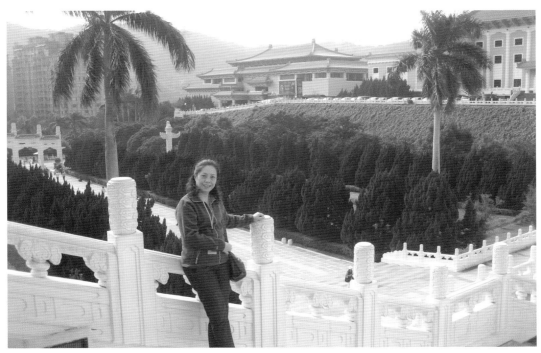

全国第一批优秀中医药人才徐慧主任医师

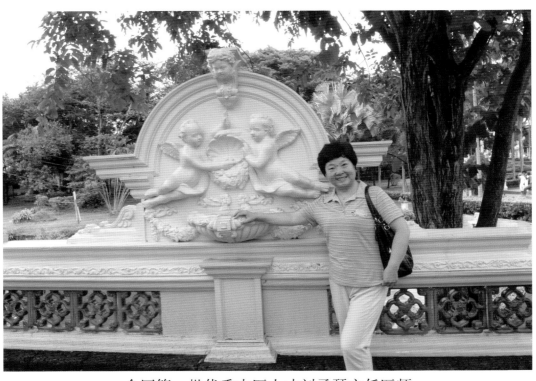

全国第一批优秀中医人才刘承琴主任医师

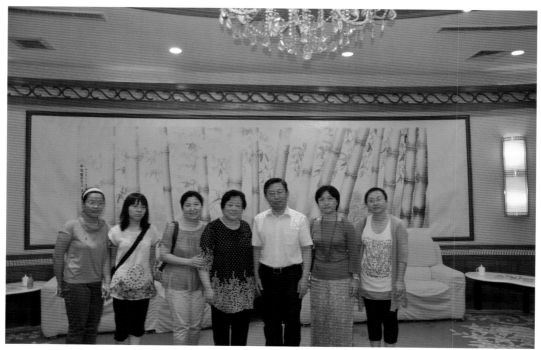

华明珍工作室举办国家级继续教育会议工作室成员与黄煌教授合影

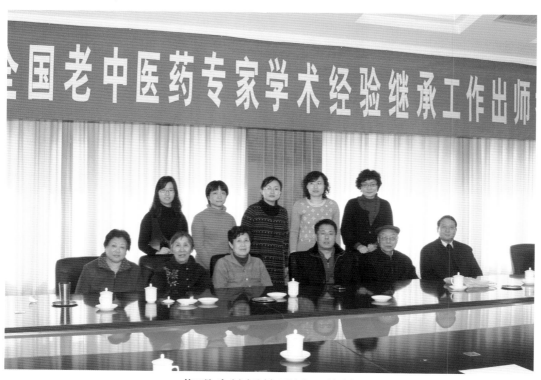

华明珍教授弟子博士答辩

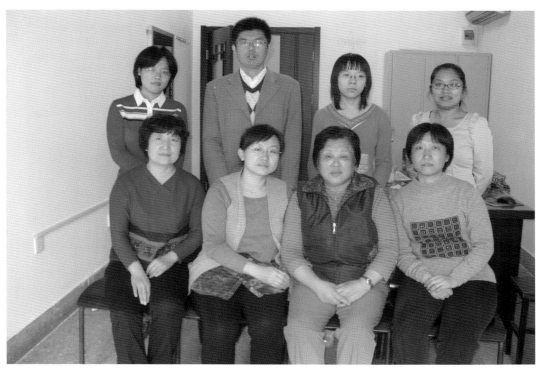

华明珍名老中医药专家传承工作室成员合影

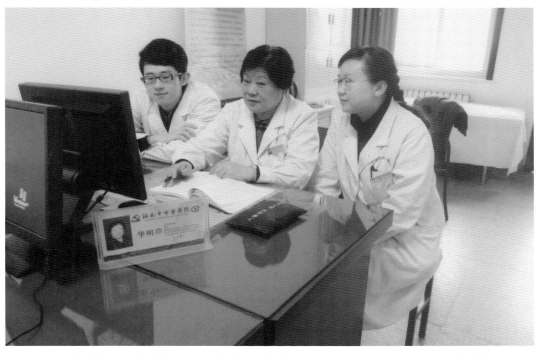

在内科门诊老师（中）与学生华愫（右）、迟辰昱（左）合影

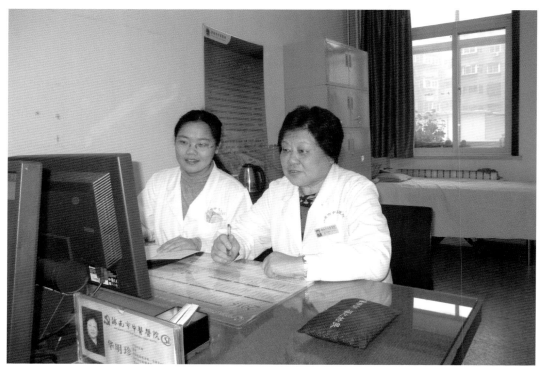

华明珍教授指导济南市名中医"薪火传承231工程"（第二批）师徒合影

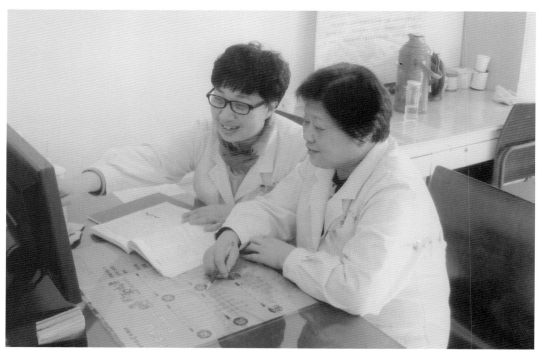

华明珍（右）与副主任医师张群（左）讨论病历

目　录

自　序

中国医药学是一个伟大的宝库，是千百年来我国劳动人民防病治病的智慧结晶，是中华民族灿烂文化中的一颗明珠，为中华民族的繁衍昌盛做出了伟大的贡献。

时光荏苒，日月穿梭，五十五年前，我怀着敬仰、探索、求实的心情和目的，走进了山东中医的最高学府——山东中医学院。这是一所新建的大学，是党的中医政策的实施和为了更好地挖掘祖国医学宝库、更好传承它而建立的中医最高学府，当时培养的目标是培养新型的高级中医师。这是一所新建院校，既无校舍，设备又简陋，学习环境也不好，但党和政府不遗余力地创造条件，从全国各地调来一批在当地有影响、知名度高的中医名师作为师资力量，如从济南调来周凤梧、韩伯衡，青岛调来张珍玉，烟台调来徐国阡、张灿玾等。学院的教学力量不断地加强，设备简陋，就借助于山东医学院的师资及实验室进行教学和实验，我们这批学生在这种环境下，克服重重困难，认真学习，全面的继承中医及经典，不断提高中医临床的实践水平，同时涉猎一些西医学的发展和动态。在学习中，老师严格要求，言传身教，认真的传授，学生认真学习，师古不泥古，教学相长。

前辈的艰辛，处世立业之难，尤其是作为中医，更是如此。在磨难中成长，在发展中不断地壮大。使我记忆更深的事，是当时学院组织学生与老师下乡巡回医疗及实习中，师生共同为农村患者服务，在实践中，巩固了课本上的知识，提高了临床实践的水平，达到了学以致用，既为农民治好了病，更提高了自己医学水平。

在学校中学习中医，起始是有些枯燥，文字内容深奥，对经典知识的缺乏增加了学习困难，这是学中医的起步阶段，奠定好基础是必要的。想方设法不断探求，在学习中不断升华，在阴阳中求阴阳的相同与差异，在矛盾中不断总结对立和统一的关系；在五行生克中达到相互促进相互制约的目的，才能使所学之中医学知识融会贯通，达到天人相应的境界，更好地促进人与自然的和谐。

宝剑锋从磨砺出，梅花香自苦寒来。五十年来，我始终在中医临床工作的第一线，尤其是中医内科及中医急诊工作的医疗、教学与科研工作；由住院医师成长为主任医师，兼职教授、博士生导师。"业精于勤，荒于嬉"。由于自己对中医事业的热爱与执着，在临床实践中不断地潜心研究，广泛的阅读医学经典，继承历代医家及先辈们的智慧，由博返约，慎重思考，吸取其精华，营养丰富自己，把先辈们的经验作为文献继承，并在实践中探索与实施。"中医古籍，汗牛充栋"。在浩如烟海的医书中，一定要熟读、精思，深刻理解，才能达到运用自如的目的。

"遵古不泥古，发扬不离宗"。现代信息化使我们传统的中医模式正在发生变化，只有不泥古，才有创造性，因此要不断地学习，充实自己。我曾到全国中医急症中心重庆中医研究所学习班学习，认真学习了黄星垣教授应用中医中药治疗急症的经验；参加全国内经师资班学习中医经典，为临床和中医教学打下基础；到山东大学齐鲁医院内科进修学习，系统全面地学习西医内科常见病、多发病防治的各种检测手段，丰富了自己的西医临床水平。进修任务完成后，我积极参加了济南市中医医院急诊室的创建工作，结束了本院不看急症的历史，并在内科开办了中医心血管病房，开创专业性病房。在临床上能融中西两法，扬长避短，开展诊病工作，做到术业有专攻，有"专"才能"精"，有"精"才能更好地提高自己。

在临床诊治过程中，以诚恳的态度接待病人，急病人所急，想病人所想，急其痛苦，想其治疗；心怀仁慈，好善乐施，认真诊治，详察病情，一丝不苟，戒轻浮、相轻等不负责任的态度，始终铭记孙思邈的《大医精诚》的训告，对技术精益求精，对病人要有同情心、责任心，为我为医的终生之道。

行医五十载，认真培养中医接班人，带教各高等中医院校实习生，培养学生，为学生讲授中医药知识。我曾为市卫生局中医经典班讲授《内经》，为西医学习中医班讲中医内科学，在教学中学习，在学习中提高自己，做到教学相长，桃李芬芳。以科研促临床，在临床中不断地总结，验证提高自己的专业水平，增强科研能力。先后较为系统的全面总结了"强心复脉饮"、"定心片"、"复律膏"及"温通膏治疗急慢性胆囊炎的临床与实验研究"等研制的制剂对心律失常的临床及实验研究，其中四项获得山东省科技进步三等奖及济南市科技进步二等奖。在心血管疾病及疑难病等方面积累了一定经验，曾担任国家中医药管理局胸痹协作组副组长，参与了有关诊断标准及治疗方案的研究，参与了《中医心病学》的编写，积极组织与参与协作组的学术活动，使其通过学术交流，相互切磋，对"胸痹"的研究，提供了新的思路与方法。

尊师爱教，自己能虚心向老中医、老同志学习。在临证中，注意学习前辈老中医的学术态度、医疗技术水平及医德医风。如原济南市中医医院副院长、内科主任李乐元，他是山东省及全国知名的中医内科专家，学术功底深厚，岐黄之术精湛，能背诵清代吴谦《医宗金鉴·内科心法要诀》等多部经典著作，医德高尚，深受患者的赞许。他雄厚的经验理论，丰厚的临床经验，对我影响较大，使我终生难忘，受益匪浅。

我对中医事业的热爱与执着，得到领导和同志们的肯定，先后被评为"山东省名中医药专家"、"济南市名老中医"、"济南市卫生局创三优争一佳最佳医务工作者"、

"全市科技先进个人"等荣誉称号，享受国务院政府特殊津贴等。这些荣誉使我对中医事业更加有信心，深爱自己的专业，决心将自己的临床所得传授下去。我承担了山东省首批名老中医传承指导老师的工作，带徒弟两名，现都是科室的骨干、主任医师、学科带头人；承担了国家人事部、卫生部、教育部、国家中医药管理局第四批与第五批的传承工作指导老师，已带出博士生两名，现仍有一名在准备博士生论文的答辩。2013年被国家中医药管理局批准成立"华明珍国家名老中医工作室"，现正在创建实施中，该传承团队是一个老中青结合的班子，富有朝气，为更好继承与创新，偕国家中医药管理局名老中医工作室成立之际，将我所学较全面系统地总结出版，更好地启迪后学，使中医学术更加繁荣，更好地造福人类。团结一致，努力将名老中医经验更好继承下来，薪火相传，生生不息。

2015 年立秋

学术思想篇

华明珍教授辨治心悸的学术特点

1 华明珍教授辨治心悸的学术思想浅探

1.1 勤求古训，博采众长

华明珍教授遵仲景"勤求古训，博采众方"的治学精神，潜心钻研祖国医学五十载。华教授认为，自古至今，祖国医学一脉相传，后世医家是通过对经典著作的研究而有新的领悟。通过对经典著作的熟读与深入研究，并在实践中反复体验，最终悟其精要，提高临床效验。中医经典著作是中医学的源头，中医经典不熟，就如无源之水，无本之木，就必定学无根基，在临床上就不能做出准确的辨证论治，就不可能成为高水平的临床中医师。她不仅熟谙《内经》、《伤寒》、《金匮要略》，对后世各家学说亦多有研究。如对《难经》、《诸病源候论》、《圣济总录》、《景岳全书》、《医林改错》、《医学衷中参西录》等古典医籍研究精深，从中汲取知识，勤于探索，在临证实践中，逐渐形成了自己独具卓识的见解，治疗上总结出别具特色的经验。除了博览群书，她还常向其他经验丰富的老中医请教，交流经验，向其他年轻医生请教，了解现代医学的最新动态。华教授认为学医最忌门户之见，各地都存在有许多具有地方特色的用药习惯或医学流派，应当与不同地域，不同学术流派的同行相互学习，交流经验，开阔视野，吸取长处，才能不断地取得进步，丰富自己的中医理论，提高临床技能。对于同行的看法和经验，丝毫无骄矜之意，只要是确合临床适用的，华教授从不抱门户之见，皆学来为己所用。

1.2 学术根基—藏象理论

1.2.1 治病必求于本，必先五脏

中医藏象学是指研究人体各脏腑组织器官生理功能、病理变化及相互关系的学说，是中医基础理论的核心。华明珍教授在临证辨治中极为重视藏象理论研究，认为探索藏象学丰富的科学内涵，是新时期中医基础理论继承与创新的重大关键问题，也是自身发展的重大需求。它是整个中医学的特色、特征之一，精髓、精华所在。华教授视

其为辨证施治的理论基础，主张治病必求于本，必先五脏。这是她学术思想的根基所在。

华明珍教授根据藏象理论，认为心病病机有其自身规律可循。总结心本脏之病，多起于内伤，心血虚、心气虚为心病证多见的病证。心阴虚的主要病机为心血亏耗，心阳虚的主要病机为心气不足，两者均可表现为心神不宁。心容易为火热之邪、情志波动、瘀血阻滞、水饮痰浊所伤，其中尤以火热之邪为最。心病病因，内外皆有，非独内生。六淫之邪均可伤心，然又非独火热之邪。心病症状有阳气不足引起的心痛和脉之结、代、细、涩；有血不养心引起的惊悸、怔忡、脉结或脉代；有气血阴阳亏虚、心神失养引起的失眠、多梦、健忘，甚则神志涣散、谵妄、神昏，甚至发生猝死；有感火热之邪引起的温邪逆传心包，或心肝火炽，或阴虚火旺，或湿热痰火；有痰浊、水饮等阴寒之邪所伤引起的心脉不畅或心神失养等。各证型出现的规律有所不同：热入心营、热入心包、暑伤心营、疫毒内陷等证多见于外感热病严重阶段；心病虚证多见于慢性病的中后期；心血瘀阻、寒凝心脉、胸阳闭阻等证多以急性发作的形式出现。

临证中华明珍教授除了强调心本脏的辨治规律外，同样十分重视心与他脏的关系。认为心病可以影响他脏，他脏有病也可影响到心，所以心的病变，常需辨有无其他脏腑兼证。华教授认为脏腑辨证论治整体观便是以藏象理论为基础的，深入研究心与其他脏腑之间的辨证论治关系，有助于更好地掌握心系疾病病变规律，提高其治疗效果。"心为五脏六腑之大主"，心的功能正常与其他脏腑的配合及联系密不可分。心与肝通过主血与藏血在血液的循行过程中相互配合、相互为用，通过主疏泄与藏血的相辅相成作用，在心血的运行中起主要调节作用；心与肺则通过司呼吸与心主血功能相联系；心与肾则以心主血、肾藏精，心肾相交，二者阴阳协调平衡密切相关。故华教授在心系疾病的辨治中基于藏象理论，主张治病必求于本，必先五脏。她对心悸病证的辨治则尤其强调心与肾的关系。

1.2.2　心悸从肾论治

根于藏象理论的研究，华明珍教授主张心悸病证从肾论治。华教授认为治病必求于本，心悸病症本于心，但不止于心，肾虚乃其发病之本。

此学术观点初源于《内经》。《内经》针对心悸病证的论述涉及到了症状、病因病机、脉诊、治则、治法、预后调理等方面，基本上已经对心悸病证做了比较全面的论述，为后世论治本病奠定了坚实的基础。《内经》中提出心悸不仅"病本于心"，还与其他四脏也有密切的关系。《灵枢·根结篇》："五十动而不一代者，五藏皆受气；四十动一代者，一藏无气；三十动一代者，二藏无气；二十动一代者，三藏无气；十动一代者，四藏无气；不满十动一代者，五藏无气。"明确指出心悸的发生与五脏均有关系。其中着重论述了心与肾的关系。如《素问·金匮真言论》曰："故背为阳，阳中之阳，心也；腹为阴，阴中之阴，肾也。"《灵枢·阴阳系日月》曰："其于五藏也，心为阳中之太阳，肾为阴中之太阴。"《素问·五脏生成篇》说："心之合脉也，其荣色也，其主肾也"、"是故多食咸，则脉凝泣而变色。"《素问·阴阳应象大论》："恐伤肾，思胜恐；寒伤血，燥胜寒；咸胜血，甘胜咸。"《素问·解精微论》："夫水之精为志，火之精为神，水火相感，是以目之水生也。"《灵枢·经脉》："肾足少阴之脉，其支者，从肺出络心，注胸中。"《素问·玉机真藏论》："五藏受气于其所生，传之于其所胜，气舍于其所生，死于其所不胜。病之且死，必先传行至其所不胜，病乃死。此言气之逆行也，故死。心受气于脾，传之于肺，气舍于肝，至肾而死。肾受气于肝，传之于心，气舍于肺，至脾而死。"《素问·刺禁论》："心部于表，肾治于里。"《灵枢·五色》："肾乘心，心先病，肾为应。"由此可见，华教授从肾论治心悸，是初源于《内经》而有所发挥。

肾虚是心悸病证发病之本的理论，则宗于张介宾《景岳全书》，其以阴阳、虚实、寒热为纲辨治心悸病证。《景岳全书·怔忡惊恐》提出："凡治怔忡惊恐者，虽有心脾肝肾之分，然阳统乎阴，心本乎肾。所以上不宁者，未有不由乎下，心气虚者，未有不因乎精。然心肝脾肾之气名虽有异，而治不可有离者，亦以精气互根之宜然而君相相资之全力也。"张介宾深谙精气互根之理，强调治病求本，善于把握问题的本质。华教授十分推崇其说，亦认为补肾应是心悸治疗的根本大法，但又不泥前人之见，同时又有所创新。

华明珍教授认为心与肾的关系首先是五行相克，但情形较为复杂。心肾之间有经络互相联系，同属少阴，且心居上焦属阳，五行属火；肾居下焦属阴，五行属水，在上者宜降，在下者宜升。故心火（阳）必须下降于肾，使肾水不寒；肾位居下，故肾水（阴）必须上济于心，使心火不亢，如此方能协调。且肾为先天之本，生命之根，为水火之脏，主一身阴阳，五脏之阴非此不能滋，五脏之阳非此不能发，如《医贯》载"五脏之真，唯肾为根"。心之阴、阳源于肾，赖肾之阴、阳的滋养与温煦，此又为"相生"。此外，肾藏精，心藏神、主血，精血同源，精血互生，精能生神，神能驭精，彼此相安有制，则心肾协调。如《类经·摄生类》说："虽神由精气而生，然所以统驭精气而为运用之主者，则又在吾心之神。"二者在生理上水火既济，阴阳互根，关系密切。

在病理上，心肾亦互相联系，互相影响。正如《景岳全书》曰："凡治怔忡惊悸恐者，……心本乎肾，所以上不安者，未有不由乎下，……心气虚者，需实肾，使肾得升；欲补肾者，须宁心，使心得降。"《灵枢·终始篇》亦云："病在上者，下取之；病在下者，高取之……"均说明了心肾二脏论治关系。

华明珍教授临证治疗心悸病人以中老年人为多，年龄增长是本病的重要易患因素，其发病年龄与肾气衰弱的年龄是一致的，男性患者几乎在 40 岁以上，而女性则在绝经后发病率显著上升，符合《素问·上古天真论》所述肾虚发病的年龄规律。肾阳不足，命门火衰，心君失于温养则心阳不振、心神失守而发为惊悸怔忡、心中空虚、惕惕而动，此即《证治汇补·惊悸怔忡》所曰："有阳气内虚，心下空豁，状如惊悸。"肾阴亏虚，虚火上扰，心阳独亢，则心失宁静，心悸动而烦，也如《素问玄机原病式·火类》所说："水衰火旺而扰火之动也，故心胸躁动，谓之怔忡。"盖心为致病之标，肾为受病之本，故治上者必求其下，欲养心阴，必滋肾阴，欲温心阳，必助肾阳。

华明珍教授既沿袭经旨，又于临证实践中，熔铸己身、推陈出新，逐渐形成了自己独具卓识的学术思想。

1.3 重视气血辨证，强调瘀血致悸

华明珍教授治病重视气血，常从气血立论。在心悸的辨治中尤其强调瘀血致悸的病机。正如王清任在《医林改错·气血合脉说》中提出："治病之要诀，在明白气血，无论外感、内伤，要知初病伤人，何物不能伤脏腑，不能伤筋骨，不能伤皮肉，所伤者无非气血。"认为"元气既虚，必不能达于血管，血管无气，必停留而瘀"及《医林改错·血府逐瘀汤所治症目》中谓："心跳心忙，用归脾、安神等方不效，用此方百发百中。"王清任开活血化瘀法治疗心悸病证之先河。这也是华教授在心悸的治疗中重视活血化瘀的理论渊源。

华教授认为瘀血是在疾病过程中形成的病理产物，同时又是加重疾病和引起疾病转化的重要致病因素。由于血液循行于脉道中，内而脏腑组织，外而皮里膜外，无处不在。所阻之处，则易导致相应脏腑组织的病理改变，因此瘀血致病是广泛的。肾为血脉运行的原动力，肾阴亏虚，津液不足，脉络空虚，脉内有效血容量减少，血黏度增高，血流速减慢则血滞脉络；肾阳不足，温煦推动血行之力减弱，血流减慢，亦致瘀滞脉络；若肾中真阳衰竭，阳虚生内寒，寒则血凝，也将导致瘀阻脉络。可见肾虚为病，无论是肾阴虚还是肾阳虚，都将发生因虚致瘀的病理改变。由于血脉瘀阻，心失所养，神无所主，故见心悸、心痛、胸闷等症。脉络瘀阻，血行不畅，则有碍肾精的充养、肾气的化生，故补肾有助于血脉的流通，活血又有利于肾阴、肾阳的化生。

因此，对于心悸的治疗，华教授重视标本兼顾，主张补肾为本，活血治标。认为肾虚血瘀为心悸病证的病机关键，确立补肾活血之治疗大法。老师的学术思想宗经而不囿于经，师古而不泥于古，既深谙经典又能自辟蹊径，独成一家。

1.4 融汇中西，衷中参西

华明珍教授精于中医，但同样也重视西医。她临证兼采中西医之长，除用中医传统的辨证论治方法外，同时还结合现代先进医学的检测手段如：血液生化，查心肌酶谱、肌钙蛋白等实验室检查及 x 线、动态心电图、B 超、CT 等现代仪器的检查，来诊断病情和判断预后。华教授认为中医和西医各有所长，中医讲究整体观，是从宏观的

角度来认识疾病的发生发展过程；而西医讲求精确观，主要是运用现代的科学诊疗仪器从微观的角度来解释疾病的发生和发展机理。辨证治疗是中医的优势，而现代科学仪器的诊断同样可以供我们参考借鉴。华教授认为，中西医结合要坚持中医的思维，必须在保持中医特色与中医自身发展规律的前提下，适当吸收西医及现代科学的一些思维方式和研究方法，将中医药诊治疾病的丰富临床经验转化为具有确切医学依据的医疗成果，这样才能更好地适应时代的需求，提高临床疗效。她认为中医独特的理论体系和思维方式，是中医的根本与灵魂之所在。学中医，必须先将中医基础打牢，立足中医，衷中参西。学中医，不能在面对现代医学时狂妄自大或妄自菲薄，应冷静客观地看待中西医各自的优势所在和薄弱之处，利用各自的优势相互补充，弥补各自的不足，提高医疗技术水平，促进医学发展的同时，促进中医现代化。

2　华明珍教授辨治心悸的临床经验总结

如《素问·至真要大论》所说"谨察阴阳所在而调之"，华教授主张补肾活血治疗心悸，临证时亦以阴阳、寒热为纲辨证，并详察心动过速还是心动过缓，分证论治。

2.1　温补肾阳，活血通脉治疗缓慢性心律失常

华明珍教授认为心阳根于肾阳，若肾阳亏虚，必致心阳不振，而心脏搏动无力，直接影响心跳的数缓及脉象的虚实。如《伤寒明理·悸》篇云："其气虚者，由阳气内弱，心下空虚，正气内动而为悸也。"临床多属缓慢性心律失常。命门火衰，心阳不振，寒邪内生，凝滞血脉，心神失养，可见心慌，胸痛，胸闷，气短，畏寒肢冷，唇甲青紫，舌胖有瘀斑，脉沉而涩等。华教授主张对此证心悸施以温补肾阳为主，而兼活血通脉，益气养心。临床实践多年，研制自拟方强心复脉饮：人参、炮附子、麻黄、细辛、川芎等。其中人参大补元气，益气温阳，使心气复，心神宁；附子大辛大热振奋心阳，温补肾阳，心阳通则心脉通，共为君药；麻黄、细辛温经散寒，宣通气血，为臣药；川芎为使药活血化瘀，通络止痛。诸药合用，共奏温阳散寒，益气养心，化瘀行滞之功，使肾阳得复，心阳旺盛，气血流畅，心有所养，则悸痛自止。临证中若见阳不化气，痰浊内阻而兼胸闷、呕恶者，常加入半夏、薤白以通阳化气降浊；水失其治而水肿、胀满者，多加云苓、桂枝、白术以温阳化水通脉；心痛彻背者，常用姜黄、三七粉等增益化瘀通脉止痛之效。

附典型病案：冠心病，病态窦房结综合征

唐某，女，68岁，2010年4月22日来诊。述10年前，因心慌、胸闷反复发作，就诊于省级医院，诊断为：冠心病，病态窦房结综合征，安置心脏起搏器后症状明显缓解。近一年来，心慌、胸闷又时常发作，多自服单硝酸异山梨酯片及心宝丸，效果欠佳。半月前又明显加重，夜间症状尤甚。复就诊于该省级医院，经检查，医生建议其再次安置心脏起搏器。患者忧心忡忡，考虑自身年龄偏大及经济负担，拒绝安置心

脏起搏器，欲寻求中医药治疗，就诊于本院。症见：心慌、胸闷时作，伴畏寒怕冷，倦怠乏力，肢体麻木，口唇青紫。查体：舌质暗，边有瘀斑，苔薄白，脉沉迟。心率42次/分钟，律不规整，闻及早搏，约6次/分钟，未闻及病理性杂音。心电图示：窦性心动过缓，频发室性早搏，ST－T异常改变。华教授予以诊断：心悸，证属心肾阳衰，气虚血瘀。治以温壮肾阳，养心活血。方用强心复脉饮加减：人参10g，炮附子6g，麻黄9g，细辛3g，川芎10g，三七粉3g（冲），当归12g，黄芪18g，枣仁18g，远志10g，炙甘草10g。日1剂，连服6剂。复诊：2010年4月28日。已无明显心慌，胸闷、乏力及畏寒减轻，心率升至55次/分钟，偶发早搏。患者异常兴奋，感叹说自己"又有心跳的感觉了"。继用上方加减，连服一月，诸症皆消，心率维持在60～65次/分钟。嘱改服心宝丸，3丸/次，日两次。随访1月，未见复发。

方中人参、黄芪补益心脾，益气温阳；附子温补脾肾，扶助心阳；麻黄、细辛温经散寒，宣通气血；川芎、三七粉、当归活血化瘀，通络止痛；枣仁、远志养心安神定悸；炙甘草益气养心，调和诸药，以防药物温热之性太过，诸药共奏温阳散寒，益气养心，化瘀行滞之功，使心肾阳复，气血流畅，心有所养，则悸动自止。

2.2　滋阴活血，宁心安神治疗快速性心律失常

华明珍教授认为肾阴乃阴液之根，对机体有滋养濡润作用，并有抑制阳亢之功。若肾阴亏虚，不能滋养五脏，必致心阴不足，虚火上扰，心阳独亢，则心失宁静，悸动而烦。津液不足，脉络空虚，血流缓慢，而脉络瘀滞。如《素问玄机原病式·火类》所说"水衰火旺而扰火之动也，故心胸躁动，谓之怔忡。"临床多属快速性心律失常。多表现为：心慌，胸痛，胸闷，心烦，口干，头晕，失眠，腰痛，舌质暗红或有瘀斑，少苔或无苔，脉沉细、数等。华教授对此证治以滋补肾阴为主，兼以活血化瘀。经多年研制出定心汤：何首乌、黄精、延胡索、三七粉、当归、珍珠粉、苦参、淫羊藿、菖蒲、甘草等。其中何首乌、黄精滋阴补肾；元胡、三七活血化瘀，行气止痛；当归补血活血，行气止痛；珍珠粉宁心安神；苦参清热，《本草从新前集》曰："苦参专治心经之火。"华教授辨证用药注重阴阳双补，故以淫羊藿补肾助阳，生发肾气，尊景岳阴中求阳，阳中求阴之意。菖蒲化湿开胃、宁心安神，以防滋阴之品，滋腻滞气；甘草调和诸药。全方养阴而无滋腻之弊，通利亦无燥烈之偏，使肾阴得复，心血得充，心神则安。临证中见心悸甚者华教授还常加龙骨、牡蛎、磁石、枣仁、远志等；胸痛甚者加降香、元胡、郁金等；胸闷者加瓜蒌、半夏、枳壳等。

附典型病案：心房纤颤

王某某，男，71岁，2011年3月10日来诊。冠心病史11年。1周前突感阵发心慌，胸闷气短，偶感心区疼痛，伴心烦，口干，腰酸及失眠。查体：舌质暗红，少苔，脉细促。心率112次/分钟，律绝对不规整，心音强弱不一，脉搏短绌。24小时动态心

电图示：阵发性心房纤颤，ST－T 异常改变。华教授予诊断：心悸，证属肾阴亏虚、瘀血阻络。治以滋肾养阴，活血通脉。方用定心汤加减：何首乌 12g、黄精 12g、延胡索 15g、三七粉（冲）3g、当归 12g、珍珠粉（冲）3g、苦参 15g、淫羊藿 6g、枣仁 24g、远志 10g、甘草 6g。日 1 剂，连服 4 剂。复诊：2011 年 3 月 14 日。心慌、胸闷减轻，已无胸痛，心烦、口干及失眠亦见好转，心率约 90 次/分钟，心律仍不规整。又服 3 剂，心慌基本消失，他症亦明显改善。心率 76 次/分钟，心律规整。前方加减，继服 12 剂巩固疗效，诸症皆向愈。随访 1 月，未再发心房纤颤。

方中何首乌、黄精滋阴补肾；元胡、三七活血化瘀，行气止痛；当归补血活血，行气止痛；珍珠粉宁心安神；苦参清心定悸；枣仁、远志安神定悸；华教授治肾注重阴阳双补，以淫羊藿补肾助阳，生发肾气。诸药配伍，使肾阴得复，心血得畅，心神得安。

2.3 善于"阳中求阴"和"阴中求阳"

华明珍教授强调阴阳互根互用，临床调整阴阳偏衰应注意"阳中求阴"和"阴中求阳"。所谓阳中求阴，即在补阴时适当配以补阳药，通过补阳来促进阴精的生化。如窦性心动过缓，如出现头昏眼花、健忘、失眠、面色不华等血虚证，常在补血的同时酌加黄芪等补气之品，乃取"气能生血"之意。又如治疗快速性心律失常，在定心汤中加入淫羊藿，即为阳中求阴之意。阴中求阳即在补阳时适当配以补阴药，通过补阴为阳气的生化补充物质基础。如病态窦房结综合征因心肾阳虚，阴寒内聚，凝结不解，阳气失展，而出现心悸气短、畏寒肢冷、腰酸腿软、眩晕耳鸣、脉结代等症者，在使用温补心肾阳气药物的同时，可佐以滋养阴液之品。阴阳偏衰至极可导致阴阳亡失，出现亡阴或亡阳的病理变化。亡阴治当救阴固脱，常用独参汤或生脉散加味。亡阳是指机体阳气突然脱失致使全身机能骤然严重衰竭的病理状态，治当回阳救逆，予四逆汤或参附汤等。对这类病证应根据阴阳互根的原理，予以救阴回阳同施并用，但要注意区分主次从而有所偏重。

2.4 遣药灵活，汤膏结合，内外同施

华明珍教授用药灵活多变，不拘一格，用药骏猛与轻灵并重。邪浅病轻，多用方轻灵；邪重病深及顽证病疾，宜骏悍迅猛之类，直捣巢穴；急重病，多以大剂攻之；慢性病，强调小量守方，或以丸、散之剂缓图。并结合实践创制新方，汤膏结合，内外同施。华教授认为缓慢性心律失常的病机主要是心肾阳虚，阳气失于散布，不能温养全身，根据阳动阴静，气畅血行的理论，创制外敷之复律膏，温阳散寒、活血化瘀。复律膏由生麻黄、制附子、细辛、血竭等药物组成。血竭研极细粉，过 100 目筛；制附子、生麻黄、细辛等加 3 倍量水浸泡 12 小时，然后加热煮沸 2 小时，第二遍加温水 2 倍，煎煮 15 小时，去渣，合并两次煎液。低温放置 24 小时，取上清液，加热浓缩至稠膏状放冷，将稠膏、血竭粉加入已灭菌冷至 60℃左右的凡士林与羊毛脂中，充分搅

拌均匀，然后加促渗剂氮酮1%，防腐剂3‰尼泊金乙酯，混匀，收膏备用。选择穴位为心俞、乳根、膻中、内关，每次贴敷两个穴位，上述穴位交替使用，隔日换药1次。方中附子大辛大热振奋心阳，温补肾阳；麻黄、细辛温经散寒、宣通气血；血竭活血化瘀通心脉。临证中外敷结合内服用药，治疗心悸病证取得了显著实效。

2.5　移情怡神，综合调理

华佗曾曰："善医者，先医其心而后医其身。"《素问·汤液醪醴论》言："精神不进，志意不治，故病不可愈。"华明珍教授临证中时时告诫我们：医学的目的在于救人，医人要医心、医病要医根。华教授在数十年临床工作中发现一个普遍的现象，多数患者对与疾病有关的知识缺乏，对疾病的一些健康常识要不一无所知，要不知之甚少。身为医务人员，首先要了解病人对其所患疾病的认识、态度及文化知识水平。诸如病人是否了解自己的病情、应如何配合治疗、病人自己应尽何责任、病人有无影响治疗的不良卫生观念或不良生活习惯、病人及家属的心理状态等。华教授对待每一个求诊者皆极为亲切，除了望、闻、问、切细心诊治，也耐心询问病人职业、生活习惯、有无不良嗜好等等。若发现患者有不当生活习惯或不良嗜好，如抽烟、喝酒、性情急躁、不良饮食习惯或作息不正常等等，皆加以说明其对病情、健康有何不良影响，给予劝解，如《灵枢·师传》所言："告之以其败，语之以其善，导之以其所便，开之以其所苦。"华教授强调治疗过程中，在合理运用方药的同时，要特别重视精神治疗和心理开导，做到形神兼顾、心身兼顾。在辨证论治的同时，注重"告"、"语"、"导"、"开"等方法和技巧。对于患者，特别应加强心理治疗，要帮助患者陶冶情操，培养爱好。这种综合调理的治疗方式既顺应现代医学的生物—心理—社会医学模式，符合"以人为本"的原则，也因此更加深了患者对医生的信任，医患之间更容易沟通，患者也更主动地配合医生进行治疗，有助于提高临床疗效。

2.6　注重心悸与自然关系

华教授运用整体论治的思想方法，认为人体与自然界、社会是一不可分割的整体，生命现象的运动变化与自然界息息相关，临床辨治心悸必须考虑心病与自然的关系。人体有适应外界环境变化、保持正常生理活动的能力，但如果气候变化过于急剧，超过人体调节功能或因人体调节功能失常，就会发生疾病。特别是原有心脏病患者，心律失常会复发或加剧。在治疗心悸病证用药时必须注意四时气候变化。如《素问·藏气法时论》曰："合人形以法四时五行而治。"因时、因地制宜在心悸用药上有很大差别。如地势高的病者，多寒在外而热在内，治时应注意散外寒；地势低热地带病者多气泄于外，寒在其中，治时宜收敛其气；气候炎热时，附子、细辛等大热之品酌情减量、调整等。

（华　愫）

华明珍教授辨治胸痹的学术特点

1 华明珍教授治疗胸痹学术观点

华明珍教授在长期的临床工作中，对胸痹等疾病积累了丰富的治疗经验，提出了治疗胸痹当"形神共治、尤重调神"，并注重"五脏同调"的理论。她认为心主血脉，心之形病主要为血和血脉的病变。心的阳气充沛，血液充盈，脉道通利是心主血脉的最基本的前提条件。心之阳气不足、血液亏虚、脉道不利是心之形病的主要表现。心病中的胸痹之形病最主要的当为脉道不利。所以华明珍教授治疗胸痹主张治形以活血化瘀为主，形神同治，治疗胸痹时尤重调神。华明珍教授提出"尤重调神"是由于心在人体的特殊地位所决定的。心为五脏之大主，心神尤为重要。心因为藏神而位居五脏六腑之首，具有统帅、核心的地位，故称"君主"、"大主"，主宰人的生命活动。只有在心神统领下，才能形成完整协调的藏象体系，维持机体统一和谐。《素问·灵兰秘典论》有"主明则心下安"、"主不明则十二官危"。由此可见，"主"之明否，决定全身脏腑的"安"、"危"。其二，《素问·灵兰秘典论》曰："心者，君主之官，神明出焉。"指出心主宰人的精神活动，心神是人类意识思维活动的中枢。《素问·宣明五气篇》曰："心藏神，肺藏魄，肝藏魂，脾藏意，肾藏志。"说明精神活动分属五脏，但由于心在五脏的"君主"地位，最终还是受控于心。正如张介宾《类经》所说："心为五脏六腑之大主，而总统魂魄，并赅意志，故忧动于心则肺应，思动于心则脾应，怒动于心则肝应，恐动于心则肾应。"由于心主神的特殊地位，华明珍教授认为心病在治形的同时，比他脏病变时更要注重神的调养。

华明珍教授博采众家之长，结合古代医家调神法及活血化瘀法治疗胸痹的历史沿革分析，调神法虽然已被人们所认识，但与治疗心之形病比较，治疗心之形病被更多地深化和研究，发展得更为快速。也就是说人们更注重形病的治疗。但从心病的特点来看，华明珍教授认为胸痹的治疗方法当为形神同治，尤重调神，并把这种理论应用于临床，取得了理想的效果。

2 临床研究

2.1 资料来源

自 2009 年 12 月至 2010 年 12 月共选择符合纳入标准的胸痹（稳定型心绞痛），华明珍教授亲诊，首诊治疗有效，且连续 2 次以上复诊，治疗有效的患者 112 名，对其首诊药物进行统计分析。

2.2　入选标准

2.2.1　西医诊断标准

参照 1979 年国际心脏病学会和 WHO 临床命名标准化联合专题组报告的《缺血性心脏病的命名及诊断标准》选稳定型劳累性心绞痛作为观察对象。

2.2.2　中医诊断标准

中医诊断标准参照 2002 年中华人民共和国卫生部制定的《中药新药治疗胸痹（冠心病心绞痛）的临床研究指导原则》。

2.3　纳入病例标准

(1)年龄在 40～80 岁之间；

(2)符合中医胸痹诊断；

(3)符合西医诊断为冠心病稳定型心绞痛的患者；

(4)每周发作两次以上并能坚持治疗的冠心病稳定型心绞痛患者。

(5)心电图检查具备以下其中一项：普通心电图呈缺血性改变（包括在心绞痛发作同时的普通心电图），ST 段下降≥0.05mv 或 R 波为主导联 T 波倒置且深≥0.2mv；普通心电图正常，次极量运动试验心电图阳性。

2.4　病例排除标准

具有以下任何一条者，均排除在实验之外：

(1)年龄 <40 岁或 >80 岁者。

(2)近期服用抗氧化、抗炎药物。

(3)美国纽约心脏病学会心功能分级Ⅲ、Ⅳ级；加拿大心血管学会（CCS）心绞痛严重度分级Ⅲ、Ⅳ级或存在恶性心律失常。

(4)慢性阻塞性肺疾病或肺心病。

(5)急性心肌梗死、血运重建术（PCI 或 CABG）未超过 3 个月者。

(6)肝功能不全者、所有感染、胶原病或自身免疫性疾病、代谢性疾病、严重慢性疾病（如严重心衰、晚期肝硬化、未经治疗的甲状腺功能亢进、未经治疗的甲状腺机能减退等）。

(7)原发性心肌病、心肌炎、瓣膜性心脏病、重度高血压、恶性心律失常。

(8)精神病患者、妊娠、重度神经官能症、更年期症候群、颈椎病所致胸痛而非冠心病心绞痛者。

(9)肾脏疾病以及不合作者、过敏体质及对多种药物过敏者、参加其他临床试验患者。

(10)符合纳入标准，未按规定服药，无法判断疗效及资料不全等影响疗效或安全性判断者。

2.5 疗效判定标准

根据 2002 年中华人民共和国卫生部制定的《中药新药治疗胸痹（冠心病心绞痛）的临床研究指导原则》制定。分为显效、有效、无效及加重。

(1)显效：心绞痛症状消失或同等劳动强度下发作次数及持续时间减少≥70%，心电图恢复至正常或达到大致正常。

(2)有效：心绞痛发作次数及持续时间减少≥30%，心电图改善（缺血性 ST 段下移回升≥0.05mv）或主要导联倒置 T 波由平坦转为直立。

(3)无效：症状与心电图治疗前后无改变。

(4)加重：症状与心电图较治疗前加重。

2.6 中止和撤除临床试验的标准

(1)治疗首诊无效者。

(2)疗程未结束而出现过敏反应或严重不良反应者。

(3)患者不愿继续试验，提出中止临床试验的要求。

(4)试验期间病人病情持续恶化，必须采取紧急措施者。

(5)试验过程中出现严重的其他并发疾病者。

2.7 统计分析方法

首先建立所有入选的患者首诊方剂的药物数据库，采用统计软件包 SPSS 软件 17.0 进行数据管理和统计分析。对所使用的药物的使用频次进行统计，再对频数大于 5 的药物进行系统聚类分析。

2.8 统计分析结果

2.8.1 频数统计

2.8.1.1 所有药物使用频次统计

经统计所有患者总共使用了药物 128 种，总计 1822 药次，平均每方用药数为 16.2 种。具体药物频数统计见表 1：

表 1

序号	药物	性味	归经	频次（N）	频率（%）
1	枣仁	甘，平	心、肝经	98	87.5
2	远志	辛、苦，微温	肺、心、经	96	85.7
3	云苓	甘、淡，平	心、脾、肾经	91	81.3

（续表）

序号	药物	性味	归经	频次（N）	频率（%）
4	白芍	苦、酸，微寒	肝、脾经	86	76.8
5	丹参	苦，微寒	心、心包、肝经	80	71.4
6	赤芍	苦，微寒	肝经	69	61.6
7	生甘草	甘，平	心、肺、脾、胃经	69	61.6
8	郁金	辛、苦，寒	心、肝、胆经	67	59.8
9	枸杞	甘，平	肝、肾、肺经	67	59.8
10	香附	辛、微苦、微甘，平	肝、三焦经	65	58
11	红花	辛、温	心、肝经	65	58
12	桃仁	苦，平	心、肝、肺、大肠经	65	58
13	川芎	辛、温	肝、胆、心包经	62	55.4
14	元胡	辛、苦，温	心、肝、脾经	58	51.8
15	瓜蒌	甘，寒	肺、胃、大肠经	53	47.3
16	炙甘草	甘，平	心、肺、脾、胃经	42	37.5
17	太子参	甘、微苦，平	脾、肺经	34	30.4
18	黄芪	甘、微温	脾、肺经	33	29.7
19	当归	甘、辛，温	肝、心、脾经	30	26.8
20	夜交藤	甘，平	心、肝经	30	26.8
21	柴胡	苦、辛、微寒	心包、肝、三焦、胆经	26	23.2
22	龙齿	甘、涩，凉	心、肝经	21	18.8
23	苦参	苦，寒	心、肝、胃、大肠、膀胱经	20	17.9
24	五味子	酸，温	肺、肾、心经	20	17.9
25	天麻	甘，平	肝经	19	17
26	白术	苦、甘，温	脾、胃经	18	16.1
27	泽泻	甘、淡，寒	胃、膀胱经	18	16.1

（续表）

序号	药物	性味	归经	频次（N）	频率（%）
28	菊花	辛、甘、苦、微寒	肝、肺经	16	14.3
29	陈皮	辛、苦、温	脾、肺经	16	14.3
30	姜黄	辛、苦、温	肝、脾经	16	14.3
31	半夏	辛、温、有毒	脾、胃、肺经	16	14.3
32	麦冬	甘、微苦，微寒	肺、心经	15	13.4
33	车前草	甘、寒	肾、肝、肺经	14	12.5
34	枳壳	苦、辛，微寒	脾、胃、大肠经	13	11.6
35	淫羊藿	辛、甘、温	肝、肾经	12	10.7
36	三七粉	甘、微苦，温	肝、胃经	10	8.9
37	钩藤	甘，微寒	肝、心包经	9	8.0
38	龙骨	甘、涩，微寒	心、肝经	9	8.0
39	莱菔子	辛、甘、平	脾、胃、肺经	9	8.0
40	牡蛎	咸，微寒	肝、肾经	9	8.0
41	厚朴	苦、辛，温	脾、胃、肺、大肠经	9	8.0
42	僵蚕	咸、辛，平	肝、肺经	9	8.0
43	桂枝	辛、甘，温	心、肺、膀胱经	8	7.1
44	沙参	甘、微苦，微寒	肺、心、胃经	8	7.1
45	薏苡仁	甘、淡、微寒	脾、胃、肺经	8	7.1
46	牛膝	苦、酸，平	肝、肾经	8	7.1
47	仙茅	辛、热，有毒	肾经	8	7.1
48	附子	辛、热，有毒	心、肾、脾经	7	6.3
49	石菖蒲	辛，温	心、胃经	6	5.4
50	细辛	辛，温	肺、肾经	6	5.4

（续表）

序号	药物	性味	归经	频次（N）	频率（%）
51	百合	甘，微寒	肺、心经	6	5.4
52	珍珠母	咸，寒	肝、心经	6	5.4
53	山萸肉	酸，微温	肝、肾经	6	5.4
54	葛根	甘、辛，凉	脾、胃经	5	4.5
55	炙麻黄	辛、微苦，温	肺、膀胱经	5	4.5
56	浮小麦	甘，凉	心经	5	4.5
57	合欢皮	甘，平	心、肝经	5	4.5
58	甘松	辛、甘，温	脾、胃经	4	3.6
59	苏梗	辛、甘，微温	肺、脾、胃经	4	3.6
60	益母草	辛、苦，微寒	心、肝、膀胱经	4	3.6
61	砂仁	辛，温	脾、胃经	4	3.6
62	款冬花	辛，温	肺经	4	3.6
63	丹皮	苦、辛，微寒	心、肝、肾经	3	2.7
64	云苓皮	甘、淡，平	心、脾、肾经	3	2.7
65	天冬	甘、苦，大寒	脾、肾经	3	2.7
66	天花粉	苦、微甘，寒	脾、胃经	3	2.7
67	川楝子	苦，寒，有小毒	肝、胃、小肠、膀胱经	3	2.7
68	木香	辛、苦，温	脾、胃经、大肠、胆经	3	2.7
69	薤白	辛、苦，温	脾、胃经、大肠经	3	2.7
70	苏子	辛，温	肺、大肠经	3	2.7
71	秦艽	苦、辛，微寒	胃、肝、胆经	3	2.7
72	白蔻	辛，温	肺、脾、胃经	3	2.7
73	知母	苦、甘，寒	肺、胃、肾经	3	2.7

（续表）

序号	药物	性味	归经	频次 （N）	频率 （%）
74	炒谷芽	甘，平	脾、胃经	3	2.7
75	炒麦芽	甘，平	脾、胃、肝经	3	2.7
76	海螵蛸	咸、涩，微温	肝、肾经	3	2.7
77	滑石	甘、淡，寒	胃、膀胱经	3	2.7
78	佛手	辛、苦，温	肝、脾、胃、肺经	2	1.8
79	佩兰	辛，平	脾、肾经	2	1.8
80	防风	辛、甘，微温	膀胱、肝、脾经	2	1.8
81	阿胶	甘，平	肺、肝、肾经	2	1.8
82	首乌	苦、甘、涩，微温	肝、肾经	2	1.8
83	薄荷	辛，凉	肝、肺经	2	1.8
84	葶苈子	苦、辛，大寒	肺、膀胱经	2	1.8
85	决明子	甘、苦，微寒	肝、大肠经	2	1.8
86	莲子心	甘，寒	心、肾经	2	1.8
87	石斛	甘，微寒	胃、肾经	2	1.8
88	竹叶	甘、淡，寒	心、肺、胃经	2	1.8
89	竹茹	甘，微寒	肺、胃、胆经	2	1.8
90	生姜	辛，微温	肺、脾经	2	1.8
91	熟地	甘，微温	肝、肾经	2	1.8
92	狗脊	苦、甘，温	肝、肾经	2	1.8
93	柏子仁	甘，平	心、肾、大肠经	2	1.8
94	地龙	咸，寒	肝、脾、膀胱经	2	1.8
95	夏枯草	苦、辛，寒	肝、胆经	2	1.8
96	大枣	甘，温	脾、胃经	2	1.8

（续表）

序号	药物	性味	归经	频次（N）	频率（%）
97	山药	甘，平	脾、肺、肾经	2	1.8
98	川断	苦、甘、辛，微温	肝、肾经	2	1.8
99	朱砂	甘、寒	心经	2	1.8
100	琥珀	甘、平	心、肝、膀胱经	2	1.8
101	桔梗	苦、辛，平	肺经	2	1.8
102	檀香	辛，温	脾、胃、肺经	2	1.8
103	炒栀子	苦，寒	心、肺、胃、三焦经	2	1.8
104	乌梅	酸，平	肝、脾、肺、大肠经	1	0.9
105	党参	甘，平	脾、肺经	1	0.9
106	全蝎	辛，平；有毒	肝经	1	0.9
107	杏仁	苦，微温；有小毒	肺、大肠经	1	0.9
108	桑白皮	甘，寒	肺经	1	0.9
109	槟榔	辛、苦，温	胃、大肠经	1	0.9
110	火麻仁	甘，平	脾、大肠经	1	0.9
111	玉竹	甘，平	肺、胃经	1	0.9
112	玫瑰花	甘、微苦，温	肝、脾经	1	0.9
113	生地	甘、苦，寒	心、肝、肾经	1	0.9
114	白茅根	甘，寒	肺、胃、膀胱经	1	0.9
115	石决明	咸、寒	肝经	1	0.9
116	红参	甘、微苦，微温	脾、肺经	1	0.9
117	肉桂	辛、甘，热	肾、脾、心、肝经	1	0.9
118	茵陈	苦，微寒	脾、胃、肝、胆经	1	0.9
119	莲子	甘、涩，平	脾、肾、心经	1	0.9

（续表）

序号	药物	性味	归经	频次（N）	频率（%）
120	菟丝子	辛、甘，平	肝、肾经	1	0.9
121	蔓荆子	辛、苦，平	膀胱、肝、胃经	1	0.9
122	蜈蚣	辛、温，有毒	肝经	1	0.9
123	蝉衣	甘，寒	肺、肝经	1	0.9
124	降香	辛，温	心、肝经	1	0.9
125	香橼	辛、微苦、酸，温	肝、脾、肺经	1	0.9
126	鸡血藤	苦、微甘，温	肝经	1	0.9
127	鹿角胶	甘、咸，温	肝、肾经	1	0.9
128	黄连	苦，寒	心、肝、胃、大肠经	1	0.9
129	龙眼肉	甘，温	心、脾经	1	0.9

由上表可知，华明珍教授治疗中使用超过或等于5次的药物统计：共有57种。用药频次较高的前7味药是华明珍教授的核心用药：枣仁、远志、云苓、白芍、丹参、赤芍、生甘草，也是华明珍教授治疗胸痹的基本方的组成。

按功效分类及使用次数（用数字表示）：

(1)安神类药：枣仁98，远志96，云苓91，夜交藤30，五味子20，龙齿21，龙骨9，煅牡蛎9，百合6，珍珠母6，合欢皮5；

(2)活血化瘀类药：丹参80，赤芍69，郁金67，红花65，桃仁65，川芎62，元胡58，当归30，三七粉10，牛膝8；

(3)理气类药：香附65，柴胡26，姜黄16，陈皮16，枳壳13，莱菔子9，厚朴9；

(4)补气类药：生甘草69，炙甘草42，太子参34，黄芪33，白术18，浮小麦5；

(5)平肝熄风类药：天麻19，菊花16，钩藤9，僵蚕9；

(6)温阳类药：附子7，细辛6，炙麻黄5，桂枝8；

(7)祛痰类药：瓜蒌53，半夏16，菖蒲6；

(8)利水渗湿类药：泽泻18，车前草14，苡米8；

(9)养阴药类药：白芍86，麦冬15，沙参8，葛根5；

(10)滋补肝肾类药：枸杞67，山萸肉6；

(11)温补肾阳类药：淫羊藿12，仙茅8；

(12)清热类药：苦参20。

从频数分析来看，华明珍教授应用药物频数超过5次者，安神类药与活血化瘀类药均为11种，使用比例及频率最高，体现了华明珍教授运用安神活血法治疗胸痹的治疗大法，符合华明珍教授治疗疾病主张形神兼顾，注重调神的学术思想。

2.8.1.2　所有药物按性味归经进行频数统计见表2、表3：

表2

序号	性味归经	频数（N）	频率（%）
1	甘	67	51.9
2	辛	52	40.3
3	苦	43	33.3
4	温	35	27.1
5	平	31	24.0
6	寒	24	18.6
7	微寒	20	15.5
8	微温	12	9.3
9	微苦	8	6.2
10	咸	7	5.4
11	淡	6	4.7
12	酸	6	4.7
13	涩	5	3.9
14	有毒	5	3.9
15	微甘	4	3.1
16	凉	4	3.1
17	热	3	2.3
18	小毒	2	1.6

表3

序号	归经	频数（N）	频率（%）
1	肝经	66	51.2
2	肺经	48	37.2

序号	归经	频数（N）	频率（%）
3	脾经	43	33.3
4	胃经	41	31.8
5	心经	40	31.0
6	肾经	32	24.8
7	大肠经	15	11.6
8	膀胱经	14	10.9
9	胆经	8	6.2
10	心包经	4	3.1
11	三焦经	3	2.3
12	小肠经	1	0.8

　　由上表可看出，华明珍教授选择的药物五味多属甘、辛、苦类，药性平和，属平性者占31味，而温性与寒性药总体基本持平，总体仍为性平。从归经上看，属肝经者最多，其次为肺经，脾胃经，心经，肾经，可见华明珍教授治疗注重五脏调理，心病绝不限于心经用药。

　　2.8.1.3　频次超过或等于5次的药物性味归经的频数统计见表4、表5。

表4

序号	性味	频数（N）	频率（%）
1	甘	29	50.9
2	辛	24	42.1
3	苦	17	29.8
4	温	16	28.1
5	平	14	24.6
6	微寒	13	22.8
7	微苦	6	10.5
8	寒	6	10.5
9	酸	4	7.0
10	微温	3	5.3
11	淡	3	5.3

（续表）

序号	性味	频数（N）	频率（%）
12	有毒	3	5.3
13	咸	3	5.3
14	凉	3	5.3
15	涩	2	3.5
16	热	2	3.5
17	微甘	1	1.8

表5

序号	归经	频数（N）	频率（%）
1	肝经	32	56.1
2	心经	25	43.9
3	肺经	21	36.8
4	脾经	18	31.6
5	胃经	15	26.3
6	肾经	12	21.1
7	大肠经	5	8.8
8	膀胱经	4	7.0
9	心包经	4	7.0
10	胆经	3	5.3
11	三焦经	2	3.5

上表删除出现药物频数较小的变量（小于5）后，进行频数统计可见五味统计中甘、辛频率较高，甘味"能补、能和、能缓"具有补益、和中、调和药性和缓急止痛的作用，即滋养补虚、调和药性且止痛的药物多具甘味。辛味能散、能行，具有发散、行气行血的作用。行气药、活血药多具有辛味。辛味药多用于治疗气血阻滞之证。胸痹多发生于老年患者，多正气亏虚，其症状表现为心前区，后背的部位的疼痛。正亏血瘀是胸痹的主要病机，用甘味补虚止痛，辛味行气活血正切病机。

从统计表中显示四气中温、平使用频率较高，但温与微温药物频次之和与微寒与寒药物频次之和相等，可见总体药性基本属性平，说明华明珍教授用药多平和之剂。

从统计表中归经属肝、心、肺、脾、胃、肾依次排序较高。华明珍教授治疗胸痹归肝经的药物最多，可见华明珍教授治疗重视调肝，并注重五脏之间的关系。

2.8.2 聚类分析

根据上述频数分析结果，删除出现频数较小的变量（小于 5）后，对保留的 57 个变量进行聚类分析。使用 SPSS 软件 17.0 中层次聚类 R 型聚类，结果如下所示（图1）。

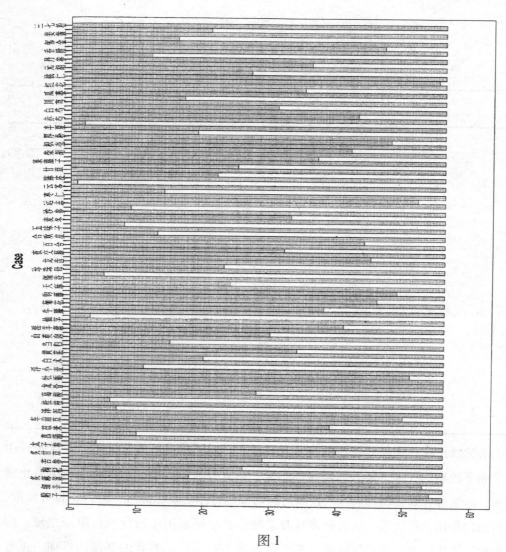

图1

（1）聚二类：

Ⅰ类：三七粉、丹参、元胡、半夏、厚朴、姜黄、川芎、枳壳、柴胡、桃仁、瓜蒌、甘草、白芍、红花、莱菔子、赤芍、郁金、陈皮、香附；

Ⅱ类：云苓、五味子、仙茅、僵蚕、合欢皮、夜交藤、天麻、太子参、山萸肉、当归、枣仁、枸杞、桂枝、沙参、泽泻、浮小麦、淫羊藿、炙甘草、炙麻黄、牛膝、牡蛎、珍珠母、白术、百合、细辛、苡米、苦参、菊花、菖蒲、葛根、车前草、远志、钩藤、附子、麦冬、黄芪、龙骨、龙齿。

（2）聚三类：

Ⅰ类：三七粉、丹参、元胡、姜黄、川芎、桃仁、瓜蒌、白芍、红花、赤芍、郁金、香附；

Ⅱ类：云苓、五味子、仙茅、僵蚕、合欢皮、夜交藤、天麻、太子参、山萸肉、当归、枣仁、枸杞、桂枝、沙参、泽泻、浮小麦、淫羊藿、炙甘草、炙麻黄、牛膝、牡蛎、珍珠母、白术、百合、细辛、苡米、苦参、菊花、菖蒲、葛根、车前草、远志、钩藤、附子、麦冬、黄芪、龙骨、龙齿；

Ⅲ类：半夏、厚朴、枳壳、柴胡、甘草、莱菔子、陈皮。

（3）聚四类：

Ⅰ类：三七粉、丹参、元胡、姜黄、川芎、桃仁、瓜蒌、白芍、红花、赤芍、郁金、香附；

Ⅱ类：云苓、五味子、僵蚕、合欢皮、夜交藤、天麻、枣仁、沙参、牛膝、珍珠母、百合、菊花、远志、钩藤、麦冬、龙齿；

Ⅲ类：仙茅、太子参、山萸肉、当归、枸杞、桂枝、泽泻、浮小麦、淫羊藿、炙甘草、炙麻黄、牡蛎、白术、细辛、苡米、苦参、菖蒲、葛根、车前草、附子、黄芪、龙骨；

Ⅳ类：半夏、厚朴、枳壳、柴胡、甘草、莱菔子、陈皮。

（4）聚五类：

Ⅰ类：三七粉、丹参、元胡、姜黄、川芎、桃仁、瓜蒌、白芍、红花、赤芍、郁金、香附；

Ⅱ类：云苓、五味子、僵蚕、合欢皮、夜交藤、天麻、枣仁、沙参、牛膝、珍珠母、百合、菊花、远志、钩藤、麦冬、龙齿；

Ⅲ类：仙茅、山萸肉、当归、桂枝、泽泻、浮小麦、淫羊藿、牡蛎、白术、苡米、菖蒲、葛根、车前草、黄芪、龙骨；

Ⅳ类：半夏、厚朴、枳壳、柴胡、甘草、莱菔子、陈皮；

Ⅴ类：太子参、枸杞、炙甘草、炙麻黄、细辛、苦参、附子。

（5）聚六类：

Ⅰ类：三七粉、丹参、元胡、姜黄、川芎、桃仁、瓜蒌、白芍、红花、赤芍、郁金、香附；

Ⅱ类：云苓、五味子、合欢皮、夜交藤、枣仁、沙参、珍珠母、百合、远志、麦冬、龙齿；

Ⅲ类：仙茅、山萸肉、当归、桂枝、泽泻、浮小麦、淫羊藿、牡蛎、白术、苡米、菖蒲、葛根、车前草、黄芪、龙骨；

Ⅳ类：僵蚕、天麻、牛膝、菊花、钩藤；

Ⅴ类：半夏、厚朴、枳壳、柴胡、甘草、莱菔子、陈皮；

Ⅵ类：太子参、枸杞、炙甘草、炙麻黄、细辛、苦参、附子。

（6）聚七类：

Ⅰ类：三七粉、丹参、元胡、姜黄、川芎、桃仁、瓜蒌、白芍、红花、赤芍、郁金、香附；

Ⅱ类：云苓、五味子、合欢皮、夜交藤、枣仁、沙参、珍珠母、百合、远志、麦冬、龙齿；

Ⅲ类：仙茅、山萸肉、当归、浮小麦、淫羊藿、牡蛎、白术、葛根、黄芪、龙骨；

Ⅳ类：僵蚕、天麻、牛膝、菊花、钩藤；

Ⅴ类：半夏、厚朴、枳壳、柴胡、甘草、莱菔子、陈皮；

Ⅵ类：太子参、枸杞、炙甘草、炙麻黄、细辛、苦参、附子；

Ⅶ类：桂枝、泽泻、苡米、菖蒲、车前草。

（7）聚八类：

Ⅰ类：三七粉、丹参、元胡、姜黄、川芎、桃仁、瓜蒌、白芍、红花、赤芍、郁金、香附；

Ⅱ类：云苓、五味子、合欢皮、夜交藤、枣仁、沙参、珍珠母、百合、远志、麦冬、龙齿；

Ⅲ类：仙茅、山萸肉、当归、浮小麦、淫羊藿、牡蛎、白术、葛根、黄芪、龙骨；

Ⅳ类：僵蚕、天麻、牛膝、菊花、钩藤；

Ⅴ类：半夏、厚朴、枳壳、柴胡、甘草、莱菔子、陈皮；

Ⅵ类：太子参、枸杞、炙甘草、炙麻黄、细辛、苦参、附子；

Ⅶ类：桂枝；

Ⅷ类：泽泻、苡米、菖蒲、车前草。

（8）聚九类：

Ⅰ类：三七粉、丹参、元胡、姜黄、川芎、桃仁、瓜蒌、白芍、红花、赤芍、郁金、香附；

Ⅱ类：云苓、枣仁、沙参、远志、麦冬；

Ⅲ类：五味子、合欢皮、夜交藤、珍珠母、百合、龙齿；

Ⅳ类：仙茅、山萸肉、当归、浮小麦、淫羊藿、牡蛎、白术、葛根、黄芪、龙骨；

Ⅴ类：僵蚕、天麻、牛膝、菊花、钩藤；

Ⅵ类：半夏、厚朴、枳壳、柴胡、甘草、莱菔子、陈皮；

Ⅶ类：太子参、枸杞、炙甘草、炙麻黄、细辛、苦参、附子；

Ⅷ类：桂枝；

Ⅸ类：泽泻、苡米、菖蒲、车前草。

（9）聚十类：

Ⅰ类：三七粉、丹参、元胡、姜黄、川芎、桃仁、瓜蒌、白芍、红花、赤芍、郁金、香附；

Ⅱ类：云苓、枣仁、远志；

Ⅲ类：五味子、合欢皮、夜交藤、珍珠母、百合、龙齿；

Ⅳ类：仙茅、山萸肉、当归、浮小麦、淫羊藿、牡蛎、白术、葛根、黄芪、龙骨；

Ⅴ类：僵蚕、天麻、牛膝、菊花、钩藤；

Ⅵ类：半夏、厚朴、枳壳、柴胡、甘草、莱菔子、陈皮；

Ⅶ类：太子参、枸杞、炙甘草、炙麻黄、细辛、苦参、附子；

Ⅷ类：桂枝；

Ⅸ类：沙参、麦冬；

Ⅹ类：泽泻、苡米、菖蒲、车前草。

（10）聚十一类：

Ⅰ类：三七粉、丹参、元胡、姜黄、川芎、桃仁、瓜蒌、白芍、红花、赤芍、郁金、香附；

Ⅱ类：云苓、枣仁、远志；

Ⅲ类：五味子、合欢皮、夜交藤、珍珠母、百合、龙齿；

Ⅳ类：仙茅、山萸肉、当归、浮小麦、淫羊藿、牡蛎、白术、葛根、黄芪、龙骨；

Ⅴ类：僵蚕、天麻、牛膝、菊花、钩藤；

Ⅵ类：半夏、厚朴、枳壳、柴胡、甘草、莱菔子、陈皮；

Ⅶ类：太子参、枸杞、炙甘草、炙麻黄、细辛、苦参、附子；

Ⅷ类：桂枝；

Ⅸ类：沙参、麦冬；

Ⅹ类：泽泻、苡米、车前草；

Ⅺ类：菖蒲。

从以上聚类结果可以看出：聚到七类为止，各类药物基本上达到了稳定。结合临床专业知识，认为聚七类的结果较为合理，不能再分，能较为全面地体现华明珍教授临床用药的特点。聚七类中Ⅰ类药物：三七粉、丹参、元胡、姜黄、川芎、桃仁、瓜蒌、白芍、红花、赤芍、郁金、香附，主要为活血化瘀之品。体现了心主血，血瘀是胸痹的重要致病因素，活血是主要的治疗方法。Ⅱ类药物：云苓、五味子、合欢皮、夜交藤、枣仁、沙参、珍珠母、百合、远志、麦冬、龙齿，主要体现了华明珍教授注重心主神的功能，运用安神之品，包括养心安神、重镇安神、宁心安神等。Ⅲ类药物：仙茅、山萸肉、当归、浮小麦、淫羊藿、牡蛎、白术、葛根、黄芪、龙骨，主要是辨证加减用药。包括补肾药仙茅、山萸肉、淫羊藿；健脾补中养血药当归、白术、葛根、黄芪；收敛固摄类五味子、浮小麦、牡蛎。Ⅳ类药物：僵蚕、天麻、牛膝、菊花、钩藤。是平肝熄风之剂，适用于合并肝肾阴虚，风阳上扰之类患者。Ⅴ类药物：半夏、厚朴、枳壳、柴胡、甘草、莱菔子、陈皮，主要为理气之品。Ⅵ类药物：太子参、枸杞、炙甘草、炙麻黄、细辛、苦参、附子。为扶正补虚之品，其中太子参、炙甘草、枸杞为补气养阴之品，炙麻黄、细辛、附子为温阳散寒之品。Ⅶ类药物：桂枝、泽泻、苡米、菖蒲、车前草，以通阳利水，渗湿祛痰药为主。可见华明珍教授用药以活血化瘀，安神宁心，补虚（补气温阳，补肾平肝，健脾祛湿）为主。

3　用药经验分析

3.1　安神活血法治疗胸痹

通过统计分析显示频数统计安神类药物和活血化瘀类药物使用频次高，种类多。聚类分析可见活血类与安神类基本被聚为各自单独的一大类，由此可见安神活血法是华明珍教授治疗胸痹的突出特点，贯穿于治疗胸痹的全过程。此法是华明珍教授治疗疾病形神同治，注重调神的思想的重要体现。活血法治疗胸痹早已被人们所接受，而安神法使用相对较少。以安神药为主兼以活血的治疗方法则当为华明珍教授的治疗特色，更好地体现了中医的基础理论形神一体观。

中医认为心为君主之官，主藏神，心又主血脉。心神与血脉两者相互依附，不可分离。心病就会表现在神与血脉并病，所以心神的变化与血脉的病变，即神与形的病变均可引起胸痹的发病，且二者又可相互影响，治疗当从这两方面出发。同时疾病是复杂的，可因外感六淫，也可有内伤七情，还可因年老体衰或过劳或饮食失当而发病。治疗时既要从血脉心神入手，还要根据寒热虚实、痰湿水饮、脏腑相关等多种因素综合论治，辨证论治，随症加减，做到辨病与辨证相结合。临证可以某种因素为主，但血脉心神之变化是疾病的基本病机，所以活血安神法贯穿于治疗的始终。关于活血安神法古人也有运用，虽前人未将其作为明确的治疗大法，但却应用于临床实践当中，通过华明珍教授多年的临床实践证实了这是有效的治疗方法。

3.2　治疗胸痹首重安神

从统计结果可得出华明珍教授治疗胸痹的核心用药即基本方为枣仁、远志、云苓、白芍、丹参、赤芍、生甘草。提示华明珍教授治疗胸痹总以安神活血为法。方中枣仁与远志为君药，养心安神。枣仁入心、肝经，枣仁补心肝阴虚亏虚；远志苦辛性温，性善宣泄通达，既能开心气而宁心安神，又能通肾气而强志不忘。古方有治心痛的记载。丹参活血养血，宁心安神与赤芍活血化瘀共为臣药；白芍养血活血；云苓健脾益气，宁心安神共为佐药；生甘草缓急止痛，调和诸药为使药。该方剂充分体现了华明珍教授形神同治，注重调神的学术思想。方中枣仁、远志、丹参、云苓均有安神的作用，从用药比重可看出治疗胸痹华明珍教授首重安神。

3.3　心之形病，活血为主

华明珍教授认为胸痹之形病最主要的当为脉道不利，所以华明珍教授治疗胸痹主张以活血化瘀为主。基本方中丹参活血养血，赤芍活血化瘀，白芍养血养阴，云苓宁心安神，该方从心主血脉的不同角度治疗胸痹的形病。临证再根据气与血的关系，血与阴津的关系，病性的寒、热、虚、实及兼夹病证，酌配相应的药物，辨证论治，随证加减。

3.3.1　兼气虚型

配补气药。血瘀证属气虚不能鼓动血行而致瘀者，华明珍教授认为治疗当从补气活血立法，有时甚至宜重使用补气药，使气旺以促血行。华明珍教授喜用黄芪、白术、太子参、炙甘草等补气。关于黄芪，《别录》云："主妇人子脏风邪气，逐五脏间恶血。"故黄芪即可补虚，又可活血，可谓一举两得。太子参，味甘，微苦，性平。适用于兼肺脾气阴亏虚的胸痹。华明珍教授使用甘草的特点：对于无明显虚证者喜用生品，对有虚象、偏寒证者选用炙甘草。在补气的同时，华明珍教授常避免使用香附、川芎等辛散耗气之品。

3.3.2　兼内热型

实热型，可为素体阳盛或因瘀血日久，易于化热，出现瘀热并见之证。《成方便读》指出"瘀血之处，必有浮阳"。热又可扰心神，对于瘀血证偏于热者，治须清热与化瘀兼行。华明珍教授喜选用赤芍、丹参等既凉血清热又活血祛瘀，或配以苦参清热宁心。虚热型，多为阴虚有热，致心神不安，情绪不宁，则多选百合、麦冬等清热养阴。

3.3.3　兼寒凝型

配温经散寒药。华明珍教授喜用附子、细辛、炙麻黄、桂枝。血得温而行，遇寒则凝。寒凝而血瘀者，寒凝为本，血瘀为标，祛瘀固然重要，若仅祛瘀，寒凝不散，血脉不得畅行，瘀血终不能除。所以在应用活血化瘀药外，常用温经散寒兼能活血通脉之品，而温通之品性多刚燥，易动血耗血，故又须酌情参以柔润之品，使刚柔相济。如白芍、枸杞之属亦为方中常用。

3.3.4　兼气郁型

配理气药。华明珍教授喜酌加香附、元胡、郁金、枳壳、香附、柴胡、陈皮之类。

因气为血之帅，血为气之母，气滞是瘀血重要的原因，也是神伤的重要的原因，而血瘀和情志障碍又可进一步加重气滞，因而理气药配伍非常重要。华明珍教授认为气滞症状明显，尚无正气不足者，理气药用量可较大，但也不能长时应用，应见效即止，因患病者多为老年人，正气渐虚，不可妄伤正气。对于有年老体虚者，则理气药用量宜少。

3.3.5　兼阴虚、血虚型

配养阴、养血药。除基本方中白芍外，华明珍教授喜用枸杞、当归、麦冬、沙参、葛根之类。素体阴虚、血虚者，血液滋生乏源致运行不畅，致瘀血内生。另阴虚、血虚可致心神失养，出现烦躁，失眠并产生胸闷，心痛的症状或加重病情。活血化瘀之品性多破泄，逐瘀过程易伤其正，亦可致阴虚、血虚。瘀血阻滞，往往影响新血的化生，而新血不生，瘀血亦不能自去。华明珍教授对无明显阴虚、血虚的患者，基础方中丹参即活血化瘀又有养血宁心之功、白芍有养阴、养血补血之效，既可使祛瘀不伤正，补血扶正又利于化瘀、养心。对阴虚、血虚明显的患者，在加养阴、养血药时避免使用温燥之品。

3.3.6　兼水湿型

津液与血同源异类，若血行不畅，脉络瘀滞，往往影响脏腑的气化功能，使水液运行障碍，导致瘀血兼夹水湿之证。此即张仲景所谓"血不利则为水。"若津液不布，化为水湿，阻遏气机，又加重血瘀，故《血证论》又有"血结亦病水，水结亦病血"之论，指出"血既变水，即从水论治"、"凡调血，先须调水"。对血瘀兼有水湿者，立法制方宜瘀水兼治，以活血祛瘀为主，适当配伍利水祛湿之品，既能祛其水湿，又能加强活血化瘀之功。华明珍教授选药常用活血兼能利水之品如牛膝等；或淡渗利湿药，如云苓、泽泻、薏苡仁等。云苓是华明珍教授基础方中药物，在《神农本草经》被列为上品。"主胸胁逆气，忧恚惊邪恐悸，心下结痛，……久服安魂、养神、不饥、延年"。既可祛邪，又可扶正。对无明显水湿者，因胸痹的病理基础有血瘀，易兼夹水湿之证，云苓其味淡，性平，淡则能渗，善渗泄水湿，使湿无所聚，加用云苓有防"血不利则为水"之功。另茯苓其味甘能补，药性平和，可益心脾而宁心安神。华明珍教授认为胸痹患者有心神不宁的基础，用茯苓合枣仁、远志益心安神。

3.3.7　痰瘀并见型

痰瘀之间有着不可分割的内在联系，在病理上互为因果，相互转化。瘀血阻滞，气机不畅，水液运行不畅，可使痰浊内生；痰浊既生内阻，气机不畅，影响血液正常运行，又可导致或加重瘀血的形成。《诸病源候论》曰："诸痰者，此由血脉壅塞，饮水结聚而不消散，故成痰也。"《景岳全书》云："痰涎皆本气血，若化失其正，则脏腑病，津液败，而血气既成痰涎。""血浊气浊凝聚而为痰。"所以在治疗上活血多配化痰药。华明珍教授常配瓜蒌、半夏、陈皮、菖蒲之类。半夏、陈皮合基本方中云苓又有二陈汤之意。另外，对于主诉胸闷明显者，华明珍教授最喜选瓜蒌，以其宽胸之力较强。胸痹患者多有便秘的症状，常可因大便用力诱发本病，瓜蒌即可治疗主症又可治疗兼证，可谓一举两得。用量华明珍教授除根据胸闷程度外，还根据患者大便情况酌情使用。

3.4　治胸痹五脏同调

从统计表中可看到，华明珍教授用药归经可涉及肝、心、肺、脾、肾、胃、大肠、膀胱等多脏腑，这表明华明珍教授注重脏腑关系，认为肺、肝、脾、肾与心均密切相关，这充分体现了华明珍教授注重五脏一体观。统计表中归肝经排第一位，归心经排第二位，说明华明珍教授治心病并不主用归心经的药物。从用药情况看，笔者认为华明珍教授注重五脏同调的同时，尤重注重肝与心的关系，即注重调肝。《张氏医通·诸痛门·心痛胃脘痛》有："五脏之滞，皆为心痛"。指出各脏的病变均可引起心的病变，治疗时华明珍教授认为也要根据临床表现，重点或同时兼顾调理他脏，达到祛病的目的。

3.4.1　调肝

心为君主之官，五脏之气皆相贯通。五脏之间存在着密不可分的生理联系和病理影响。脉道除与心关系密切外尚与肝、脾、肺相关，在胸痹中与肝的关系尤为密切，主要表现为血行迟滞或脉道拘急。心藏神，肝藏魂，人体神志变化与心、肝二脏功能活动有密切关系。王冰说："肝藏血，心行之，人动则血运于诸经，人静则血归于肝脏。"心之行血功能正常，则血运通畅，肝有所藏。若肝不藏血，则心失所养，心无所主，推动无力，血运失常。气为血之帅，气行则血行，肝主疏泄，调畅气机，若肝之疏泄有度，则气机通畅，血运正常。如《血证论》所云："肝属木，木气冲和条达，不致遏郁则血脉得畅。"明代薛己认为"肝气通则心气和，肝气滞则心气乏"。若肝失疏泄，则气机郁滞，血运受阻而瘀滞，机体失养。血为气之母，血不养心，日久则心气愈虚，无力行血，则瘀血愈著。陈士铎在《石室秘录》提出"诸痛治肝"、"心痛治肝"。另外，华明珍教授认为人得疾病很大程度上与精神因素有关。通过临床观察发现，很多冠心病患者在发病过程中多有不同程度的精神抑郁、紧张、生气郁怒的病史。心主神志，由于肝与心在生理和病理上关系密切，所以肝失疏泄所致冠心病胸痹的患者为数不少。张景岳《类经·脏象类》中所说："神藏于心，故心静则神清；魂随呼神，故神昏则魂荡。"临床上表现为善太息、头晕、心悸、失眠、情绪不宁等肝胆症状。所以疏肝解郁、清肝安神法对此类患者疗效甚佳。华明珍教授临床上调肝药常用香附行气开郁，疏肝理气；柴胡疏肝解郁；郁金解郁行气，活血止痛；白芍养血敛阴，柔肝止痛。若肝郁气滞较重加用枳壳、元胡。华明珍教授临证除在药物上进行调理外，常常注重对患者的精神调摄，进行心理疏导。此外，患者多老年人，常因肝肾阴虚，出现肝阳上亢，扰动心神、清窍之证，故华明珍教授喜用僵蚕、天麻、钩藤、菊花等平肝潜阳之品。肝阳亢盛者，加龙骨、牡蛎、珍珠母等既平肝潜阳又重镇安神与其他安神之品相伍达到理想的效果。

3.4.2　理肺

心不仅在位置上与肺相邻，而且功能上紧密相关。肺朝百脉，主治节。肺得心阳之煦，以济其用，则肺阴化气，呼吸得行，津液得布，营卫得以循行机体上下内外。心主血脉，全身血脉皆由心所主司，而血液的运行又依赖于气的推动，随着气的运动而运行全身。由于肺主呼吸，主一身之气，故血液的运行必须依赖于肺气的推动作用。心和肺的关系，主要是心主血、肺主气的关系，即血与气的关系。一方面气虚则行血无力，血液运行迟缓，致心血瘀阻；另一方面肺主宣发、肃降、通调水道，对水液的辅布、运行、排泄起调节作用。华明珍教授喜用黄芪、太子参补肺益气，认为尤其是黄芪既可益气，又可升阳，治疗上焦心肺之气不足尤为适宜。肺为水之上源，为储痰之器，肺功能异常，也可影响心的正常功能。华明珍教授常用瓜蒌宽胸理气，半夏、陈皮等理气祛痰配合活血之品治疗痰阻血瘀之证。肺为娇脏，华明珍教授喜用沙参、麦冬养阴润肺。

3.4.3　健脾（和胃）

平素体虚，饮食不节，过度劳倦，或过用药物，损伤脾胃形成脾虚气弱导致心脉痹阻。李东垣倡导"治脾胃以调五脏"、"脾胃为后天之本，气血生化之源，能化生气血充血脉"。脾胃在治疗各种疾病中有重要的作用。脾胃为人体气机升降之枢纽，执中央以达四旁，足太阴脾经循行"其支者，复从胃别上膈，注心中"。脾胃不和，化生气血乏源，心失所养，或聚湿成痰，循行上扰，则痹阻胸阳，均可引发胸痹。临床常见饱餐、暴饮后诱发心绞痛、心肌梗死及各类心律失常。也有冠心病者，病始发即为恶心、呕吐、上腹痛，多以胃脘痛诊治而误诊者。胃心也可同病者，相互影响，两者同治可取得理想的效果。此外，冠心病者，大便秘结，如厕用力便下者，再次诱发心绞痛亦为临床所常见。所以治疗时要注重调养肠胃，"得胃气者生，失胃气者死"。脾主四肢肌肉，华明珍教授认为心脏本身即是特殊的肌肉构成，心肌的病变与脾有重要关系。心气血亏虚与脾的功能密切相关，补心养血主要在于补脾，如归脾汤亦可用来补心气血亏虚。华明珍教授喜用黄芪、当归、白术等补气养血。又脾主运化水湿，脾不健运失其升清降浊功能致浊邪停留体内，干及心脉引起胸痹。所以说脾为生痰之源，华明珍教授常选用白术、云苓、泽泻、苡米等药物健脾渗湿，防痰化生。脾胃居于中焦，为气机升降之枢纽，脾的升清和胃的降浊功能是气机和畅、阴阳平衡的关键。华明珍教授常选柴胡、枳壳、厚朴、陈皮等调畅气机。另外，胸痹的治疗常需药物治疗，脾胃功能正常才能保证药物的吸收，时时顾护脾胃才能保证治疗的效果，所以健脾常常体现在治疗的全过程。

3.4.4 补肾

肾为先天之本，内藏元阳育元阴，心的功能活动都必须以肾间命门之火为原动力。五脏之阴非此不能滋，五脏之阳非此不能发，心阳源于肾，赖肾阳以温煦，命门火充足则心阳振奋，肾阴上济以资心阴，濡养心阳，使其不亢。《素问·五脏生成篇》说："心之合脉也，其荣色也，其主肾也。"《素问·上古天真论》说："肾受五脏六腑之精而藏之。"肾精亏损，上不济心火，致心火妄动，神不守舍，造成胸痹。《医林改错》云："元气既虚，必不达于血管，血管无气，必停留而瘀。"《千金翼方》："人年五十以后，阳气日衰，损与日至，心力渐退。"本病好发于中老年人，年老肾亏，肾阳不能蒸腾，可致心阳虚衰，行血无力，久而气滞血瘀，亦可因肾阴亏虚，营亏血少，脉道不充，血行不畅，发为胸痹。可见肾虚为病，无论是肾阴虚还是肾阳虚，都将发生因虚致瘀的病理改变。由于血脉瘀阻，心失所养，神无所主，故见心痛、胸闷、心悸等症。所以，临床上华明珍教授重视补肾固本，尤其是在本病缓解期，注重补肾以防复发。临床常选用淫羊藿、仙茅等温补肾阳；枸杞等滋补肾阴；山萸肉，牛膝等补肾之品。

4 华明珍教授治疗胸痹用药经验

4.1 安神药用药经验

从统计结果看，华明珍教授临证常选酸枣仁、远志、茯苓、夜交藤、合欢皮、百合、珍珠母、龙骨、牡蛎、柏子仁等。从频数统计表中可看出安神之品华明珍教授最喜用的枣仁、远志，是运用率最高的药对，也是华明珍教授治疗胸痹心痛中运用率最高的药物，在频数统计中累计运用率分别为 87.5%、85.7%。华明珍教授常用安神药药对还有：敛心安神类，五味子与合欢皮；养心安神类，枣仁与枸杞；宁心安神类，夜交藤与百合，沙参与龙齿；安神解郁类，百合与香附，合欢皮与夜交藤，合欢皮与百合，夜交藤与香附等；重镇安神类，合欢皮与龙齿，夜交藤与珍珠母、夜交藤与龙齿、百合与龙齿等。

4.1.1 枣仁用药经验

华明珍教授平素用量多在 20 克以上，其药性平和，未见有不良反应，但华明珍教授对于血压偏低及有房室传导阻滞的患者则慎用。华明珍教授认为枣仁补虚作用较强，可"均补五藏"（《本草汇言》），《神农本草经》中载酸枣仁"久服安五脏，轻身延年"。与胸痹患者多年老体衰，五脏俱虚的病机相吻合，用之切合病机。另外枣仁尚有止痛强健的作用。如《别录》："主烦心不得眠，脐上下痛，……，令人肥健。"故用枣仁即可补胸痹之本虚，又可止胸痹之疼痛，可谓一举两得。

4.1.2 远志用药经验

远志，苦辛性温，性善宣泄通达，即能开心气而宁心安神，又能通肾气而强志不忘，为交通心肾、安神定志、益智强识之佳品。且远志辛行苦泄，功擅疏通气血之壅滞而消散痈肿。《本草正义》言："远志，味苦入心，气温行血，而芳香清冽，又能通行气血，其专主心经者，心本血之总汇，辛温以通利之。"所以，华明珍教授用远志，不仅是因其有安神的作用，还取其通利气血，止痛之功。又因本品苦温性燥，入肺经，能祛痰止咳，故胸痹合并有外感风寒，咳嗽痰多者，亦常用之。但对于心血不足，以致神气虚怯，华明珍教授认为宜忌用，因其气味辛散耗气更伤正，且其用量多在10g以下，防其耗散正气。所以总体来说使用安神药枣仁适于补虚，远志适用于祛实，临证可适当偏重。

4.1.3 辩证使用安神药

临证见情志不遂、忿怒忧郁、烦躁失眠、心神不宁者，华明珍教授喜用安神解郁的合欢皮、香附等；证见惊悸、心慌易恐、失眠者华明珍教授喜用重镇安神类：龙齿、珍珠母、牡蛎等；证见汗多口渴、虚烦心悸、眠差、多梦者，华明珍教授喜用五味子、枣仁等；证见阴虚有热、情绪不能自主、口苦、小便赤、脉微数者，用基础方中丹参、枣仁合沙参、麦冬、百合等。对于无明显情志变化及睡眠障碍者，华明珍教授常规使用基础方中的枣仁、远志安其神，防其变。

4.2 华明珍教授运用活血化瘀药的特点

4.2.1 喜用药性平和之品

对于活血化瘀之品华明珍教授喜选用丹参、川芎、赤芍、桃仁、红花、三七粉等药性平和之品，忌选破血、药性峻猛之品，以防耗伤正气。这是因为患病者多为老年人，患病时间长，本已有正气不足的表现，又需长时间治疗，选用峻猛之剂，短时可有效，长期服用无益。华明珍教授选药主张选用平和灵动之药，不喜用峻烈之品。正如叶天士所言："凡久恙必入络，络主血，药不宜刚。"她认为胸痹多是长期渐进的疾病，致病非一日之过，治疗也不会一蹴而就，所以治疗时需顾护正气。选用平和的药物，缓图其效，使病人可以耐受较长时间的治疗，在不知不觉之间症状改善，提高了生活质量，而无药物增加的痛苦。这即是华明珍教授常说的"王道无近功"。查看华明珍教授的用药，可见华明珍教授未使用象莪术、三棱等破血之药，也无五灵脂等气味特殊的药物，华明珍教授认为患者本身就有疾病之苦，不可因医者再增其苦，虽然临床报道和药理研究对其均有好的报道，但华明珍教授未有使用于汤药之中。

4.2.2 活血化瘀药用量

活血化瘀药物的用量，也是临床使用活血化瘀治法取得疗效的重要环节。李时珍曰："活血化瘀药物少用则活血，多用则破血。"王清任也言："药味要紧，分量更要紧。"华明珍教授用药量均偏小量，除丹参、赤芍为基本方用药外，华明珍教授还常酌元胡、川芎、红花等联用，所有每味药用量虽少，而总的活血化瘀的药物用量可达中等，即可达到治疗效果，又使多药联合，防药物偏性所带来不良反应，心思可谓巧妙。

4.2.3　辨证选用活血药

华明珍教授常根据病情选活血药。胸痛明显者，活血定痛为主，华明珍教授多选元胡、郁金、姜黄、三七粉同用。华明珍教授临证时根据症状的偏热证选郁金，偏寒证选用元胡，或二者同用，使其药性归于平和。三七粉，除活血作用强外，尚有益气之功，因价格偏贵，华明珍教授多用于病情偏重者。另外，活血养血除选白芍外多配当归、川芎；活血理气多选姜黄、郁金；祛痰活血类选瓜蒌与赤芍、桃仁、川芎同用；养阴活血类如白芍与赤芍、三七粉与枸杞、牛膝与葛根；温阳活血选当归与桂枝等。华明珍教授主张治疗的精髓仍在辨证论治，根据血的生理关系综合调治，才可取效。

（李泉红）

华明珍主任医师诊治冠心病经验

冠心病是严重危害人类健康的常见病、多发病,因此冠心病的研究成为心脏病研究的重点。近年来,中医对冠心病的临床及基础研究取得了丰硕成果,显示出中医药治疗冠心病的优势,令世人瞩目。华明珍教授业医五十载,致力于内科疾病的研究,治病救人,疗效卓著,尤其对冠心病证治颇有见地,自成一家,每挽病者于危急之中,深受患者赞誉。现将华明珍教授治疗冠心病的临床经验总结整理如下。

1 心绞痛的辨证论治

1.1 病因病机

肾虚血瘀是冠心病心绞痛的主要病机,肾为先天之本,五脏之源,肾虚为气滞血阻,脉络不通之根本。肾虚则五脏虚,心阴阳不足,气虚血行无力,瘀阻脉络形成心血瘀阻,正如《医学衷中参西录》指出:"或纵欲过度,气血亏损,流通于周身者,必然迟缓,血即因之而瘀。"可见肾虚必兼血瘀,肾虚血瘀是冠心病的根本规律所在。冠心病病因病机是以心肾为主的脏腑功能失调,而引起脏腑功能失调的原因又是多方面的,或为外邪侵袭、饮食不节、七情内伤、老年体衰,从而产生气滞、血瘀、痰阻、寒凝等病理变化致心脉痹阻,发生"不通则痛"的胸痹心痛之证。本病属于"本虚标实"证,标本二者相互影响,互为因果。本虚者,因禀赋不足,年迈肾衰,营血虚少引起心之阴阳气血虚损,其根源于肾;标实者,系膏粱厚味、七情过激、劳逸失度、壅瘀生热、外邪内侵产生之气滞、血瘀、痰浊、寒凝阻遏胸阳,闭塞心络,痹而致痛。因此本虚是发病基础,标实是发病条件,表现形式是"脉不通"。

1.2 辨证分型

冠心病心绞痛病机复杂,病程较长,不能用一方一药治疗到底,应中西医结合、辨证论治、唯方唯药三者联合和结合起来,方有益于本病之治疗。华明珍教授具有自己的独到见解,不拘于西医的诊断及辨证分型的框架,而是细审明察,运用中医的思维方法,深入分析其病因病机,辨证立法,因人施药。因此能切中病机,较快缓解心绞痛。对于冠心病心绞痛的分型论治,临床主要分为:气滞、血瘀、痰阻、寒凝、气阳虚、气阴两虚六种类型,现分述如下。

1.2.1 气滞

病因:精神刺激,情志失调伤及心肝,影响气机,情志之伤,肝当其冲,肝气郁滞,疏泄失司,气机不畅,胸闷胸痛。

主证：性情急躁或精神抑郁，心绞痛部位大多不固定或范围较大，疼痛程度不重，持续时间较短，发作多在白天或体力活动时，胸闷胁胀，每因情志刺激诱发或加重，食少纳呆、嗳气失眠，舌暗红苔白，脉弦。

转化：（1）气有余便是火，气郁不解易从火化，故见肝郁化热化火之证，胸痛频作或述左胸、心前区辛辣、辛热感明显，心烦少寐，急躁多怒，口干口苦，小便黄赤，大便干结，脉弦或数。（2）火邪伤阴者，则见口干口渴，舌红少苔而干，脉弦细数。（3）气滞日久，血行不畅，痹阻脉络致气滞血瘀，证见胸痛较剧，频频发作，痛处不移，胀痛并见，舌质偏暗或有瘀点瘀斑，苔薄白，脉弦。

兼证：（1）肝气犯胃者，兼见脘腹痞满胀闷，嗳气吞酸，恶心呕吐等。（2）肝脾不和者，兼见食少纳呆，肠鸣腹泻，疲乏无力，舌苔白厚或腻，脉滑。

治则：以疏肝理气为主。

主要药物：柴胡、杭芍、枳实、郁金、香附、陈皮、薄荷。柴胡、枳实、杭芍疏肝调气、升降气机；香附、薄荷、郁金调气活血、宽胸定痛。

常用方剂：柴胡舒肝散（《景岳全书》柴胡、杭芍、香附、陈皮、川芎、枳壳、甘草），沉香降气散（《和剂局方》香附、沉香、砂仁、甘草），越鞠丸（《丹溪心法》香附、川芎、神曲、苍术、山栀）。

临床应用：肝郁气滞为主者，方用柴胡舒肝散；肝郁化火者，加黄连、栀子；火邪伤阴者，加知母、元参、生地；气滞血瘀者，用血府逐瘀汤；肝气犯胃者，用旋覆代赭石汤；肝脾不和者，用逍遥散。

病案举例1：孙某某，男，53岁。胸闷胸痛1年余，每因情绪激动使病情加重，入夜尤甚，胸痛呈针刺样，固定不移，伴心烦、失眠，舌红或暗红边有瘀斑、苔薄白、脉弦。心电图示：II、III、avF导联ST段下移1mm，T波低平。

诊断：胸痹（冠心病）。

辨证：气滞血瘀。

治则：疏肝理气，活血化瘀，通络止痛。

方药：血府逐瘀汤加减：赤芍12g、白芍12g、川芎12g、当归12g、郁金10g、元胡12g、云苓10g、瓜蒌15g、枳壳10g、炒枣仁24g、远志10g、柴胡10g、旋覆花10g、桃仁12g、红花12g、檀香6g、甘草6g。水煎服，日1剂。

二诊胸闷胸痛明显减轻，睡眠较前好转，然感气力不足，气短，上方加黄芪15g、五味子10g。又服6剂，诸症消失，体力渐增，心电图ST-T缺血状态较前略有好转，又进6剂以资巩固。

按：冠心病心绞痛总属本虚标实，标实具有暂时性与阶段性的特点，华教授强调治标毋忘其本，治实当顾其虚，本案例虽标实突出，但亦只可暂用疏肝理气、活血化疗法以治标，理气之品不宜久服，心绞痛发作缓解，病情稳定后，宜随机转入扶正培本之途。凡冠心病患者，主诉繁多，或一时难以确定诊断者，华明珍教授每投本方取效。根据多年的临床经验，行气药常以旋复花、郁金配伍。旋覆花苦降辛散，温以宣通；郁金苦寒泄降，行血中之气，两药合用，行气解郁，寒热相宜。

1.2.2 痰阻

病因：多因过食肥甘、醇酒厚味、嗜咸辛辣或忧思过度，内伤脾胃，运化失健，痰浊内生，痹阻胸阳，胸阳不宣而致病。

主证：多见形体肥胖之人，证见胸闷胸痛，或胸痛彻背，每遇阴雨天加重或诱发，伴头目昏蒙不清，四肢沉重，倦怠乏力，食欲不振，口淡无味，舌苔白腻，脉濡缓或沉细。

转化：（1）若脾阳亏虚则痰从寒化，症见脘腹冷痛，喜热畏寒，面色无华，大便稀溏，舌质淡胖尖边有齿痕，舌苔薄白或白厚。（2）胃阳火盛则痰从热化，症见胸脘灼热，口臭心烦，呕恶欲吐，小便黄赤，舌淡红，苔黄腻，脉滑数。

兼证：（1）心脾同病，症见胸闷胸痛心慌阵作，脘腹胀闷，食少纳呆，舌质青紫或有瘀斑，苔白腻。（2）脾肾阳虚，症见腰膝酸软，耳鸣，记忆力下降，小便清长，大便稀溏，甚则五更泄泻，动则气喘，浮肿，面浮肢肿，舌淡苔白滑，脉沉细。

治则：以化痰泄浊为主。

主要药物：瓜蒌、半夏、云苓、薤白、菖蒲、郁金。瓜蒌、薤白通阳宣痹，化痰开结；云苓健脾利湿，宁心安神；半夏降逆止呕；菖蒲"开心孔，补五脏，通九窍，明耳目……"具有化浊开窍之功。

常用方剂：瓜蒌薤白半夏汤（《金匮要略》瓜蒌、薤白、半夏、白酒），温胆汤（《千金方》陈皮、半夏、云苓、甘草、枳实、竹茹、生姜、大枣），六君子汤（《和剂局方》人参、云苓、白术、甘草、陈皮、半夏），苓桂术甘汤（《伤寒论》云苓、桂枝、白术、炙甘草）。

临床应用：（1）症见胸闷胸痛或彻背，喘息，咳唾，舌苔白腻，脉沉弦者，用瓜蒌薤白半夏汤。（2）兼见心慌、头晕、虚烦失眠者，宜用温胆汤。（3）若为气虚，症见胸闷胸痛，少气乏力，食少腹胀，大便不实，舌淡苔白者，宜用六君子汤。（4）脾阳虚，痰从寒化者，用苓桂术甘汤。（5）胃阳盛痰从热化者，加黄连、黄芩。（6）心脾同病，兼见血瘀者，用丹参、当归。（7）肝脾同病，兼头痛、头晕，烦躁易怒者，用半夏白术天麻汤（《医学心悟》半夏、白术、天麻、陈皮、云苓、甘草、生姜、大枣）或天麻钩藤饮（《杂病诊治新义》天麻、钩藤、生石决明、川牛膝、桑寄生、杜仲、山栀、黄芩、益母草、茯神、夜交藤）。（8）脾肾阳虚者，宜用金匮肾气丸（《金匮要略》熟附子、肉桂、熟地、山药、山萸肉、丹皮、云苓、泽泻）。

病案举例2：柴某，女，70岁。有冠心病史10余年，中西药治疗未愈。近1个月来，因劳累加之忧虑，发病尤频，患者形体肥胖，现感胸闷不舒，闷痛交作，有压迫沉重感，胃脘痞闷、恶心、泛泛欲吐、纳呆、眠差、二便尚调，舌淡红，苔白腻，脉弦滑。BP：140/90mmHg，心电图示：冠状动脉供血不足（T波V3～V6倒置）。

诊断：胸痹（冠心病）。

辨证：胸阳不振，痰浊中阻。

治则：宣痹通阳，化痰泄浊。

方药：瓜蒌薤白半夏汤加减：瓜蒌15g、薤白10g、半夏12g、云苓12g、郁金10g、枳壳10g、远志10g、陈皮10g、菖蒲10g、川芎10g、白蔻10g、甘草6g。水煎服，日一剂。

服药6剂，胸闷已觉宽舒，2天前因受凉感胸部隐痛不适，脊背寒冷，舌脉同前，前方加桂枝10g、元胡12g，服药6剂，诸症减轻。采上方加减，继服半月，自觉症状消失，心电图示：T波V3～V6低平。

按：华明珍教授认为治痰之法，理气为先，即"治痰先利气，气顺则痰利"。本方用枳壳行气导滞，除满化滞，陈皮辛以理气，因此本方化痰之功实得益于理气开郁之功，并用瓜蒌、薤白宽胸理气、宣痹通阳。半夏辛散，善开宣气机，云苓健脾以杜生痰之源，远志、郁金开郁化痰、利窍通络，川芎活血理气。全方长于化痰泄浊、宽胸理气、活血止痛。凡心绞痛患者，胸闷胸痛，苔腻者投之每能获效。

1.2.3　寒凝

病因：多因饮食生冷，寒邪内侵而诱发。

主证：胸痛促发，疼痛较剧，甚则胸痛彻背，四肢厥冷，心慌气短，感寒痛作或加剧，舌质青紫或淡红，苔白滑，脉沉迟或沉弦。

转化：寒邪最易伤阳，阳气虚则胸中冷痛，形寒肢冷，面色苍白，倦怠乏力，少气懒言，舌质淡，苔薄白，脉沉迟细弱。

治则：温经散寒，活络止痛。

主要药物：桂枝、附子、干姜、细辛、良姜、吴茱萸、当归。桂枝与附子主入少阴，温煦心肾，通达十二经脉；良姜、吴茱萸长于降寒饮上逆而止呕吐；干姜、细辛、当归善行，以通阳养血，益脉止痛。

常用方剂：桂枝四逆汤（桂枝、熟附子、干姜、当归、甘草），二姜丸（《卫生宝鉴》良姜、干姜）。

临床应用：一般情况症状较轻者，用二姜丸；寒凝血滞者，用桂枝四逆汤；若气虚汗出多者，加黄芪、党参；痛不除者，宜加檀香、丹参。

病案举例3：王某，男，58岁。1年前出现急性下壁心肌梗塞，住院治疗半个月。

出院后时感胸痛胸闷，近 1 个月由于天气寒冷，发病尤频。现胸闷气短，不时掣痛，天冷病重，天暖病轻，形寒肢冷，脊背畏冷尤甚，失眠多梦，乏力，二便尚调，舌淡苔薄白，脉沉弦紧。心电图示：陈旧性下壁心肌梗塞，冠状动脉供血不足。

诊断：胸痹（冠心病）。

辨证：寒凝血滞。

治则：温阳散寒，通络止痛。

方药：桂枝四逆汤加味：桂枝 10g、炮附子 6g、干姜 6g、当归 10g、川芎 10g、桃仁 10g、红花 10g、甘草 6g。水煎服，日 1 剂。

服上方 6 剂，症状略减，胸闷好转，掣痛消失，但觉睡眠欠佳，上方加炒枣仁 18g、远志 10g，继服 6 剂，胸痛胸闷消失，睡眠好转。

按：本例患者由于素体阳虚，感受寒邪，寒邪凝滞，血因寒滞，脉络瘀阻，血凝气滞，故致胸痛，且遇寒加重，因此治以桂枝四逆汤温阳散寒，通脉止痛。加川芎、桃仁、红花、细辛以增强温散活血之力，方药恰中病机，故收效明显。华明珍教授为对于寒凝血脉之证，究其病因病机，一为浊阴上占清阳之位，阴霾蔽空，抑遏阳气；一是寒客胸旷，阳不胜寒，心脉凝泣，前者治当宣泄浊阴以通阳，药取桂枝、细辛、生姜、附子合瓜蒌、薤白等品，后者当可加取乌头、附子、良姜之类。另外在临床上当须注意与阳虚生寒之证区别，其用药也不同。

1.2.4 血瘀

病因：多为气滞、寒凝、痰浊等病证变化而来。

主证：胸痛呈针刺、刀割样，疼痛部位固定不移，且疼痛持续时间较长，多在午后、夜间发作或加重，唇舌紫暗或有瘀点、瘀斑，脉沉涩或结代。

兼证：心血瘀阻，多因脏腑气血阴阳失调所致。气虚是其主要原因，盖血与气一阴一阳，互相依存，互相维系，气虚则推动无力，致血行缓慢，瘀滞不行，气虚血瘀临床除血瘀之症外，还兼有面色无华，疲乏无力，少气懒言，胸闷气短，动则汗出，活动后加剧或诱发，舌质暗，苔薄白，脉沉涩无力。另外血脉瘀阻多与气滞、痰阻、寒凝密切相关，故多兼有气滞、痰阻或寒凝等不同的病理变化。兼气滞者，伴见胸闷胀痛，常因情志刺激而诱发，嗳气腹胀、食欲不振；兼寒凝者，多有饮食生冷或感受寒邪的诱因，伴见胸痛暴作、畏寒怕冷、四肢欠温，舌淡青紫等症；兼痰浊者，症见形体肥胖，胸闷气短，恶心纳呆，舌质青紫等症；兼痰浊者，症见形体肥胖，胸闷气短、恶心纳呆，舌质暗淡、舌体胖大，苔白滑。临床观察发现，血瘀证常与气滞、痰浊、寒凝等证并见，心血瘀阻证单独存在的情况少见。

治则：活血化瘀，通络止痛。

主要药物：丹参、当归、川芎、郁金、赤芍、鸡血藤、三七、桃仁、红花、元胡、乳香、没药。瘀血较轻者，选用丹参、川芎；血瘀较重者加桃仁、红花、赤芍；血瘀较久者，加地龙、全虫等虫类药搜剔；胸痛剧烈者，用乳香、没药。

常用方剂：通窍活血汤（《医林改错》赤芍、川芎、桃仁、红花、麝香、生姜、老葱、大枣），血府逐瘀汤（《医林改错》当归、生地、牛膝、红花、桃仁、赤芍、川芎、柴胡、枳壳、桔梗、甘草），补阳还五汤（《医林改错》黄芪、当归、赤芍、地龙、桃仁、红花、川芎），胜金散（《景岳全书》桂枝、元胡、五灵脂、当归）。

临床应用：一般血瘀者，宜用通窍活血汤；气滞血瘀者，选用血府逐瘀汤；气虚血瘀者，用补阳还五汤；血瘀兼寒者宜用胜金散；血瘀兼痰浊者，加瓜蒌、云苓、半夏、陈皮。

病案举例4：张某，男，64岁。患冠心病史7年，近1月来感病情加重，胸部呈阵发性针刺样疼痛，胸闷气短，活动后加重，伴疲乏无力，纳呆失眠，舌质暗，苔薄白，脉沉弦。心电图示：冠状动脉供血不足。

诊断：胸痹（冠心病）。

辨证：气虚血瘀。

治则：益气活血。

方药：补阳还五汤加减：黄芪30g、赤芍10g、丹参15g、当归12g、桃仁10g、红花12g、炒枣仁18g、香附12g、檀香6g、川芎10g、郁金10g、三七3g、枳壳10g、甘草6g。水煎服，日1剂。

服药6剂，自述胸闷、胸痛减轻，但感气短，口干，舌红少津，上方加麦冬12g、五味子10g。服药10剂，诸症消失。

按：气虚血瘀证型临床多见，本方重用黄芪益气升阳使气旺血行，赤芍、三七、丹参、当归、桃仁、红花、郁金活血化瘀、通络止痛，香附、枳壳理气宽胸，使气行则血行，炒枣仁养心安神，全方共奏益气活血之功。华明珍教授认为活血化瘀药大多辛温走窜，具有燥烈之性，可伤气耗血损精，用之不当反伤气血阴阳。若临床弃辨证，偏执于化瘀，投药亦不分轻重者，恐不为功，反有戕害之虞。

华明珍教授选用活血化瘀之品多以三七、丹参合用。丹参微寒凉血，祛瘀生新；三七甘缓温通，散瘀活血，二药合用，活血通脉，阴虚、阳虚均可应用。临床偏于阳虚者可伍用降香、川芎等温性活血药，偏于阴虚可伍用赤芍、元胡等凉性、平性活血药。

1.2.5　气阳虚

主证：气虚为主，胸闷隐痛，气短，动则加重，心慌阵作，倦怠乏力，面色无华，易汗出，舌质淡肿，苔薄白，脉细缓；阳虚则兼有畏寒肢冷，唇舌青紫，心胸疼痛阵作之症，舌质淡，脉沉细或微。

兼证：气阳虚不能温运血脉，可兼见心胸针刺样疼痛，固定不移，脉象沉涩等阳虚血瘀之证；气阳虚不能运化精微导致痰湿内生，痹阻胸阳，胸阳不振，故兼见胸脘痞闷，恶心呕吐，大便稀溏，舌苔白腻，脉濡缓或滑；阳虚不能制水而水湿泛滥，凌心犯肺，则见心悸不宁，咳喘不得卧，小便不利，面足浮肿等证。

治则：益气温阳。

主要药物：人参、黄芪、附子、桂枝、干姜、炙甘草。

补气宜选用人参、黄芪、黄精、炙甘草，温阳则以附子、干姜、桂枝等温阳之品为主，必要时可用仙灵脾、肉桂、肉苁蓉以温补肾阳，另外可配合当归、五味子益阴敛阳。

常用方剂：保元汤（《景岳全书》人参、黄芪、肉桂、甘草），四味回阳饮（《景岳全书》人参、炙甘草、制附子、炮干姜）。

临床应用：气虚明显者，方选保元汤；阳虚为主者，用四味回阳饮；阳虚痰浊内生者，加瓜蒌薤白半夏汤；水凌心肺者用真武汤或五苓散；阳虚血瘀者，加川芎、丹参。

病案举例5：李某，女，57岁。冠心病史2年，近半月来因天气寒冷感胸闷、胸痛加重，活动后尤甚，心慌阵作，疲乏无力，畏寒肢冷，腰膝酸软，气喘，失眠多梦，舌质淡、苔薄白，脉代。心率55次/分，律不整，早搏7次/分。双下肢不肿。心电图示：陈旧性下壁心肌梗塞，窦性心动过缓，频发房早。

诊断：胸痹（冠心病）。

辨证：肾阳不振，心气虚弱。

治则：温阳益气，养心安神。

方药：保元汤加减：人参10g、黄芪15g、桂枝10g、炮附子10g、细辛3g、丹参18g、珍珠母18g、枸杞子10g、甘草6g。水煎服，日1剂。

服上方6剂后症状缓解，心慌、胸闷减轻，唯感口干，阵发性心前区闷痛，中药上方加生地10g、元胡10g，继续服用6剂，症状明显好转，心率65次/分，偶可闻及早搏。

按：冠心病其本在肾，本患者由于肾阳虚衰，不能温煦上焦、资助心阳，使心脏及其经脉失于温养，致"不荣则痛"，故以治本为主，方用桂枝、炮附子温补肾阳，人参、黄芪、炙甘草补心益气，珍珠母安神定志，枸杞子滋阴补肾，有"阴中求阳"之意，全方温肾壮阳，补心强志，使阳气复，阴霾散，气机得通，血脉得和而疼痛自止。

1.2.6 阴虚

主证：胸痛胸闷，心慌阵作，头晕耳鸣，腰膝酸软，五心烦热，失眠盗汗，口干唇燥，舌淡红，苔少或无苔，脉细数。

兼证：阴虚火旺者，兼见头痛头胀、烦躁易怒，小便赤涩，大便干结，脉多弦数；肝肾阴虚者，兼见目赤眼涩，视力减退，月经先期量少色鲜红，舌体瘦小等症；阴虚则血少，少则血液运行迟缓，致阴虚血滞，症见胸闷刺痛，舌质绛，少苔，脉弦细涩。

治则：滋阴补肾，养心安神。

主要药物：何首乌、枸杞子、熟地、生地、沙参、麦冬、五味子、元参。肝肾阴虚者，宜用熟地、何首乌、枸杞子。

常用方剂：首乌延寿丹（何首乌、怀牛膝、菟丝子、生杜仲、桑叶、双花、旱莲草、女贞子、黑芝麻、黑桑葚），天王补心丹（《摄生秘剖》党参、元参、丹参、云苓、桔梗、远志、五味子、当归、麦冬、天冬、酸枣仁、柏子仁、生地），六味地黄丸（《小儿药证直诀》熟地、山药、云苓、丹皮、泽泻、山萸肉），左归饮（《景岳全书》熟地、山萸肉、枸杞子、山药、茯苓、甘草），知柏地黄汤（《小儿药证直诀》熟地、山芋肉、山药、云苓、泽泻、丹皮、知母、黄柏），黄连阿胶汤（《伤寒论》黄连、黄芩、杭芍、阿胶、鸡子黄），杞菊地黄汤（《医级》枸杞子、菊花、熟地、山萸肉、炒山药、泽泻、丹皮、云苓）。

临床应用：肾阴虚者，选用六味地黄丸、首乌延寿丹或左归饮；心肾阴虚者，选用天王补心丹；肝肾阴虚者，宜用杞菊地黄丸；肾阴不足，心火独亢之阴虚火旺者，症见心胸灼热，心烦失眠等症，方用黄连阿胶汤；阴虚火旺者，选用知柏地黄汤；阴虚血滞者，加丹参、赤芍；阴虚热郁者，加莲子心、黄连。

病案举例6：周某某，女，67岁。冠心病史13年，高血压病史8年。近期感胸痛胸闷加重，伴心慌，头痛头晕，苔少，脉弦细数。血压：160/100mmHg，心电图示：慢性冠状动脉供血不足，窦性心动过速，左室大。

诊断：（1）胸痹（冠心病）。（2）眩晕（原发性高血压病 Ⅱ级 极高危）。

辨证：心肾阴虚，肝阳上亢。

治则：滋阴补肾，养心安神，佐以平肝潜阳。

方药：天王补心丹合天麻钩藤饮加减：生地12g、当归12g、炒枣仁18g、麦冬10g、丹参18g、五味子10g、钩藤10g、生石决明18g、天麻10g、远志10g、炒枣仁18g、甘草6g。水煎服，日1剂。

上药服6剂后，头痛头晕明显减轻，睡眠好转，感胸闷胸痛，舌边有瘀斑，脉弦。原方加郁金10克、元胡10克，继服6剂，诸症明显减轻，上方加减连服月余，以资巩固。

按：本案例系由于患者肾阴亏虚不能化生气血，气血不足，心失濡润而致"心痛"，即"不荣则痛"。由于肾阴不足，肝失所养，致肝阳上亢，出现头晕、心烦、失眠等症。本方用五味子、生地、麦冬以滋补心肾；当归、丹参养血活血；远志、炒枣仁养心安神；用天麻、钩藤、生石决明平肝潜阳。本方辨证准确，用药精当，故疗效显著。

1.2.7 气阴两虚

主证：胸闷胸痛，心慌气短，倦怠乏力，自汗盗汗，五心烦热，口干唇燥，面色少华，头晕目眩，每遇劳累则加重或诱发，失眠多梦，舌质红，苔薄白或少苔，脉沉细或细数无力。

兼证：若气虚不能摄阴，阴虚不能纳阳，则见多汗，烦躁，身热，气喘，脉虚弱无力等气阴欲竭、虚阳浮越之象。

治则：益气养阴。

主要药物：人参、黄芪、炙甘草、何首乌、麦冬、生地、五味子。益气选用人参、黄芪、炙甘草；补阴宜用何首乌、麦冬、生地、五味子、枸杞子。

常用方剂：生脉散（《内科条辨惑论》人参、麦冬、五味子），增液汤（《温病条辨》玄参、麦冬、五味子）。

临床应用：气阴不足者选用生脉散合增液汤；阴虚阳脱者宜用回阳返本汤。

病案举例7：赵某某，男，57岁。胸闷胸痛2年，加重3天，伴心慌气短，活动后加重，全身疲乏，口干欲饮，失眠多梦，大便干结，舌质红，苔少，脉沉细数。心率：89次/分，律整，心电图示：慢性冠状动脉供血不足。既往有糖尿病病史5年。

诊断：（1）胸痹（冠心病）。（2）消渴（糖尿病）。

辨证：气阴两虚。

治则：益气滋阴，养心安神。

方药：生脉散加味：沙参10g、麦冬10g、五味子12g、生地10g、花粉15g、丹参18g、黄芪18g、炒枣仁18g、枸杞子10g、赤芍12g。水煎服，日1剂。

服上方6剂，胸闷胸痛明显减轻，睡眠好转，但感疲乏无力，上方加西洋参10g，继服6剂，诸症悉减。

按：本例患者辨证属气阴两虚，以心、肺、肾之阴虚为主，方用西洋参、黄芪以补气，选麦冬、五味子、生地、玄参、花粉、沙参、枸杞子滋阴生津，丹参、赤芍活血通络，炒枣仁养心安神，全方益气滋阴、养心安神、生津止渴，故对于本例患者疗效满意。

1.3 证治要点

1.3.1 抓主症、分主次、明标本

华明珍教授认为冠心病以肾虚为本，痰浊、气滞、寒凝、血瘀阻滞心脉为标，因此辨证立法应立足于此，肾脏阴阳的虚衰和失调，是造成心脏阴阳虚衰和失调的基础，一般临床分为阴虚、阳虚和气阴两虚进行辨证施治，而标病则贯穿于各型之中，在病

程的某些阶段，标证甚至是疾病的主要方面，故应针对性治疗。由于肾脏的功能状况是本病的发病基础，如此辨证分型正好抓住了疾病的本质，占其先机，掌握控制病情发展变化的主动权。在标病中，重视气滞血瘀者多，而痰浊易被忽视，实则本病发病的病理基础是动脉粥样硬化，中医认为动脉粥样硬化与"痰"密切相关，临证应重视"痰"、"瘀"的关系，华明珍教授应用化痰通络，多获良效。"痰"的生成与脾、肾有关，肾气虚衰，脾气亦衰，脾为生痰之源，则痰浊内停，因此益气化痰，离不开补肾健脾。临床见有冠心病心绞痛以肾气亏虚，脾失健运为主症者，应用党参、黄芪补肾益气，云苓、瓜蒌健脾化痰，并加入活血化瘀之品，全方以补肾健脾为主，从而使病情得以改善。

本病若伴有血压升高者，多为肝肾阴虚证，阴虚则肝阳易亢，虚热煎熬津液则可生成痰浊，而阴阳失调又易导致气滞血瘀，于是肝肾阴虚，肝阳亢逆，痰瘀交结，气机郁滞，诸多变证由此而生。由此可见冠心病并非只是心脏的病变，而是与五脏均有关系，其中尤以心肾为要。心肾相关，心本于肾，所谓"水火既济而气生"，心肾相互为用，肾不能还精于心则心功能虚衰。本病证候其本既有阳气不足，亦有阴血亏损，而其标证气滞、血瘀、痰浊、寒凝等有时也可成为疾病的主要方面。本病辨证论治的关键在于如何正确处理好扶正与祛邪，治标与治本的问题。用补法扶正以调节脏腑阴阳气血的平衡而治本，用通法祛邪，以缓标证之急，使心绞痛症状能较快得以缓解。因此临床应全面考虑，分主次，明标本，辨证辨病相结合。

1.3.2　标本兼顾，通补兼施，长期用药

冠心病病程较长，虚实夹杂，标本每易混淆，证候复杂，故而应特别注意通补的灵活运用。通，指理气化痰，散寒通络，活血化瘀；补，指益气通阳，滋阴养血。华明珍主任医师指出：平时病缓，调治以治本为主，重在扶心气，通心阳；心绞痛频繁发作时，急则治其标，以通为主，亦应标本兼顾，所以既要有一定的固定方药，又要有随证加减的灵活运用，做到"补不滞邪，通不伤正"。在药物配伍及用量上，如熟地配伍陈皮，归脾汤中加入木香，川芎用量不宜大如此等等，均该注意。

2　急性冠脉综合征的辨证论治

2.1　病因病机

急性冠脉综合征的病因病机与心绞痛相似，但更为严重，其显著特点是本虚标实。本虚主要表现为气血阴阳的亏虚，标实主要为血瘀、气滞、痰阻、寒凝。在本病的发展过程中，往往很快便出现脏腑亏虚的表现，特别是以心之阴阳不足为多见，若正不胜邪，还可出现心阳欲脱、心阴欲竭的危险。

（1）寒凝心脉。寒邪内侵，凝滞血脉，心脉不通而发生真心痛。《杂病源流犀烛》指出："大寒能犯心君……，素无心痛，卒然大痛无声，咬牙切齿，舌青气冷，汗出不

休，手足青至节，冷如冰，是为真心痛。"因此突感寒邪，特别是素体阳虚之人，更易感受寒邪而发生本病。

（2）情志过极。中医认为，喜伤心、怒伤肝、悲伤肺、忧思伤脾、惊恐伤肾，因此情志过极，导致气机逆乱，脏腑亏损，遂致气滞、血瘀或痰阻，闭阻心脉而发为本病。

（3）饮食失调。过食肥甘厚腻或饮酒过度，脾胃受损，运化失司，聚湿生痰，痰浊阻滞心脉，气血不得流通而发生真心痛。

（4）年老体衰。年老体衰，正气不足，阳气虚则无力鼓动血液运行而致血脉瘀阻；阴血虚则心失所养，经脉空虚而致本病。

2.2 辨证分型

2.2.1 心血瘀阻

主证：心前区持续性剧痛，痛如刀割锥刺，疼痛部位固定不移，可牵引至肩背，有的还可表现为下颌痛、牙痛、咽部梗塞等，舌质紫暗或有瘀斑、瘀点，苔薄白，脉涩或弦、结代。

治则：活血化瘀，通脉止痛。

主要药物：桃仁、红花、川芎、赤芍、丹参、元胡、乳香、没药、当归。

常用方剂：血府逐瘀汤（《医林改错》赤芍、桃仁、当归、生地、红花、枳壳、柴胡、川芎、桔梗、牛膝、甘草），丹参饮（《医宗金鉴》丹参、檀香、砂仁），桃红四物汤（《太平惠民和剂局方》桃仁、红花、当归、白芍、川芎、熟地），并静脉滴注：复方丹参注射液、脉络宁注射液、生脉注射液。

临床应用：疼痛剧烈者加乳香、没药；气滞明显，胀痛攻窜者，用柴胡、枳壳、香附；腹胀、大便干者加莱菔子、枳实；舌苔白腻、恶心呕吐者，加半夏、陈皮。

2.2.2 寒凝心脉

主证：突发心前区冷痛，或有受寒、饮冷之诱因，面青唇紫，手足厥冷，喜热畏寒，舌青紫，苔白滑，脉弦迟或弦紧。

治则：温经散寒，活血止痛。

主要药物：制川乌、炮附子、干姜、蜀椒、赤石脂、元胡、细辛。制川乌、炮附子、干姜、蜀椒温经散寒；赤石脂、元胡、细辛缓急止痛。

常用方剂：乌头赤石脂丸（《金匮要略》蜀椒、乌头、炮附子、干姜、赤石脂），并静脉滴注黄芪注射液、复方丹参注射液。

临床应用：血瘀明显，舌有瘀斑瘀点者，加五灵脂、红花；脉迟或结代，加桂枝；大便稀溏者加白术、云苓。

2.2.3　痰浊痹阻

主证：突发胸痛，胸闷如窒，恶心呕吐，脘痞腹胀，头晕耳鸣，甚则晕厥，或体型肥胖，舌淡苔白腻，脉滑或弦滑。

治则：化痰泄浊，理气通络。

主要药物：瓜蒌、薤白、半夏、陈皮、枳壳、羌活、郁金。瓜蒌化痰宽胸；薤白通阳泄浊；半夏、陈皮、枳壳理气化痰；羌活、郁金通络止痛。

常用方剂：瓜蒌薤白半夏汤（《金匮要略》瓜蒌、薤白、白酒、半夏），并口服中成药：冠心苏合丸、苏冰滴丸。

临床应用：若胸中烦热，舌苔黄腻，脉滑数者，加黄连；大便秘结者加当归、大黄；疼痛较剧，舌质紫暗或有瘀斑者，加元胡、五灵脂；若大便稀，畏寒喜热者，加桂枝、干姜；晕厥者，可灌服苏合香丸。

2.2.4　阳气亏虚

主证：胸闷胸痛，畏寒肢冷，心悸气短，乏力汗出，精神疲惫，面色晦暗，舌淡胖有齿痕，脉沉迟无力。

治则：益气温阳，活血止痛。

主要药物：黄芪、桂枝、白芍、人参、川芎、炙甘草。黄芪、人参、炙甘草益气；桂枝温阳；白芍益阴缓急；川芎活血止痛。

常用方剂：黄芪桂枝五物汤（《金匮要略》黄芪、桂枝、白芍、生姜、大枣），并静脉滴注：参附注射液、生脉注射液。

临床应用：疼痛较重者加元胡、当归、丹参；舌苔白腻，胸脘痞闷者，加半夏、陈皮、瓜蒌；畏寒肢冷重者加炮附子；心悸，喘促，不能平卧，尿少浮肿者，加葶苈子、白术、云苓、车前子或用真武汤加减。

2.2.5　气阴两虚

主证：胸闷胸痛，乏力气短，口燥咽干，心悸不寐，大便偏干，汗出喘促或有低热，舌红少苔，脉细数无力。

治则：益气养阴，活血止痛。

主要药物：人参、西洋参、麦冬、五味子、当归、葛根、赤芍、炒枣仁。人参、西洋参大补元气；麦冬养阴，五味子敛阴益气；当归、赤芍养血活血止痛；葛根生津养阴通络；炒枣仁养心安神。

常用方剂：生脉散（《备急千金要方》人参、麦冬、五味子），并静脉注射生脉注射液、参麦注射液。

临床应用：若疼痛较重，舌有瘀斑瘀点者，加元胡、川芎；无人参者可易党参，并加黄芪；舌红苔黄，脉数者，加黄连；大便秘结者，加生地、玄参。

2.2.6　心阳欲脱

主证：心前区剧痛，大汗淋漓，面色苍白，四肢厥冷，甚则晕厥，二便自遗，舌质淡紫或有瘀点，苔白，脉微细欲绝。

治则：回阳救逆固脱。

主要药物：人参、炮附子、龙骨、牡蛎。人参益气；炮附子回阳；龙骨、牡蛎固脱。

常用方剂：参附龙牡汤，口服或鼻饲参附汤或大剂量独参汤，并静脉滴注参附注射液。

临床应用：若见烦躁、喘促、脉疾数无力等阴竭阳脱征象者，加麦冬、五味子。

病案举例8：吴某某，男，53岁。有高血压病史4年，间断服用降压药物。就诊1天前晚餐后出现上腹部疼痛如绞，曾用阿托品等药物治疗无效。第二天上午感阵发性上腹部绞痛加剧伴呕吐，速来急诊。诊见：上腹部持续性刀割样剧痛，汗出，舌质紫暗，苔薄白，脉弦。查体：T：37.8℃，P：64次/分，BP：145/95mmHg，精神不振，心率：64次/分，律整，腹软，剑下触痛明显。心电图示：II、III、avF出现病理性Q波，ST段抬高0.2~0.4mV，ST段I、V4、V6压低0.2~0.3mV，T波V4、V5倒置。收入院治疗。

诊断：真心痛（急性下壁心肌梗塞）。

辨证：心血瘀阻。

治则：活血化瘀，通脉止痛。

方药：血府逐瘀汤加减：川芎10g、桃仁10g、红花10g、当归12g、赤芍12g、柴胡12g、枳壳10g、丹参15g、元胡12g、牛膝10g、甘草6g。水煎服，日1剂。服药6剂，心绞痛未发作，腹痛消失，精神好转，心电图示：Q波II、III、avF导联加深，ST段II、III、avF导联接近基线，T波倒置变浅，符合心肌梗塞演变过程。原方继服6剂后，病人偶感胸闷气短伴四肢不温，口干失眠，舌质红少苔，脉沉细。属于气阴两虚之证，故改为益气养阴、化瘀通络之法。予以生脉散加味：西洋参10g、麦冬10g、五味子10g、丹参18g、川芎10g、生地12g、炒枣仁18g、桂枝6g、炙甘草10g。水煎服，日1剂，6剂后病情稳定，症状减轻。上方加减继服以巩固疗效，1个月后病情好转出院。

按：本病例证属心血瘀阻，以川芎、桃仁、红花、赤芍、丹参、元胡活血化瘀，通络止痛，柴胡、枳壳调理气机，以达"气行血则行"之目的。急性心肌梗塞病人在进入恢复期时，往往表现为阳损及阴、阴损及阳，阴阳失衡的状态，本例出现气阴两虚之证，故以益气养阴调治，因此用生脉散益气养阴，少佐桂枝温经通阳，另投生地补心养阴，又可免桂枝之温燥。本病例据急则治其标，缓则治其本之原则，辨证和辨病相结合，收效甚好。

2.3　证治要点

2.3.1　关于疼痛的辨治

心前区剧烈疼痛，往往是急性冠脉综合征最早出现、最为突出的症状，患者不仅难以忍受，而且常常是引起休克和室颤的主要原因。所以解除病人剧烈的胸痛已成为当务之急。疼痛发生的原因，中医认为多为气血阴阳亏虚，心脉痹阻所致之本虚标实之证。本虚是因阳气温运无力，心脏及血脉失于温养而致心痛；而阴血濡养不足则导致"脉涩血虚，血虚则痛"，即所谓"不荣则痛"。"标实"则由于气滞、血瘀、痰浊、寒凝等阻滞心脉，引起"心痛"，即所谓"不通则痛"。因此疼痛的发生主要有"不通则痛"和"不荣则痛"。对急性冠脉综合征而言，两种因素均可存在，其表现于临床者，卒发之刺痛、绞痛多实，而缓慢之闷痛多虚，急性冠脉综合征初期之疼痛多属实，中期多虚实夹杂，恢复期多属虚证。因此在具体治疗方法上要掌握"以补为通"、"以通为补"或"通补兼施"的原则。"以通为补"适用于急性冠脉综合征的初期，用于邪实较盛，正虚尚不严重之疼痛；"通补兼施"适用于急性冠脉综合征的中期，宜于虚实夹杂之疼痛；"以补为通"则用于急性冠脉综合征的恢复期，用于正气虚亏为主之疼痛。

2.3.2　辨证分期

根据急性冠脉综合征的演变过程及发展规律，大致可分为三个阶段，各个阶段的治疗重点有所不同。

（1）初期：在发病后头3天之内，以气机不畅，腑气不降的临床表现较为突出，治宜益气活血，行气通腑。常选用黄芪、党参、丹参、赤芍、川芎、郁金、枳壳、桃仁、红花、檀香、大黄等药物。

（2）中期：从发病第3、4天以后至第3、4周，这个阶段的主要特点是病情已渐渐平稳。气虚或阳虚的表现一般来说比较轻，而较为突出的是痰瘀痹阻。临床观察舌象变化明显，舌苔多由薄转为厚腻，约60%变为黄腻或黄褐苔，伴有舌尖边红，呈现一派湿郁化热之象，治宜清热涤痰、活血化瘀，此时若病情较稳定，则益气之品可少用。主要药物：瓜蒌、半夏、黄连、黄芩、赤芍、丹参、郁金、大黄等。常用方剂：小陷胸汤。

（3）恢复期：大约从发病第3、4周以后，湿浊或痰热痹阻之象渐退，舌苔由厚转薄，病情已稳定转入恢复阶段，此时本虚为主，标实之证已不多见，属气虚血瘀，治以益气活血，调理恢复即可。若患者在黄腻苔退后，出现舌红无苔，或从发病初期即舌光无苔，皆属气阴两虚之象，治宜益气养阴，佐以化瘀，选用生脉散加活血之品，同时可静脉滴注生脉注射液、黄芪注射液、脉络宁注射液。

2.3.3 并发症的处理

心律失常、心力衰竭和心源性休克是急性冠脉综合征的三大合并症，也是其死亡的主要原因，三者往往彼此影响，互为因果。因此积极预防和及时治疗其并发症有着重要的临床意义。祖国医学认为三大并发症的主要原因为"脏气乖违"或"真元衰惫"。对于并发症的治疗不能孤立起来，而应和急性冠脉综合征的论治结合起来，互相参考，综合考虑，根据具体病情，或以治疗急性冠脉综合征为主，或以治疗并发症为主，或二者兼顾，从而挽救患者的生命。

（1）心律失常：心律失常是急性冠脉综合征最常见的并发症，其发生心律失常的类型有各种各样，其中最常见的是过早搏动，尤其是室性过早搏动，其次为窦性心动过速、束支或房室传导阻滞、房颤、室颤等。祖国医学类似心律失常症状及脉象的记载很多，散见于心悸、眩晕、怔忡、眩晕、昏厥以及数脉、迟脉、促脉、结脉、代脉等脉象的描述中。其病位以心肾为主，与肝、脾、肺、胃等脏腑均有密切关系，病机特点主要有虚实两方面，虚为气血、阴阳及脏腑亏损，实为气滞、血瘀、痰饮、热结等。病人往往虚中挟实，虚实相兼，而表现为快慢不等、强弱不一的心律失常，总的分为二大类，即快速性心律失常和缓慢性心律失常。

①快速性心律失常。

病因：阴虚或阳虚均可发病，主要病机为气阴亏虚，阴虚火旺，热邪内扰，心神不宁。

主证：阴虚者见心悸怔忡，心烦少寐，口干咽燥，尿少便干，舌质红少苔，脉象细数或促；阳盛则症见心悸不宁，口渴引饮，便秘尿赤，舌质红苔黄燥，脉象滑数或促；气阴两虚者症见心悸气短，疲乏无力，失眠多梦，舌红无苔或少苔，脉细数疾促；痰热互结者则表现为心悸，胸闷脘痞，纳呆恶心，小便黄赤，舌质红苔黄腻，脉滑数或疾促。

治疗：证属阴虚者，治宜滋肾活血，方选定心饮（华明珍教授自拟方：何首乌、枸杞子、三七粉、元胡、苦参、珍珠粉、炒枣仁、淫羊藿）；阴虚火旺者，治宜滋阴泻火，方选二阴煎（《景岳全书》生地、麦冬、酸枣仁、元参、茯神、木通、黄连、生甘草）；阴虚阳亢者治宜育阴潜阳，用三甲复脉汤（《温病条辨》鳖甲、生牡蛎、龟板、白芍、阿胶、生地、麦冬、麻仁、炙甘草）；气阴两虚者，治宜育阴纳阳、益气固脱，方选大定风珠汤（《温病条辨》白芍、阿胶、生龟板、生地、麻子仁、五味子、生牡蛎、麦冬、炙甘草、鸡子黄、生鳖甲）加西洋参、黄芪；证属痰热互结者，治宜豁痰泻火、镇心定悸，方用金箔镇心丸（《杂病源流犀浊》胆南星、天竺黄、牛黄、雄黄、珍珠、麝香、薄荷、朱砂、琥珀）。

②缓慢性心律失常。

病因：阳虚或阴虚皆可发病，气阳亏虚，运血无力，血脉失于温养则致病。

主证：阳虚者表现为气短懒言，疲乏无力，畏寒肢冷，心悸怔忡，动则加剧，舌质淡，苔薄白，脉沉迟细弱；阴盛者则症见胸中冷痛，四肢厥逆，舌质暗淡或灰青，苔白滑，脉弦迟无力；阴阳俱虚者，症见心悸胸闷，少气乏力，精神不振口干失眠，舌质淡少苔，脉虚弱或结代；寒凝血滞者，症见胸痛而胀满，脘腹痞闷，畏寒肢冷，面色灰暗，舌苔白滑，脉弦紧而结代。

治疗：证属阳虚者，用强心复脉饮（华明珍教授自拟方：制附子、人参、细辛、川芎）；属阴盛者，宜用麻黄附子细辛汤（《伤寒论》麻黄、附子、细辛）；阴阳俱虚者，选用炙甘草汤（《伤寒论》炙甘草、桂枝、生姜、党参、麦冬、生地、麻仁、阿胶、大枣）；寒凝血滞者，宜用当归四逆汤加吴茱萸生姜汤（《伤寒论》当归、白芍、桂枝、细辛、炙甘草、通草、大枣、吴茱萸、生姜）。

（2）心力衰竭：属祖国医学"喘证"、"心悸怔忡"、"痰饮"、"水肿"、"心痹"等范畴。

病因：急性冠脉综合征患者心力衰竭的发生，主要是由于阳气虚衰，温运鼓动无权所致。

主证：心肾阳衰，水气上逆，凌心犯肺者，则见心悸怔忡，喘咳不得卧，类似左心衰竭；心肾阳衰，水湿不化者，则表现心悸气短，腹胀纳呆，疲乏无力，尿少浮肿，属右心衰竭。心肾阳虚，阳气虚脱则见呼吸急促，呼多吸少，尿少浮肿，烦躁不安，不得平卧、面色苍白或灰暗，汗出如油，四肢厥逆，舌质紫暗，苔少，脉虚数或脉微弱欲绝。

治疗：水气凌心犯肺者，治以温补心肾、泻肺平喘，宜用回阳救急汤（《伤寒云书》附子、干姜、肉桂、人参、白术、云苓、半夏、陈皮、甘草、五味子、麝香）；水湿泛滥者，治以温补心肾、利水平喘，方选用真武汤（《伤寒论》附子、茯苓、白术、白芍、生姜）合五苓散（《伤寒论》茯苓、猪苓、桂枝、白术、泽泻）；阳气虚脱者，治以回阳救逆、益气固脱，用参附龙牡汤合生脉散加减，同时给予大剂量独参汤，并静脉滴注参附注射液、参麦注射液。

（3）心源性休克。属中医的"厥证"、"脱证"范畴。

病因：急性冠脉综合征患者，由于阴液耗竭或阳气衰亡，使阴无所依，阳无所附，导致"亡阴"、"亡阳"、"阴阳离决"。

主证：阳气欲脱者，症见面色灰白，精神萎靡，气短，谵妄，大汗淋漓，呼吸气微，畏寒肢冷，遗尿，舌淡而润，脉微欲绝；阴气欲竭者，症见发热烦躁，面色苍白，心悸多汗，口渴喜饮，尿少色黄，肢厥不温，脉细数或沉微欲绝；阴阳俱脱者则见昏迷不醒，目呆口张，气少短促，汗出如油，周身俱冷，瞳孔散大，舌卷囊缩，二便失禁，脉微细欲绝。

治疗：阳脱者，治以益气回阳、救逆固脱，方用参附龙牡汤；阴竭者，治宜养阴益气、救逆固脱，方选生脉散加味；阴阳俱脱者，治以救阴回阳、益气固脱，方用六味回阳饮加减。

2.3.4　急性冠脉综合征舌脉的变化

舌诊是中医望诊中的重要内容，"舌为心之苗"，在中医诊治急性冠脉综合征的临床研究中，已注意到舌象表现有一定的特点和演变规律，并可以借此分析其预后，有助于及早采取预防性治疗措施。华明珍教授通过对近百例急性冠脉综合征患者的临床分析，认为薄白苔多见于心梗早期或恢复期，病程中始终为薄白苔者，一般病情多轻，预后较好，但也有舌苔舌质无明显变化而病情危重者；苔腻，尤其是黄腻、黑腻苔，多见于心肌梗塞急性期或病情较重者；舌苔光剥而舌质红绛者，可见于心梗急性期病情较重者，如舌光质红是由原来淡红舌转变来者，更为病情危重者的表现，多示预后不良；临床观察患者淡暗舌较多，或兼舌体胖有齿痕，且很少改变，此与心梗气虚血瘀的病机相应。因此凡病初，舌苔不厚不腻，病程中变化也不多，治疗后恢复又较快者，提示病情较轻，预后较好。如梗塞范围较广，且有严重合并症或其他伴发病，病情较重者，则大多很早即出现黄腻苔，随着病情发展，腻苔加重。若经治疗腻苔渐化，症状同时缓减者，常有转危为安之机。若厚腻苔持久不化，或日见加重，甚则出现老黄苔或黑垢苔，且伴恶心呕吐、呃逆等消化道症状者，预后多险恶。临床发现舌质红者最多，反映了热证辨证；其次为暗、紫、瘀斑、绛舌，均反映瘀血辨证；白苔多属寒证；黄苔多属热证；腻苔、滑苔、厚苔代表痰浊。华明珍教授在临床实践中总结出根据脉象的变化，也能辨析急性心肌梗塞患者的吉凶。急性心肌梗塞患者脉象以弦脉最多，又有沉脉、滑脉、细脉之分，如突然脉象变为细沉无力，应注意心源性休克的发生，结代脉则为心律失常的表现，涩脉无其他不正常脉者为顺脉；若见虚数脉，多为阴虚阳浮或气阴两虚，提示心功能较差；结脉示心气衰败，伴气结、痰滞、血瘀；代脉为气结痰滞血瘀所致，其心气虚衰不如结脉严重；迟涩脉并存，则多见于房室传导阻滞、病窦综合征；疾脱脉是虚阳上浮、阴阳离决的极危表现，多即将变为室颤而至心跳骤停，凡此五种者，皆属凶险之脉。

3　临证用药特点

华明珍教授精通中医药理论，又有丰富的临证经验，临床辨证细致准确，应用方剂精当稳妥，善于针对病机，活用方剂。

3.1　历代名方，博观酌取

在3000例次门诊患者中，华明珍主任医师应用历代时方为主方1320例次，共51方，涉及唐宋至明清各代21位医家，25部医著，其中应用较多的有：唐·孙思邈《备急千金方》独活寄生汤、孔子大圣知枕中丹，计 34 例次；宋·太医局《太平惠民和剂局方》逍遥散、四物汤、四君子汤、平胃散、二陈汤、参苓白术散，计 271 例次；金·李东垣《脾胃论》、《兰室秘藏》、《内外伤辨惑论》补中益气汤、当归补血汤、龙胆泻肝汤、生脉散，计 483 例次；元·朱震亨门人编辑《丹溪心法》痛泻要方、二妙散、玉屏风散、保和丸，计 80 例次；明·张景岳《景岳全书》柴胡舒肝散、八珍益母丸、左归饮、右归饮，计 241 例次；清·王清任《医林改错》血府逐瘀汤，补阳还五汤，少腹逐瘀汤，计 311 例次等。

3.2 经验丰富，自创新方

华明珍教授博采前贤精华，积临证五十余载的经验，自创了不少疗效确切，便于实用的新方，并广为应用。

3.2.1 冠心通痹饮

为冠心病之心气不足，痰瘀阻络所设，方药组成：黄芪 15g、瓜蒌 18g、赤芍 10g、白芍 10g、丹参 18g、川芎 10g、郁金 10g、云苓 12g、香附 10g、桃仁 10g、红花 10g、炒枣仁 18g、远志 10g、甘草 6g。其中黄芪补心益气，赤芍、川芎、丹参、桃仁、红花通脉止痛，瓜蒌、云苓健脾化湿、宽胸理气，香附、郁金行气活血，炒枣仁、远志养心安神，甘草调和诸药，全方益气养心，活血化痰，通脉止痛。补中有通，通中有补，补而不助其邪，通而不伤其正，本方抓住冠心病的基本规律所在，适应证多，实践证明临床屡获佳效。

病案举例 9：钱某某，男，67 岁。胸闷胸痛反复发作 17 年，加重月余。既往因胸闷，诊断为"冠心病"。近来因劳累过度，病情加重，心前区隐痛，每日发作数次，发作无明显规律，胸闷胸痛，口干脘痞，咳嗽吐痰，舌质暗红，边有齿痕，苔白厚，脉沉细。心电图示：V3～V6ST 段下移 0.05～0.15mV，T 波倒置。证属气虚血瘀，痰浊痹阻。治宜益气活血，化瘀祛痰。处方：黄芪 15g、赤芍 12g、白芍 12g、瓜蒌 30g、川芎 10g、丹参 18g、桃仁 10g、红花 10g、郁金 10g、香附 10g、云苓 10g、枳壳 10g、元胡 12g、甘草 6g。6 剂水煎服，日 1 剂。二诊：胸痛减轻，发作次数减少，胸闷亦减，但仍感全身疲乏无力，舌质暗红，苔白，脉细弱，上方加黄芪至 24g，继服 6 剂。三诊：胸闷胸痛消失，脉细，上方继服 12 剂，诸症皆去，复查心电图：V3～V6T 波低平。

3.2.2 强心复脉饮

强心复脉饮是针对冠心病缓慢性心律失常所设的方剂，具有温阳益气，活血通脉之功。方药组成：人参 10g、炮附子 10g、麻黄 6g、细辛 3g、川芎 12g。方中人参大补元气，炮附子温补肾阳，麻黄是宣肺散寒平喘之品，用于治疗冠心病缓慢型心律失常一方面可起到温经散寒的作用，使寒去阳复，特别是感受寒邪的病人，更是必用之品；另一方面，据现代药理研究证实，麻黄具有显著的提高心率的作用，故用治疗缓慢性失常具有非常重要的意义。由于阳虚鼓动无力，血液运行迟缓致血瘀，故用川芎活血化瘀。全方通过益气温阳，活血通脉，使肾阳得复，心气旺盛，气血流畅，心有所养，则疼痛自止，本方配伍精当，法度严谨，临床疗效确切。

病案举例10：纪某，男，61岁。心慌胸闷5年，加重3天，入夜尤甚，伴身倦欲寐，畏寒怕冷。查：舌质暗淡，边有瘀斑，脉沉细结，心率：51次/分，律不整，早搏6次/分，未闻及病理性杂音。心电图示：陈旧性下壁心肌梗塞，窦性心动过缓，频发室性早搏。治以温壮肾元，活血通脉。处方：炮附子10g、人参10g、麻黄6g、细辛3g、川芎10g、水煎服，日1剂，服6剂后，诸症减轻，体力渐增，继用上方加减服用半月，心率上升至66次/分。

3.2.3 定心饮

用于治疗冠心病快速性心律失常，治以滋肾养阴，通脉活血。方药组成：何首乌12g、枸杞子10g、元胡10g、三七粉3g、苦参15g、珍珠母18g、炒枣仁24g、紫石英3g、珍珠粉3g（冲）、淫羊藿6g。方中何首乌、枸杞子滋阴补肾；元胡、三七活血化瘀，通络止痛；苦参、珍珠母、炒枣仁、紫石英清降心火，宁心安神，紫石英具有重镇安神，并有滋阴之功，善疗心悸；淫羊藿滋补肾阳，以求"阳中求阴"之意。诸药配伍，育阴而无滋腻之弊，通降而无燥烈之偏，补不助邪，补之能受。通过滋肾益心、祛瘀通络、宁心安神，使肾阴得复，心血渐充，则心能自守，神能自安，全方配伍合理，独具匠心。

病案举例11：李某，女，66岁。冠心病病史13年，心慌加重1天，胸痛时作时止，心烦躁扰，失眠多梦，大便干结。诊见：舌质暗红，苔少，脉促，血压160/90mmHg，心率106次/分，心律绝对不整，心音强弱不一。心电图示：心房纤颤，冠状动脉供血不足。治以滋肾养阴，活血化瘀。方药：何首乌15g、黄精10g、延胡索12g、三七粉3g（冲）、苦参18g、炒枣仁18g、珍珠粉3g（冲）、淫羊藿6g、甘草6g。水煎服，日1剂，6剂。二诊时心慌消失，胸痛减轻，心率88次/分，律不整，偶可闻及其前收缩。心电图示：窦性心律，冠状动脉供血不足，偶发房早。自述仍感心烦失眠，上方加五味子10g、莲子心3g，继服6剂，心烦消失，睡眠渐酣，嘱继续服药治疗以善其后。

华明珍教授创制的新方以重视实效、便于应用为特点，丰富了中医方剂学的内容。

3.3 一方多用，灵活变通

华明珍教授以治病求本、辨证论治理论为指导，把握病机，一方多用，为其所长。如逍遥散，华教授在临证时屡次应用治疗慢性肝炎、胆囊炎，且疗效颇佳。因肝郁脾虚，气机失调者，症见上腹疼痛，两肋疼痛，口苦便干者，华明珍教授以此方加茵陈、黄芩、郁金、川楝子、大黄等；伴乏力、纳差，腹胀便溏者，加苍术、苏梗、佛手疏肝调气健脾。

治疗月经失调，因肝脾不和，阴伤内热，症见经血失调，量少不尽，心烦口干者，以此方加丹皮、黄芩、荆芥炭、艾叶炭等清热养血。治疗神经衰弱，因肝气不舒，气血失调，症见心烦胸闷，失眠多梦，乏力气短者，用此方加丹皮、栀子、莲子心、炒枣仁、五味子等疏肝解郁，清热安神；治疗过敏性皮炎、荨麻疹，因肝郁化热，血燥受风，表现皮疹色红，时隐时现，瘙痒难忍，口干舌红等，加丹皮、紫草、白蒺藜、地肤子疏肝清热除烦。

3.4　遣方有道，重视胃气

脾胃为后天之本，气血生化之源，有胃气则生，无胃气则死。不仅机体的营养及病变过程中所损耗的物质有赖于脾胃的生化补充，而且治疗疾病的药物又需要通过中焦受气取汁以发挥疗效。冠心病人由于全身脏腑功能的减退，脾胃运化功能也往往衰退。华明珍教授在临床上发现许多疾病伴有慢性胃病，若在诊治中不重视顾护脾胃，不仅所治之病不能获效，反而易引发脾胃之疾，出现脘腹胀满、嗳气纳呆或呕吐腹泻等症状，不得不中断主要疾病的治疗而转向调理脾胃。华明珍教授在临床中，时刻不忘顾护脾胃之气，既治疗了主病，同时又因脾胃之气充足，气血生化有源，使药物容易发挥作用，加快病体康复，临床疗效满意。

顾护脾胃的用药方法很多，如在滋补的方剂中加入陈皮、枳壳、砂仁等药以畅通脾胃之气，使其补而不滞，无碍脾胃之运化；在温燥方剂中加入玉竹、麦冬、山药等滋养脾胃阴津之品，以防温燥之性损伤中州；在苦寒清热方剂中加入少量的干姜、桂枝、鸡内金等使脾胃保持良好的纳运；对久服益气升阳方药的患者加入少量的莱菔子、陈皮使脾胃升降合度；在破血搜风方药中可加白术、茯苓以健脾胃之气。另外对损伤脾胃的药物应嘱其饭后服用，减少用量，还应注意中病即止，不可久服。

3.5　补偏纠弊，选药情当

冠心病人多属本虚标实，如以本虚为主，则以补虚为要，本虚标实则标本同治，标实为主则宜急则治其标，待实邪去再补虚以善其后。补益药物应根据阴阳气血五脏虚损的不同情况，对症下药。天冬、生地、女贞子等阳虚湿重者不宜用；阿胶、当归、熟地对脾胃虚弱的老年患者，服用时间太长会影响食欲或造成腹泻。老年表虚多汗者，温散性质的养血药如当归、川芎慎用，否则血温而汗自出。临床使用苍术、厚朴健脾燥湿行气药时，须防湿去而燥生。同时在应用补益药时还要注意用法、用量，一般应以平补、缓补为优，切忌急于求成或大补、峻补。

综上所述，华明珍教授通过50余年临床实践和探索，注意采纳中医各家之长，提倡辨病与辨证的协调统一，逐渐形成了一整套行之有效的冠心病辨治思路和方法。学习华明珍教授治验，以上体会肤浅，或能反映其诊治该病之万一。

（戚　宏）

论文选编篇

中医治疗心律失常的进展

临床上常见的心律失常有窦性心动过速、窦性心动过缓、窦性心律不齐、过早搏动、阵发性心动过速、心房扑动、心房颤动、心脏传导失常等。本病属于祖国医学"心悸"、"怔忡"、"晕厥"等范畴。中医治疗心律失常，近年来发展较快，学术水平和临床经验日益提高丰富。本文仅将近 5 年来的有关文献，就其进展情况综述如下。

一、病因病机

余氏认为本病多因六淫外侵，首先犯肺，失治误治，邪毒由肺而羁踞于心，暗耗心阴，阴虚日久，阴耗及阳，心阳不足，发为本病。饮食劳倦，伤及心脾，痰浊内阻，上蔽胸阳，清气衰沉。奚氏认为病窦的发生，多与心脾关系密切，脾虚无以化生精微，气血乏源以致宗气不足，胸中阳气或精微不能贯注心脏，影响血液循环，进而血瘀不畅，甚至凝涩不通而致。蒙氏认为本病在心脾肾三脏，从八纲辨证来看，属于寒范畴。肾阳虚则脾阳不足，脾阳虚则心阳不振，以致气血瘀滞。王氏认为本病主要在心，而与脾胃关系密切。病机主要是先有心阳肾虚，不能温煦肾脏，从而阴寒之气内盛，凝集不解，使阳气不能散布周身，气血失于温养，故心肾阳虚，阴寒内盛是形成本病的病理基础。万氏认为外感六淫、内伤七情、病后虚损等因素均可引发，病机不外气血阴阳亏损，血瘀饮停之变。

二、辨证治疗

余氏治疗脾气不足、心血瘀阻型以益气活血为主，拟升陷汤（炙黄芪、知母、升麻、柴胡、桔梗、党参、当归、炙甘草、桂枝、丹参、生山楂）加味，使气旺则血行，气行则血运。李氏认为心律失常临床表现为心肺气血亏虚之证，用炙甘草汤原方加大剂量并加益气活血安神药物，如黄芪、丹参加强益气活血之力，以激发胸中宗气，心脏得以灌注，则心律复常，心悸得平。心悸是心律失常的主政心动悸则心神不安，原方加用龙齿、枣仁、琥珀以安神定志，可收到事半功倍的效果。段氏治疗湿邪阻滞、胸阳不振型，以宣化湿浊、振奋心阳，三仁汤加味（杏仁、白蔻仁、生薏仁、厚朴、半夏、通草、滑石、茯苓、淡竹叶、佩兰），服用 1 个月，症状消失，心电图为窦性心律。而余氏治疗此型则以健脾通阳为主，方用理中汤合枳实薤白桂枝汤，使痰浊化散，清阳展布。心脾两虚、气血虚弱型心律失常，治以养血补中、温经扶阳为主，奚氏用当归建中汤（当归、赤芍、白芍、大熟地、桂枝、大枣、麻黄、附子、干姜、炙甘草、北细辛、饴糖），服药 1 周，症状减轻，再加炙黄芪、陈皮、砂仁益气和胃，再服两周，心率达 60~64 次/min，调治月余，病情稳定，心电图为窦性心律。邵氏则用理中汤和平胃散加味（焦术、干姜、党参、厚朴、炒苍术、炒陈皮、淡附片、桂枝、白茯苓、炙甘草）治疗，效果满意。证属肾阳衰微、心阳不振者，治宜温补肾阳、温通心阳。蒙氏用附子、肉桂、巴戟天、淫羊藿、云苓、白术、山药、细辛、桂心、党参、黄芪等，治疗 16 例，两个月后症状消失，体力大增，显效 5 例，有效 8 例，总有效率81.75%。王氏以附子、川芎、黄芪、丹参、细辛、瓜蒌、桂枝为基本方，肾阳虚者加巴戟天、仙灵脾，有痰加南星，治疗 25 例，显效 13 例，好转 10 例，总有效率达92%。龙氏辨证治疗心律失常 197 例，心阳虚用参附汤合桂枝龙牡汤加减，心气虚用人参养营汤加减，心血虚用归脾汤加减，阴虚火旺型用天王补心丹加减，气滞血瘀型用生脉散合冠心 1 号方加减，痰浊瘀阻型用瓜蒌薤白半夏汤加减，水饮凌心型用生脉散合苓桂术甘汤加减。对照组用常规西药，结果：治疗组总有效率90.8%，对照组79%，两组疗效有显著差异（P<0.05）。陈氏对心阳虚型心律失常 32 例临床观察，用熟附子20~30g、党参 20~30g、麦冬 20~30g、桂枝 10~15g、黄芪 15~30g、丹参 12~30g、炙甘草6g、红枣10g，如血瘀加益母草、川芎、桃仁、红花、水蛭粉，阴虚加生地、阿胶、元参，热毒加大青叶、板蓝根、忍冬藤，饮邪内停加生白术、茯苓、制半夏，早搏频繁加龙骨、牡蛎、琥珀粉、磁朱丸，发作顽固不愈加苦参、甘松、寄生，结果：心律恢复正常30例，无效2例。曹氏中医辨治心律快—慢综合征 1 例，认为其病机以心血失盈为标，中焦湿热、脾运障碍是本，脾与心为"母子关系"，宜标本同治，拟以泻黄散合生脉散加味，处方：生石膏30g、黄芪30g、藿香10g、防风10g、栀子10g、五味子10g、甘草6g、川芎6g、丽参6g、麦冬6g，通过理脾而治愈心疾。

三、分型治疗

快速型：林氏认为快速性心律失常以痰火扰心、阴虚火旺、气阴两虚、阳气虚衰为常见证型。痰火扰心型治以化痰泻火、宁心安神为主，用黄连温胆汤加减，阴虚火旺型治以滋阴降火、养血安神为主，方用黄连阿胶汤合生脉散，气阴两虚型以益气养阴、补心安神为主，用生脉散合天王补心丹加减，阳气虚衰型以益气温阳、活血利水为主，用参附汤合真武汤加味，临床疗效满意。邓氏用益气活血法治疗一例肺心病心房纤颤患者，心率 130 次/min，用黄芪 15g、党参12g、赤芍10g、桃仁10g、当归10g、红花10g、川芎10g、丹参20g。三剂心率减慢，半月后心率 84 次/min，律整，心电图正常。金氏用平律合剂治疗快速性心律失常 55 例，药物组成：黄芪 20g、丹参 20g、苦参 15g、葛根 15g、防己 15g，对照组用慢心律片 0.18g，日一次，连续服 3 日，无效者加至 0.15～0.2g/日，分三次服，10 天为一疗程。结果：观察组对异位搏动的总有效率与对照组比较无显著性差异，但对室上性心律失常疗效明显优于对照组，说明平律合剂具有较好的广谱抗心律失常作用。王氏用除颤汤（丹参 20g、苦参 15g、炙甘草 15g、五味子 15g、柏子仁 15g、三七 15g、川芎 15g）加减治疗快速性房颤 40 例，结果：自觉症状消失 34 例，促脉转为它脉者 32 例，心电图提示转为窦性心律 32 例，复发 4 例，无明显效果 1 例。马氏用青皮注射液治疗室上性心动过速 49 例，有效 42 例，无效 7 例，与西药对照组比较，两组无显著差异。贾氏用生脉补虚汤（太子参 25g、麦冬 15g、炙甘草 15g、生地 15g、白芍 15g、远志 15g、炒枣仁 15g、茯神 10g、五味子 10g、丹参 20g，地龙 20g）治疗各类心脏疾病导致的心律失常 65 例，合并心衰者加附子 10g、柏子仁 10g、浮小麦 15g，风心病加琥珀 5g、磁石 15g，冠心病加瓜蒌 10g、薤白 10g，高心病加石决明 24g、双钩 24g、龟板 24g，肺心病加鱼腥草 10g、天冬 10g、葶苈子 10g，高原性心脏病加百合 10g、石斛 10g、川连 10g、苦参 15g，结果：临床显效 47 例，有效 15 例，无效 3 例。张氏用三参汤治疗心房纤颤 6 例取得显著疗效，组成：党参 90g、丹参 60g、苦参 30g、当归 30g、地龙 30g、松节 10g、甘草 10g、生姜 10g。上药每剂煎三次，每次 20 分钟，合并三次药液，约 1000ml，分早中晚三次分服，每日一剂，复律后继服 2 个月以巩固疗效。结果：62 例病人全部服一剂即复律，随访除一例停药后复发外，其余停药最短 3 个月，最长 8 个月未复发。

缓慢性心律失常：治疗比较困难，尤其是病窦综合征是一种较严重的顽固难治性心律失常。近年来中医治疗报道较多，而且收到良好的效果。如郑氏用扶正增脉汤（黄芪、附子、桂枝、干姜、川芎、补骨脂、丹参、细辛、甘草等）治疗病窦综合征 46 例，连服 1 个月为一疗程，治疗 1～2 个疗程，显效 16 例，有效 33 例，无效 6 例，总有效率达 84.78%。阴氏用麻黄附子细辛汤治疗病窦综合征，气阴两虚加党参、沙参、玉竹、五味子、麦冬；阳虚兼气阴两虚加枸杞、仙灵脾、麦冬；阳虚兼血虚加丹参。治疗 6 例，4 例有效，1 例好转，1 例无效。成氏用党参、炙甘草、黄芪、细辛、麦冬、桂枝、制附子、淫羊藿、生地、熟地、丹参、当归、玉竹、香附、川芎、郁金、五味子，随证加减，治疗病窦综合征 39 例，结果：显效 19 例，有效 18 例，无效 2 例。朱氏用黄芪 30g、丹参 30g、桂枝 20g、瓜蒌 20g、制附子 20g、薤白 20g、枳壳 20g、红花 20g、炙甘草 10g，治疗病窦综合征 10 例，结果：除 1 例无效外，其余 9 例均有显著疗效。陈氏用中药护心丹治疗病窦综合征与对照组进行严格配对观察，结果服药后平均心率明显增加。24 小时动态心电图心率增加显著。孙氏用益气活血汤（西洋参、附子、丹参、桂枝、川芎、赤芍、桃仁、红花、炙甘草）治疗病窦综合征 31 例，服用 1 个月临床症状改善，心率治疗前平均 43.8 士 4～6 次/分，治疗后增到 54.6 士 6.4 次/分，收到较好的疗效。曹氏对心率缓慢伴有早搏者的治疗体会，认为气血亏虚、心阳式微者治以益气养血扶阳，用炙甘草汤、生脉散为主方，若偏阳气虚者加附子、仙灵脾、菟丝子、补骨脂，偏阴虚者加枣仁、柏子仁、元肉、枸杞；属痰浊瘀血者化痰开窍、祛瘀宣痹为首务，以冀痰浊化、血瘀除，则心阳豁达，心气解蔽，脉结自除。化痰开窍以瓜蒌薤白白酒汤合导痰汤或二陈汤合菖蒲郁金汤加减，湿盛者加藿香、佩兰，祛瘀宣痹以血府逐瘀汤或桃红四物汤为主方，若先因气虚而后血瘀者以益气通阳之桂枝、人参、炙甘草等标本兼顾。谢氏用麻黄附子细辛汤治疗老年性窦性心动过缓 32 例，心气虚合生脉散，心血虚合炙甘草汤，气血两虚合八珍汤，血脉瘀阻合血府逐瘀汤化裁，阴阳失调合柴胡桂枝龙骨牡蛎汤化裁，连服一个月，结果：治愈 14 例，显效 10 例，有效 6 例，无效 2 例。孟氏用麻黄附子细辛汤加减治疗病窦综合征 50 例，方药：炙黄芪 24g、桂枝 12g、制附子（先煎）12g、川芎 12g、当归 12g、肉桂 6g、细辛 9g、炙麻黄 9g、甘草 9g、生地 20g、麦冬 15g、五味子 10g。日一剂，水煎服，一个月为一疗程，不用其他药物。结果显效 14 例，有效 27 例，无效 9 例，总有效率 82%。陈氏用心宝（洋金花、附子、肉桂、人参、田三七，麝香、鹿含草、蟾酥等）治疗病窦综合征 87 例，每日 2～3 次，每次 2～10 粒，共服 2 个月，结果临床症状改善总有效率 ＞85%，心功能改善总有效率 80%，窦房结恢复时间、校正窦房结恢复时间、心输出量及射血分数均显著改善（P＜0.01）。

过早搏动：何氏自拟抗早搏合剂治疗各类早搏 94 例，疗效满意。药物组成：红参 5g（或党参 30g）、丹参 15g、苦参 15g、全当归 15g、麦冬 15g、五味子 15g、薤白 15g、云苓 15g、柏子仁 15g、炙甘草 15g、炒枣仁 24g、琥珀 1g，每日一剂，30 天为一疗程。停服其他抗心率失常药物。结果显效 50 例，有效 20 例，无效 24 例，总有效率 75%。早搏减少或纠正时间 7～10 天者 28 例，占 40%。11～15 天者 18 例占 26%，16～20 天 14 例 20%，21～30 天者 10 例，占 14%。吴氏用生脉活血汤治疗早搏 54 例，基本方：太子参、麦冬、五味子、当归、赤芍、丹参、猪苓、柏子仁、生牡蛎、炙甘草，胸闷加合欢皮、佛手；心痛加郁金、元胡、娑罗子；失眠加枣仁、龙骨、夜交藤；口干心烦加黄连、生地；纳少腹胀加白术、炒枳壳；便秘加决明子、枳实；胃痛加檀香、砂仁；胁痛加柴胡、白芍；心动过速加灵磁石、炒枣仁；心动过缓加制附子、桂枝；早搏频发炙甘草加至 10g。日一剂，连服 1 个月，结果：显效 36 例，好转 12 例，无效 2 例，总有效率 96%，一般用药 7～12 剂起效。谭氏用生脉养血汤治疗 43 例早搏临床观察，气阴两虚用基本方：炙黄芪 20g、党参 20g、生地 20g、丹参 20g、麦冬 15g、当归 15g、郁金 15g、云苓 15g、川芎 10g、半夏 10g、柏子仁 10g、远志 10g、酸枣仁 10g、炙甘草 10g、五味子 5g。胸闷加瓜蒌皮 15g、元胡 15g；血瘀加三七粉 3g；头晕加菊花

10g、天麻 10g；失眠加琥珀粉 1.5g；心阳不振加人参 15g、桂枝 15g；心脾两虚加陈皮 24g、白术 24g。日一剂，15 天为一疗程，治疗 1～4 个疗程，结果：显效 24 例，有效 14 例，无效 1 例，总有效率 88.3%。段氏用甘露消毒丹加味治疗频发性室性早搏一例，证属湿热交阻、气机不宣，治以清热利湿、行气宽胸，证见头晕、心悸、胸脘痞闷、身重困倦、舌质暗红、苔灰黄厚腻、脉结；ECG 示：频发性室性早搏（8～13 次/min），部分呈三联律，处方：茵陈 20g、苦参 20g、石菖蒲 10g、藿香 10g、白蔻仁 10g、连翘 10g、枳壳 10g、甘松 10g、川贝 6g、射干 6g、薄荷 6g、木通 6g、瓜蒌 15g。日一剂，服 6 剂症状消失，连服 20 剂，心电图正常。陈氏用正律汤（丹参 24g、阿胶 24g、瓜蒌 24g、桂枝 6g、枣仁 12g、茯苓 15g、煅龙骨 24g、煅牡蛎 24g、炙黄芪 24g、蛤蟆干 10g、薤白 9g、炙甘草 9g）治疗室性早搏 92 例，与西药乙胺碘呋酮对照，有效率前者 97.5%，后者 84.5%，中药疗效优于西药（$P < 0.05$）。吴氏用脉齐糖浆治疗 34 例室性早搏，显效 62.5%，房早显效 46%，服药 3 剂起效者 8 例。陈氏用稳心灵冲剂，治疗早搏 55 例，药物组成：党参 10g、黄精 10g、缬草 10g、三七 3g、琥珀粉 2g，每服 1 袋，连服 4 周为一疗程，结果：显效 49 例，有效 3 例，总有效率达 92.73%。周氏用三参稳律汤（红参 6g、丹参 30g、苦参 20～30g、当归 30g、麦冬 12g、五味子 12g、薤白 9g、茯苓 15g、炒枣仁 30g、琥珀 3g）治疗早搏 104 例，设对照组（心得安或苯妥英钠）比较，结果治疗组中房性早搏 26 例，有效率 88.5%，结性早搏 13 例，有效率 80%，室性早搏 68 例，有效率 80.9%，各类早搏的疗效无显著差异，治疗组总有效率 82.7%，对照组总有效率 37.3%，两组比较差异非常显著（$P < 0.01$）。周氏又对三参稳律汤做动物实验表明，该药对家兔药物诱发早搏的效果是明显的，同时对动物精神状态、活动能力、食欲及饮水等方面均有明显改善。

四、针灸及其他

心律失常用针灸、推拿、导引等疗法也取得良好疗效。近年来报道较多，引起国内外学者的重视。如刘氏针刺治疗心律失常 32 例，效果满意。心电图分类为频发性房性早搏 12 例，频发性室性早搏 15 例，频发性房室交界性早搏 5 例；按中医辨证分型为心气虚 8 例，气阴两虚 7 例，心肺亏虚 9 例，心脾两虚 8 例，气虚血瘀 5 例。针刺方法：以内关（双）、足三里（双）为基本穴位，心脾两虚加脾俞、心俞或神门；心肺气虚加肺俞、列缺；心气阴虚加三阴交或厥阴俞，气虚血瘀加关元；用中等刺激，每 5～10 分钟针一次，留针 20～30 分钟，每日或隔日一次，10 次为一疗程，结果：显效 19 例，有效 11 例，无效 2 例。王氏针刺华佗夹脊 4、5 胸推及内关等穴，临床观察 28 例，显效 12 例，改善 9 例，无效 7 例。M. Sternfeld 氏进行电针治疗室上性心动过速，选择三个主要穴位：具有调节心经气血及镇静功效的神门、内关与可振奋阳气、祛除湿邪之膻中，此三穴合用可解决多数室上性心动过速病人心功能不全问题。方法：选用1~3个辅助穴以解决相关症状，每次针30分钟，治疗7~30次，在头4~6次治疗间隔三天，以后每周一次，直至结束。结果针刺治疗11.9~16.6次可获得81.6%~100%的改善。在研究中作者认为针刺对无生命危险的室上性心动过速非常有效。总之，针刺是一种无害且有价值的治疗无危险的室上性心动过速的新方法。范氏针刺内关治疗室上性心动过速18例，17例在出现针感后10~90秒内心动过速停止，恢复窦性心律，室性早搏可选用足三里、三阴交、条口、承山；房性早搏常用足三里、曲池等穴；阵发性心动过速常用内关、足三里、八髎穴等；心房纤颤选用合谷、曲池、膻中、乳根、大椎、心俞等穴。聂氏以点穴为主治疗窦性心动过速，其治疗方法：患者正坐，医者站其后左侧，左手扶持患者头枕部，右手拇、食、中三指撮合（余二指卷曲）如鹤嘴，轻松、自然、节律地用腕力轻点患者哑门及风府穴，注意用力不要过猛，频率为每分钟100次左右，连续6~8分钟，之后再用中指按压患者内关穴片刻（约2分钟）即告结束。治疗六例结果均一次治愈，症伏消失。王氏用局部按压法治疗阵发性心动过速7例，收到满意疗效。其方法为：1. 眼球按压法：嘱病人闭眼下视，医者用拇指在眼眶下按压眼球上部，每次10~30秒。2. 舌根按压法：医者用压舌板或手指按压患者舌体根饥就激咽喉引起恶心、呕吐或咳嗽。3. 吸气法：让病人深吸气后屏住呼吸片刻，然后用力作呼吸运动。李氏用温灸治疗室上性心动过速一例，治法：取中院、足三里、心俞、神门、涌泉等穴，以温灸、罐灸、每次每穴25~30分钟，每日取两个穴位，发作时加灸心前区疼痛或不适处，共治40次，症状消失，心电图复查正常，随访一年未复发。

参考文献（略）

中医急症研究（一）
——高热的研究及进展

中医内科急症中的外感高热，是以感受邪毒、体温骤升（多在39℃以上）为主要临床特征的各种急性发热性综合征。近年来，对高热的研究有了新的发展，探讨高热病机证治规律、治疗方法，对我们发扬祖国医学，发展温病学术思想，都是一个重要的课题。目前，全国各地从临床、基础药物等都做了不少工作，取得了一定成就，下面分几部分综述：

一、高热病机的探讨

目前，对高热病机的探讨比较少，但已有的可分为3个方面认识。

1. 阴阳转化学说

重庆1980年6月专门召开关于高热证治研究会，一些老中医认为：发热是不同病机的反应，发热有因于外感或起于内伤之别，作为外入之邪是有余，故发热表现出为实证、热证，特别是热无休止。从内伤发热看来，表现虚证、里热，热多间歇。他们认为：伤寒与温病不同的发热，其原因分别为阴阳转化，也就是说"阴不足，阳乘之则发热。"根据《内经·阴阳应象大论》"阳盛则热"，认为阴根于阳，阳根于阴，阴阳转化相辅相成，而表现出发热的临床症状。

2. 邪毒致热说

带有倾向性意见的如重庆中医研究所、天津第一中心医院、四川中药研究所，一致认为：高热的产生是由邪毒所致而造成的，其理由从祖国医学认识和分析来看，外感热病的病理基础是外邪入侵和正气盛衰这两个条件决定的。并认为：温热病发热是外邪中有一种不同的致热因素作用的结果。虽然外邪不同引起致热的因素不同，但造成发热的因素是一致的，如风邪、温邪等不同的邪都能造成发热，为什么能发热呢？总有一个共同的因素在起作用，故认为造成发热的共同因素是"毒"，热从"毒"中来。"毒"由何来，"毒"就是邪气，故归结为"邪毒致热"说。这种看法，除了根据医学理论特点外，从近来医学关于发热机制也论证了这个问题，感染性疾病所以发热，确实存在有共同的致热因素，这个因素就是白细胞致热原的存在。从现代医学发病机制论证了这个问题，论证这个问题的好处在于对进一步讨论祖国医学的温病学说，特别是对发热机制的进一步探讨，对指导临床有更深一步的意义。

3. 正邪相争说

这种观点，主要根据《内经·热论》和《伤寒论》"病有发热恶寒者，发于阳也"、"阳者，卫外而为固也"等理论，说明发热由感受外邪后，正气与之相争。持这一观点认为：正气就是卫气，发热是邪气与卫气相搏的病理表现，故归结发热为正邪相搏的结果。

二、高热的治疗

1. 按八纲辨证

叶氏中医药治疗外感发热116例疗效观察中所述116例高热按八纲辨证施治。表证（38例）用银翘散加减及解热合剂（紫苏10g、荆芥10g、大青叶30g、鸭趾草30g、四季青30g）。

里证（23例）中，肺热用复方鱼桂汤（鱼腥草30g、金银花30g、生苡米30g、冬瓜仁30g、桔梗15g、黄芩10g、象贝10g、桃仁10g、红花10g、黄连5g、甘草4g）、泻白散；肝胆湿热证用大柴胡汤、茵陈蒿汤；胃肠实热证用三承气汤、白头翁汤、香连丸；胃与膀胱湿热用八正散。表里同病（52例）以清里热为重点，肺病用桑菊饮、银翘散合复方鱼桂汤；胃肠病用葛根芩连汤、藿香正气散、香连丸、三承气汤。上述脏腑病变，里热盛等均静滴大飞汤或茵枝黄或黄芩甙。半表半里证（4例）用小柴胡汤加减。结果：有效（热退或3天内发热高峰不降）104例，占89.6%，无效（治疗3天发热仍持续不退）12例，占10.4%。

董建华将各类急性感染性疾病，分为急证、半表半里证和里证三大期，其中表证和半表半里证则宗仲景之治法，里证则宗温病卫气营血之治法。其里证病候其概括为14个系列分证，每一分证拟出了相应的治则，这14个系列分证的治则是：气分热炽证用清热生津法；热结胃肠证用泻下实热法；痰热壅肺证用清热化痰法；湿热困脾证用宣化湿热法；肝胆湿热证用疏肝利胆法；膀胱湿热证用清热利湿法；湿热下痢证用清热止痢法；气营两燔证选清气凉营法；邪热入营证用清营透热法；邪热入心证用清心开窍法；热极生风证用凉肝熄风法；阴虚风动证用滋阴养血法；血热发斑证用凉血解毒化瘀法；阴竭阳脱证用益气滋阴回阳固脱法。

2. 按卫气营血辨证

杜氏急性发热130例临床疗效分析，中药组按卫气营血辨证施治。病在卫分属风热者，肌注荆防针，内服辛凉冲剂；属风寒证，肌注荆防针，内服辛温冲剂。气分热盛，用清气合剂，每次40ml；气分腑结者，用增液承气汤，同时静脉点滴清解液；热入营血，用清营汤合犀角地黄汤加减，同时静脉点滴清解液或清开灵。伴高热、神昏、痉厥者，配服紫雪散或安宫牛黄散。西药组选用解热镇痛药和抗菌素药。结果中药组72例，有效42例，无效16例；两组疗效比较有明显差异，$p < 0.01$。有效病例体温降

至正常水平，平时时间亦差异显著（p<0.001）。

杜氏治疗温热病110例，包括肺炎33例，急性扁桃体炎31例，急性尿路感染17例，急性菌痢23例，急性胸膜炎62例，均属中医温病范畴；治疗按"卫气营血"辨证原则进行。病在卫分辛凉合剂（双花、桑叶、连翘、杏仁、牛子、菊花、荆芥、桂枝、芦根、甘草）；兼见寒征象者用温合剂（麻黄、葱白、防风、荆芥、杏仁、炙甘草）；卫气同病用银翘白虎汤；邪入营血用清营汤或青蒿鳖甲汤加减；邪热内结者，可配用各加减承气汤。此外用尚可配合输液，肌注柴胡注射液，静滴生脉散或加用西药综合治疗。结果治愈96例，好转7例无效7例，总有效率93%。

3. 按三焦辨证

王氏运用三焦理论，一三黄汤为主治疗急性热病69例疗效观察，用柏皮汤（黄芩、黄连、黄柏）为主的治疗，急性热病69例，显效（发热退清、全身症状和体征消失）21例，有效（发热将至正常后，仍有时低热起伏）42例，无效6例。

本药配制使用方法：将生药以水提酒沉法制成静脉针剂，每ml含黄芩0.125g、黄柏0.125g、黄连0.25g，用本液30~60ml加入5%GNS或5%~10%GS500ml。

4. 通腑法

罗氏通腑法在热病急症中的运用所述：在热病急症中，若能合理运用通腑法，确有"恶秽一击，邪毒从此而清，证脉从击而退"之效。作者体会：①毒随便解，热病勿化燥伤阴，阴伤则胃肠燥结，腑气不退，热证峰起。通腑泄热，使毒随便解，是治疗热病的关键。②下可存阴，温热病邪最勿伤津耗液，首重祛邪，邪热解则津自保。③通达气机，温热病毒侵袭上焦，痰热壅塞，肺气不降，形成上闭下塞，腑气不通，治应涤荡肠胃，泄其郁热，透达气机，以利肺气肃肺。

北京友谊医院治疗急性肺炎80例，全部采用"实泻热法"，以大黄、芒硝、元参、甘草通下与清解方药合用，其解热、抗毒、免疫激活的作用和抗休克、抗感染的效果，比两法单用明显增强。

通腑泻下药：由于下可去热，下可去热尤以胆道感染、腹腔感染及肠道感染、肺部感染、流行性出血热等，常有一下而解热，病情随之转危为安的效果。通腑攻下方药的生物效应主要是由明显的抗炎解热作用，增强肝胆分泌，改善肠道血运，促进肠道的排泄功能等。特别是对于阳明腑实、矢气不通、高热不降的患者，多因肠道异常发酵加剧，肠道黏膜缺血而致通透性增加，大量肠源性内毒素毒性物吸收入血，致使单核细胞功能抑制。此时运用攻下方药，荡涤积滞，抑制过度发酵，排泄细菌及毒素，解除肠道缺血缺氧状态，恢复肠黏膜毛细血管通透性和单核细胞的吞噬功能，有效地避免肠源性内毒素的吸收，从而取到良好的治疗效果。

5. 按阶段辨证

魏氏对急性发热的辨证理论，分为初、中、极三个阶段，初期阶段（72 例）：多居肺卫证候如银翘散、葱豉汤证、藿朴夏苓汤证、新加香薷饮等。中期阶段（107 例）：多属气分证候，有初入气分之分，初入中期阶段，属表邪未尽，湿热阻滞胃肠者，用加减正气散及葛根黄连汤化裁；属邪郁少阳，寒热如疟者用蒿芩清胆汤加减；气分中期阶段：属热扰胸膈，气机阻滞者，用栀子豉汤合小陷胸汤加味；属热遏胸膈微兼腑实者，用凉膈散加减；属阳明热炽者，用白虎汤加竹叶、蝉衣。极期阶段（21 例）：多属营血证候，主要表现为壮热口渴、烦躁、斑疹的气营两燔证，前者用玉女煎或化斑汤加减，后者用清瘟败毒饮加减，初中期疗效显著，极期及卫分中期病例疗效不够理想，常需配合抗生素等西药治疗。上述方法虽不尽用，但皆是以发热的不同特征为主要依据，从而提示应以"发热恶寒"、"但热不寒"、"发热夜甚"为辨证总纲。以发病季节病理兼证，体质等为目的地进行综合判断。

呼吸系统急性感染，是急性发病的常见病因，不少单位对其证治规律进行探讨。王氏等对 107 例呼吸系统感染病者，按辨证原则分为三型：风寒型以辛温解表，用荆防败毒散；风热型以辛凉解表，用荆银合剂（荆芥 18g、防风 18g、炒牛子 18g、杏仁 18g、知母 30g、大青叶 60g、四季青 60g、野荞麦根 60g、双花 30g、连翘 30g）热盛型治以清热宣肺，用麻杏白虎汤（麻黄 9g、甘草 9g、杏仁 18g、知母 30g、生石膏 90g）上药均煎成 200ml，每服 25ml 日服四次），或加用复方银翘针（每 ml 含银花 5g、连翘 5g、大青叶 10g、鱼腥草 10g、蒲公英 10g，每次 60ml，日一次），或加用鹿蹄草素针（每 1ml 含鹿蹄草素甲基氮醌 20mg，每次 400～800ml 静滴日一次），其治疗上感 51 例，用药后 48 小时，热退至正常者 45 例；肺炎 50 例，用药后 3～7 天，内热退至正常，病情好转者 38 例。

浙江中医院附院以清热解毒复方汤（银花 24g、连翘 15g、黄芩 15g、七叶一枝花 10g、牛子 10g、杏仁 9g、鲜芦根 30g、生石膏 30g、虎杖根 30g、野荞麦根 30g、麻黄 4.5g、生甘草 6g）加减治疗急性肺炎 60 例，体温在 39℃以上，精神萎靡者给予少量静脉补液加用银花针或鱼腥草针 4ml 肌注日 2～3 次。

高热不退加柴胡针 4ml，肌注日 2～3 次；疗效：开始退热时间平均为 7 小时，体温退至正常，时间平均为 3.46 天，白细胞总数恢复时间平均为 5.3 天。

对老年肺部感染的治疗，王氏治疗观察本病例 302 例，取得较好的疗效，（有效率为 73.33%），33 例中分为风热、热盛、营分证以清热解毒治则为主，选用抗炎Ⅱ号针（每 10ml 含银花 5g、连翘 5g、大青叶 5g、鱼腥草 10g、公英 10g，每次 60ml，静滴每日一次），鹿蹄草素针（每次 400ml 肌注，每日 2～4 次或 400ml～800ml 静滴，每日一次）作基础，然后据不同证型加用相应中药合剂，所治疗病例多为本虚标实，待热退正常，应及时予以扶正，以提高疗效。

三、退热剂的研制

1. 醒脑静注射液

上海市中药制药所生产，由"安宫牛黄丸"加减，保留牛黄、黄连、山枝、郁金、麝香、冰片等改制而成新的品种，本品可供肌肉或静脉注射，降温效果好。降温过程中，病人表现安静，很少伴有汗出，特别对呼吸系统感染疾病效果好，尤其静脉给药既快又好。上海三医大做了基础实验，证实醒脑静注射液对大肠杆菌、福氏痢疾杆菌、绿脓杆菌、金黄色葡萄球菌均有明显的抑菌效果，现在用它来治疗乙脑高烧病人，有明显的开窍镇静作用。

2. 黄蒿素注射液

其退热作用就痢疾而言，大约是 28.5 小时，特别是对脑性痢疾治疗作用达到国际水平，山东中医学院鉴于黄蒿素的抗痢疗效及其解热作用显著，为此设想对其他疾病引起高热也可行之有效。他们在严密的对照观察下，对 21 例在临床上认为是不容易退热的病人用黄蒿素治疗，这些病人发烧时间达一年之久的，用了多种药物都没显效，这组病例有急性风湿热 7 例，变应性亚败血症 2 例，肢端硬皮病 1 例，用黄蒿素进行肌肉注射，观察疗效结果，一级疗效 16 例，未完全退烧，二级疗效 42 例，热势降压正常后仍有低热起伏，三级疗效 1 例，用药后无效，因而作者在讨论中，对于使用黄蒿素治疗某些结缔组织系统疾病或自身免疫疾病所引起的高热更为满意，对于一些长期依赖激素而难于摆脱的高热病人，应用黄蒿素后亦能收到较好的效果。

3. 鸭跖草的注射剂

上海中医学院自制的可用于肌肉注射或静脉注射，指导者用本药观察了发热性疾病 136 例，同时服用吗啉胍、安乃近，扑尔敏作为分组对照。观察结果，鸭跖草退热有效率 94%，24 小时能达到完全退热是 64%，西药对照组 24 小时降温率是 34%，经过对照观察，证实鸭跖草注射液是一个比较满意的退热药。

4. 鹿蹄草注射液

上海中医学院曙光医院自制，在筛选抗菌药物时发现的，由鹿蹄草提出来的，鹿蹄草素制的注射液，可肌注可静注。该药对 G^+、G^- 细菌所致的高热疾患，具有明显的退热效果，而且有较缓的体外抑菌作用，因而用于呼吸道感染、败血症、肠道感染等病，将取得良好的临床效果。

5. 蒿甲醚注射液

上海中医学院龙华医院用蒿甲醚与复氨安慰剂对照，观察了 403 例急性上呼吸道感染的高热病人体温在 39℃ 以上。观察结果：肌注蒿甲，退热疗效为 85%，复氨亦有良好的即刻退热作用（P＜0.01），而安慰剂无即刻退热作用（P＞0.05），蒿甲退热作用稳定，而药后出汗少，尤其对老人、儿童及体弱者最适应，而且无副作用。

6. 马葵注射液

湖南中医学院附属二院，用马葵注射液静脉输注了3例湿热病，总有效率79％。

7. 新三宝的研制

重庆中医研究所研制成功的。清热解毒针（虎杖、肿节风、败酱草、鱼腥草）治疗不同感染191例，其中研究组112例，西药对照组79例，用清热解毒针，每天静脉注滴注400ml。治疗大叶性肺炎、急性菌痢、急性胃溃疡等，67.78％三日内退热，对照组62.06％三日内退热。养阴针、增液针观察100例，用于高热伤阴病人取得好的疗效，据病情有500ml、1000ml、1500ml、最大量2500ml。大液体不但有退热作用，而且有免疫作用。在近期观察中，对心、肺、肝、胃、脑等重要器官没有发生一例毒性损害，说明该药是比较安全的，中药大液体的研制为中药剂型的改革，对危重病人的抢救，开拓了新的途径。

参考文献（略）

中医急诊症研究（二）
——谈多途径给药研究是发展中医急症的关键

　　祖国医学有着悠久的历史，对我国民族的繁衍昌盛和人民的保健事业，做出了卓越的贡献。尤其在治疗危重症方面，有丰富的经验，有待于继承和发扬。目前中医急症在全国已蓬勃开展，但进展不大。其原因在于缺乏有效的，多途径给药的中药制剂。传统的膏、丹、丸、散已无法满足急症工作的需要。因此，多途径给药的研究是发展中医急症的关键。从古人的经验及外国学者的启示，给研究者提供了有利条件。目前剂型改革已有进展，但尚需努力，创制出更好的高效、速效、多途径给药的中药制剂，推动中医急症发展，为人类的健康事业做贡献。

一、多途径给药的研究必要性、紧迫性、可能性

　　长期以来，为什么中医院遇到危重症时，大多用西药治疗？为什么一些名老中医在治疗急症时，也感到棘手？为什么中医的路子越走越窄？为什么在群众的印象中，急危症找西医，慢性病找中医，中医不能治疗急症吗？事实却否认这一点。但是为什么会这样呢？中药的剂型跟不上形势，在急危病人治疗时，无药可投，单纯靠口服给药不现实。西医治疗急症，之所以能得心应手，除了它有先进的仪器进行诊断之外，还有一些急症必备的高效、速效的药物。如果中药不搞多途径给药的研究就不能满足临床需要，祖国医学治疗急症的经验就会失传。为了发展中医急症，对多途径给药的研究是必要的。

　　目前在我国中医急症已蓬勃发展，各地市中医院成立急症室，收治大量的病人，但是中药剂型缺乏，不得不用西药治疗，这样影响了中医急症发展。目前中医院急症室及病房对急危症处理时，几乎全用西药。为什么？就是没有更多的手段进行有效的治疗，必须借助于西药处理，所以没有大量的多途径给药如吸入、静脉、肌肉注射、直肠给药等等，就不能支持急症工作，其紧迫性在于此。

　　搞多途径给药研究是可能的，目前全国已有很多成功的经验，不过尚需努力。

二、古人的经验

　　中医治疗急症有独特的理论为指导，回顾中医急症发展的历史，早在春秋战国时期就创用了一套简便的针灸治疗技术，六朝后期总结出历经改进的人工呼吸技术，宋代创用鼻饲术，而金元时期，张子和"治中风不省人事、牙关紧闭、粥叶不能下者，煎三圣散（防风、瓜蒂、黎芦）鼻内渗入，吐出涎，口自开也"（《儒门事亲·治病百法》，但黎芦宜慎用）。明清以后，这些应急手段逐渐充实。近年来中医在辩证施治的

指导下，运用现代先进技术，将用于急救的传统方药，改变剂型，如气雾剂、冲服剂、舌下含化剂、针剂、大输液等多种给药途径，既有中医特色，又能得到迅捷的效果，能解决中医或西医单方面不能解决的疑难杂症，将显示中国医学的独具的风格。

三、国外学者的研究启示

中医学中"以毒攻毒"的方法，在近百年前就引发了一个外国学者的灵感，使其产生了造福人类的伟大发明。1905 年首次获得诺贝尔医学奖金的德国学者"贝林"，他所研制成功的抗毒素血清，以及由此研究而深化发展形成的"抗毒素免疫"的新概念，就是以中医治疗急症的治法"以毒攻毒"理论为指导获得研究成功的。

当年，"贝林"在德国柏林柯霍卫生研究所从事细菌研究时，结识了一位日本学者北里柴三郎，这位日本学者比较精通中医学术，一天他们偶在公园里散步，北里柴三郎说："中国古代医书上有一道理叫做'以毒攻毒'，我看它之所以一直沿用至今，必定是合乎科学的，我们能不能根据这条医理来预防和治疗疾病呢?"北里柴三郎的提示，像一把钥匙，打开了善于科学联想的贝林的科研灵感大门，他立即想到病毒细菌既然能产生毒素，危害人类和动物，那么，就一定会有一种能攻毒的抗毒素。于是，他便紧紧抓住这个课题，开始研究和探索了"以毒攻毒"的抗生素。经过千百次艰苦的试验，经受了千百人的讽刺挖苦，终于研究成功了"白喉"和"破伤风"抗生素，为人类战胜当时猖獗流行的急性传染病"白喉"和"破伤风"提供了有效的新疗法，提出了突破传统的新概念、新系统，从而被誉称为免疫学和血清学疗法的创始人，获得了诺贝尔奖。

中国医药学"以毒攻毒"方法，充分说明中医关于急症治法中蕴藏着丰富的科学道理，对当代医学的发展具有很大启发作用。"蛇毒治蛇咬伤"始于我国，现代科学家提纯了蛇毒的毒汁，用蛇毒治病。我国学者从"腹蛇"体内提取蛇毒并研制"蛇毒注射液"及"蛇毒溶栓酶"，治疗脑血栓、血栓闭塞性脉管炎，取得了较好的效果。

四、近期急症用药研究的概况

1. 注射给药

为治疗急症首选给药途径，尤其是静脉推注或滴注，其生物利用度 100%，显效快，用量大，是其特点。近十余年来不完全统计已制出 1400 余种，其中绝大部分用于急救。如参附注射液、参麦注射液、醒脑净、治乙脑的清开灵、痛必止、舒脉通注射液都是疗效确切、使用安全。中药制剂的质量标准，过去虽有一些医院药剂科和科研、药材部门，在制各注射剂时进行了部分有关方面研究工作，从过去没有较全面的控制项目，逐渐走向完善，但尚无一个由行政管理部门正式颁发的医院要求。1984 年卫生部药政局发出了（84）30 号通知《医院中药注射剂（水针）临床前质量控制要求（试行)》。注射给药，虽优点多，但也存在一些问题，有些药物因互相之间要发生沉淀反应，故不宜制成针剂。解放军212医院报道，观察80种中药互相配伍能产生浑浊和沉淀者有304起之多，作者进行30个古验方和当今有效方剂包括80种单味药的交叉配伍实验1192次，发生沉淀反应或变浑浊者39.4%，有些药物配伍的方剂就不能制备注射剂，否则会损失有效成分而制出无效或低效的产品。因此，一定要配伍得当，制法合理，用得其所，方能发挥出注射剂的特长。注射剂的研制还有很大困难，远远不能适应临床需要。

2. 舌下给药

由于药物能从舌下黏膜吸收，通过颈内静脉到心脏分布到全身，可避免口服药物在胃酸中灭活及通过肝脏的首过作用。口服吸收显效也很快，剂型有舌下薄膜含化等；如万年青甙薄膜，这种剂型适用于计量少作用较强的药物来制备，一般提取物纯品，目前品种尚少，将来如能将急救药参附、参麦之类，做成舌下给药的剂型，应用于急症就较为理想了。

3. 直肠给药

由肛门进入直肠的给药，具有避免药物对胃粘膜的刺激，不受消化道诸多因素影响，吸收较快，维持时间长。放置肛门口入2cm地方，可不经过肝脏，直接进入大循环量为50%~70%等特点，故较适宜急救，如栓剂、灌肠剂等。随着研究深入，又有新的发展，一些清热解毒止痛退热的栓剂相继出现，如小儿退热栓，治疗急性肾衰的"结肠灌注一号"疗效显著，已达到国际水平，迈出可喜的一步。

4. 吸入给药

药物被吸入后可被肺泡吸收进入血循环起到全身作用，显效也快，故可做急救药剂型。现已制备使用有终止心绞痛发作的"宽胸气雾剂"有好的效果，但不能大批生产，满足临床。

5. 口服给药

由于制备注射剂要一定条件和技术，且质量标准要求较高，故在一般单位治疗急症仍需采用口服给药，如溶液、合剂、糖浆、冲剂、滴丸、片剂等。古代认为汤剂还是一种速效剂型，"欲速用汤，稍缓用散，甚缓者用丸"。为了使中药液体，便于保存、携带和服用，现在有口服灭菌安瓿剂发展的趋势，如四逆汤、生脉散、独参汤、参附汤等。我院也曾制成独参汤、参附汤口服液灭菌安瓿，临床使用方便，而且口服量少、浓度大、吸收快、疗效好，如苏冰滴丸、温通滴丸治疗冠心病，效果好。

五、展望

随着中医急症发展，在现有基础上，要加强对多途径给药的研究，不断创新，创出更好、更多的三效的制剂。当然要提高技术，刻苦研究达到质量规范化，及早应用于临床，抢救急危症病人。这样，才算得上是中医急症，不断发展扩大，才能夺回渐渐失去的阵地。继承发扬祖国医学治疗急症的宝贵经验，为人类的健康事业做出贡献。

（全国中医急症会议交流、济南市科协优秀论文奖）

复律膏为主治疗缓慢性心律失常临床研究

关键词：复律膏、心宝；缓慢性心律失常、临床研究。

我们根据多年临床经验，自拟复律膏穴位外敷，同时口服心宝，共观察 60 例，并与 30 例口服心宝组作对照，报告如下。

一、一般资料

共观察确诊的缓慢性心律患者 90 例，男 50 例，女 40 例；年龄 22 ~ 68 岁，平均 45.6 ± 2.1 岁；随机分为治疗组 60 例，对照组 30 例。两组患者病情、病程经统计学处理，无显著性差异，具有可比性。诊断标准参照 1979 年 9 月上海全国中西医结合防治冠心病心绞痛及心律失常研究座谈会修订的标准。

二、观察方法

分别观察患者症状、心律、心率、血压、心电图、血常规、尿常规、血脂、血液流变学、肝、肾功能，并于治疗前后各检查 1 次，同时观察皮肤反应及其他不良反应。

三、治疗方法

治疗组 60 例患者均服心宝，每次 2 粒，每日 3 次，穴位外敷复律膏。复律膏由生麻黄、制附子、细辛、血竭等药物组成。上药中血竭研极细粉，过 100 目筛；制附子、生麻黄、细辛加 3 倍量水浸泡 12h，然后加热煮沸 2h，第二遍加温水 2 倍，煎煮 15h，去渣，合并两次煎液。低温放置 24h，取上清液，加热浓缩至稠膏状放冷，将稠膏、血竭粉加入已灭菌冷至 60℃ 左右的凡士林与羊毛脂中，充分搅拌均匀，然后加促渗剂氮酮 1%、防腐剂 3‰尼泊金乙酯，混匀，收膏备用。每穴涂药面积为 15mm × 15mm，厚度为 5mm，含生药 5g，隔日换药一次。选择的穴位为心俞、乳根、膻中、内关，每次贴敷两个穴位，上述穴位交替使用。对照组 30 例患者口服心宝，每次 2 粒，每日 3 次。两组患者均以 10 天为一疗程，共 3 个疗程。观察期间停用任何影响心率、心电图、血脂、血液流变学的药物。

四、疗效评定标准

参照 1979 年 9 月上海全国中西医结合防治冠心病心绞痛及心律失常研究座谈会修订的标准。（1）窦性心动过缓。显效：连续观察 3 天，心率恢复正常（≥60 次/min）；有效：心率在用药后较前增快 20% 以上；无效：心率无变化。（2）房室传导阻滞。显效：Ⅰ度和Ⅱ度房室传导阻滞消失，Ⅲ度传导阻滞变为Ⅰ度；有效：用药后Ⅰ度房室传导阻滞缩短 0.04s 以上，或房室传导阻滞消失或传导阻滞Ⅲ度变为Ⅱ度，或心率增快 20% 以上；无效：用药后无变化。（3）窦房传导阻滞（1min 心电图记录）。显效：用药后心电图恢复正常；有效：用药后传导阻滞及发作频率减少 50%，传导阻滞或窦性静止间歇较用药前短，或不出现 2 个窦性周期的间歇；无效：用药后无变化。

五、治疗结果

1. 两组症状总疗效比较

治疗组总有效率 91.7%，显效率 46.7%，对照组总有效率 63.3%，显效率 26.7%。两组症状总疗效经统计学处理 $P < 0.01$，表明治疗组疗效明显优于对照组。

2. 两组主要症状疗效比较

治疗组改善心慌、胸闷、气短等有效率均较对照组高，经统计学处理，心慌气短项 $P < 0.01$，胸闷项 $P < 0.05$，表明治疗组较对照组对主要症状疗效明显。

3. 两组心电图疗效比较

对心电图改善治疗组总有效率 70%，显效率 28.3%，对照组总有效率 43.3%，显效率 13.3%，经统计学处理 $P < 0.05$，证明治疗组对心电图改善优于对照组。

4. 对血液流变学影响的比较

治疗组治疗后血液流变学有明显改善，治疗后与治疗前相比，其疗效均有显著性差异（$P < 0.05$ 和 $P < 0.01$）。

5. 不良反应

毒副作用治疗组患者皮肤局部未见红斑、发疱及破损，全部病例未发生肝肾功能及造血功能损害，亦未出现其他不良反应。

六、讨论

缓慢性心律失常的病机主要是心肾阳虚，阳气失于散布，不能温养全身，所以心肾阳虚是根本。根据阳动阴静，气畅血行的理论，故内服心宝温补心肾，外敷复律膏温阳散寒、活血化瘀，以达到心肾同治、气血兼顾之目的。

复律膏方中附子大辛大热振奋心阳，温补肾阳；麻黄、细辛温经散寒、宣通气血；血竭活血化瘀通心脉。实验研究证明，复律膏对维拉帕米所致的缓慢性心律失常具有一定的对抗作用，可明显对抗其所致的心动过缓，具有一定消除或减轻部分房室传导阻滞的作用。复律膏还可以显著对抗垂体后叶素所致的实验性微循环障碍，具有明显改善微循环的作用，该作用对于改善心肌组织的血液供应，改善心肌细胞的电生理特性，发挥方药的抗心动过缓的作用，具有积极的意义。

（该文刊登山东中医杂志 1998.2 第 17 卷第 2 期　华明珍　徐慧　郭立华）

心愈散治疗冠心病心绞痛 35 例

关键词：冠心病、心绞痛、心愈散、疗效观察。

心愈散是根据中医古方"圣心散"研制而成，其功效为养心安神、活血化瘀、通痹止痛。我们应用本方治疗冠心病心绞痛 35 例，并与复方丹参片治疗 20 例对照，结果疗效满意。现将疗效结果报告如下。

一、一般资料

55 例均为住院病人，其中男 27 例，女 28 例；年龄 38～68 岁，平均 56.9±8.8 岁。随机分为治疗组 35 例，对照组 20 例。诊断参照国际心脏病学会及世界卫生组织临床命名标准化联合专题组报告《缺血性心脏病的命名及诊断标准》。心电图检查有缺血改变或运动试验阳性。

二、治疗观察方法

1. 治疗方法

治疗组服心愈散，每次 2g，隔日 1 次，连服 6 次。服用方法：取本品加入药引（38°白酒 10ml）内，调匀后晚睡前服，忌用水冲服和漱口，5 小时内勿进饮食。对照组服用复方丹参片，每日 3 次，每次 3 片，连服 1 个月。

2. 观察方法

疗效观察 症状，舌苔，脉象，心绞痛发作时间、次数、程度、持续时间、诱发因素，心电图及血液流变学。安全性观察：一般体格检查项目、血常规、尿常规、肝功、BUN，治疗前后各测 1 次。

三、结果与分析

1. 疗效标准显效

疼痛消失或基本消失，心电图恢复到大致正常；有效：疼痛发作次数、程度及持续时间明显减轻，心电图 ST 段回升 0.05mV 以上，但未达到正常水平，在主要导联倒置 T 波变浅（达 25% 以上者），或 T 波由平坦变为直立，房室或室内传导阻滞改善；无效：疼痛及心电图与治疗前基本相同；加重：疼痛发作次数、程度及持续时间加重，心电图 ST 段较治疗前降低 0.05mV 以上，主要导联倒置，T 波变深（25% 以上）或直立 T 波变平坦，平坦 T 波倒置以及出现异位心律、房室传导阻滞或室内传导阻滞。

2. 两组心绞痛疗效比较（见表1）

表1　　　　　　　　　　　治疗后两组心绞痛比较

	n	显效	有效	无效	总有效率（%）
治疗组	35	14	18	3	91.4
对照组	20	5	9	6	70

由表1可见，治疗组总有效率为91.4%，对照组为70%，两组对比有显著性差异（P<0.01）。

3. 两组心电图疗效比较（见表2）

表2　　　　　　　　　　　治疗后两组心电图疗效比较

	n	显效	有效	无效	总有效率（%）
治疗组	24	4	9	11	54.2
对照组	13	1	4	8	38.5

由表2可见，治疗组总有效率为54.2%，对照组为38.5%，两组对比有显著性差异（P<0.05）。

4. 两组证候总疗效比较（见表3）

表3　　　　　　　　　　　治疗后两组证候总疗效比较

	n	显效	有效	无效	总有效率（%）
治疗组	35	15	17	3	91.4
对照组	20	5	9	6	70

由表3可见，治疗组总有效率为91.4%，对照组为70%，两组对比有显著性差异（P<0.01）。

5. 治疗前后血液流变学的变化

治疗组治疗前后血液流变学各项指标差异显著（P<0.05），而对照组各项指标治疗前后均无显著性差异，说明心愈散对改变血液流变有显著疗效。

6. 治疗前后血常规、尿常规的变化

两组治疗前后均无明显改变，亦未发现胃肠反应。

四、讨论

心愈散由清宫秘方"圣心散"加减而成，由龙眼肉、黄芩、三棱、郁金、乳香、没药、珍珠、三七、丹参、桃仁、沉香、旋复花、花蕊石等药物组成。制法如下：珍珠水飞或粉碎成极细粉，三七单独粉碎成细粉；其余11味药物粉碎成细粉，与上述药物配研、过筛，混匀装缸、锤实，高温密封反复炼碳7次即得。方中龙眼肉为君药，

入心、脾二经，可补心脾气血，为心脾之要药；三棱、郁金、乳香、没药、三七、丹参、桃仁、沉香，活血化瘀、理气通痹以止痛。我们以本方治疗冠心病心绞痛 35 例，结果：对心绞痛总有效率为 91.4%，对改善缺血性心电图的总有效率为 54.2%，对改善症状的总有效率为 91.4%。据药理研究，该药能降低全血黏度、改善血流变等多项指标，增加冠脉血流量，减少心肌耗氧量。通过该药的临床应用未发现对肝肾功能及造血系统和胃肠道产生任何毒副作用。可见心愈散是治疗冠心病心绞痛较为理想的药物。

（该文刊登在《山东中医杂志》1995 年第 14 卷第 8 期 华明珍 徐慧）

银杏叶胶囊治疗急性脑梗塞60例

银杏叶胶囊是以总黄酮为主要成分的胶囊。该药对缺血性心脑血管疾病有较好疗效，我们应用国产的银杏叶胶囊治疗60例急性脑梗塞病人，取得了满意疗效，现将治疗结果报告如下。

一、资料与方法

1. 病例选择

60例均为急性脑梗塞住院患者，其中男34例，女26例，平均年龄57.05 ± 10.05岁，随机分为治疗组40例，对照组20例。

2. 诊断标准

参照全国第二届脑血管病会议制定的脑血管病诊断标准，做出诊断，并经CT证实。

3. 疗效标准

参照全国第二届脑血管病会议修定的脑卒中临床疗效标准评定。治愈：病残程度为0级；显效：功能缺损评分减少21分以上，病残程度在1~3级；有效：功能缺损评分减少8~20分；无效：功能缺损评分减少或增加少于8分；恶化：功能缺损评分增加8分以上。

4. 观察方法

（1）分组用药。将60例患者随机分为银杏叶胶囊治疗组40例，对照组20例。治疗组及对照组病人均应用胞二磷胆碱，与此同时治疗组加服银杏叶胶囊，每次4粒，每日3次口服，共服28天为一疗程。

（2）观察方法。观察60例患者治疗前后神经功能缺损疗效、症状、血液流变学、血流动力学、肝肾功能，造血系统及大小便常规的情况。

二、结果与分析

1. 对神经功能缺损评分的影响（见表1）

表1　　　　　　　　　　　治疗后神经功能疗效的比较

组别	n	疗效				总有效率			P值
		痊愈	显效	有效	无效	有效	无效	%	
治疗组	40	8	12	18	2	38	2	95	<0.01
对照组	20	0	2	10	8	12	8	60	

由表 1 可见，治疗组总有效率为 95%，对照组为 60%，两组对比有显著性差异（$P < 0.01$）。

2. 银杏叶胶囊对临床症状疗效的观察（见表 2）

表 2   治疗后症状疗效比较

症状		治疗组				对照组		
	n	消失	改善	有效率（%）	n	消失	改善	总有效率（%）
头痛	34	20	12	94.11	20	7	7	70
头晕	40	24	14	95	19	5	10	78.95

两组相比：头痛 $P < 0.05$，头晕 $P < 0.05$。

由表 2 可以看出，两组治疗后症状均有不同程度的改善，但治疗组明显是优于对照组（$P < 0.05$）。

3. 治疗前后血液流变学及血脂的变化

治疗组治疗前后血液流变学及血脂的各项指标差异显著（$P < 0.05$）。而对照组各项指标治疗前后均无显著性差异，说明银杏叶胶囊对改善血流变，降脂均有显著疗效。

4. 对血流动力学的影响

治疗组用药后收缩压及舒张压分别下降，对照组治疗后也有下降，但治疗组明显优于对照组，两组比较有显著性差异（$P < 0.05$），心率两组治疗后都有减慢，两组比较无显著性差异（$P > 0.05$）。

5. 对血糖、肝肾功能、造血系统及大小便常规的影响

治疗前后上述指标无明显改变，治疗过程中亦未发现胃肠道反应。

三、讨论

银杏叶自古入药，据记载始于元代，具有敛肺、平喘和止痛等功效，近十几年来，国内对银杏叶的药用成分及药理作用进行深入研究和探讨，发现其主要成分为黄酮类，经大量动物实验及临床验证，该药具有明显的扩张冠状动脉，降低心肌耗氧量，降低脑血管阻力，增加脑血流量，改善葡萄糖代谢及组织呼吸，降低血清胆固醇、升高磷脂、降低血液黏度，改善微循环的作用。

观察了银杏叶胶囊对急性脑梗塞的疗效，结果表明治疗组总有效率为 95%，对照组总有效率为 60%，两组比较有显著性差异（$P < 0.01$），说明银杏叶胶囊能显著提高神经功能，改善脑供血状态，促进脑部血液循环，增加脑血流量，增进脑部代谢，从而促进神经功能的恢复。

通过观察证实银杏叶胶囊能降低血液黏度，降低血清总胆固醇、甘油三脂的含量，提高血清高密度脂蛋白，且均优于对照组，这说明它具有改善脑血管的微循环和供血状态，促进脑功能恢复，预防和治疗动脉粥样硬化的作用。

临床应用，未发现该药对肝肾功能及造血系统和胃肠道产生任何毒副作用。

总之，银杏叶胶囊能够提高脑血流量，改善脑梗塞患者的神经功能，降低血液粘度，是治疗和预防脑血管疾病的较为理想的药物。

（该文刊登在《中国中医急症》1995 年第 4 卷　徐慧　华明珍　郭立华）

银杏叶胶囊治疗冠心病心绞痛 74 例的临床观察总结

关键词：银杏叶胶囊、冠心病、心绞痛、疗效观察

银杏叶胶囊是从银杏叶提取的以银杏总黄酮为主要成分的口服液的基础上进行剂型改革研制而成的，具有活血化瘀，行气止痛的作用，经临床观察 74 例，并随机设立对照组 65 例，进行比较，现报告如下：

一、病例选择

按照 1980 年 12 月全国内科学会学术会议建议采用的缺血性心脏病的命名及诊断标准，选取住院和门诊冠心病患者随机分为治疗组和对照组。

二、治疗方法

治疗组与对照组患者均服用消心痛 5mg/次，3 次/日，与此同时治疗组加服银杏叶胶囊 4 粒/次，3 次/日，共服 28 天为一疗程。用药期间两组均停用一切影响心率、血压、血脂、血糖、血液黏稠度等的药物。

三、观察方法和内容

治疗前及疗程结束时分别测定心率、血压、心功能、血液流变学，血脂和脂蛋白分析，肝肾功能、血糖、血、尿、大便常规和心电图等指标，住院病人每天观察和记录心绞痛发作频率、持续时间、硝酸甘油用量、伴随症状以及药物的毒副反应等情况。

上述指标中，心率由心电图计算；平均动脉压（MBP）= 舒张压 + 1/3 脉压；心肌耗氧指数 = 心率 × MBP × 10^{-2}；血流变学检查：采用天津分析仪四厂生产的 NZ – Z4 型锥板式黏度计，温控恒温 33℃环境中专人进行检查；血脂检查：使用日本岛津产 CI – 750 血脂测试仪，酶法（CH、TG），免疫火箭电泳法测定脂蛋白分型。

心电图负荷实验：采用踏板实验方法，以运动时心率增快至同年龄组最大心率的 85%（以 190 – 年龄计算）或出现心绞痛及缺血性 ST 段改变为停止运动的标准。

四、疗效评定标准

1. 冠心病心绞痛疗效和心电图疗效评定标准

按照 1979 年 9 月全国中西医结合防治冠心病心绞痛、心律失常研究讲谈会修订的冠心病心绞痛及心电图疗效评定标准。

2. 心功能分级标准

按 NYHA 分级法分级：（Ⅰ – Ⅳ）。

3. 冠心病除心绞痛外其他常见症状（头晕、心悸、胸闷、气短、乏力）

按症状轻重程度进行打分制计算，出现症状影响到日常生活者为 3 分，出现症状

但未影响到日常生活者为2分，症状轻微时有时无为1分，无症状为0分，凡治疗后积分减少1分以上者为有效，1分以下者为无效。

五、统计学方法

计量资料用t检验，计数资料用卡方检验。

六、结果

1. 心绞痛疗效的比较

总有效率（显效＋有效）治疗组为91.89%，对照组为70.00%，两者疗效对比有显著性差异($P<0.01$)见表1。

表1　　　　　　　　　　冠心病心绞痛症状疗效的比较

组别	例数	疗效				总有效率		P值
		显效	有效	无效	加重	例数	%	
治疗组	74	15	53	6	0	68	91.89	<0.01
对照组	60	7	35	18	0	42	70.00	

2. 冠心病其他常见临床症状的疗效比较

治疗组：头晕改善有效率94.12%，心悸95.45%，胸闷89.04%，气短92.18%，乏力89.55%；对照组分别为83.00%、74.19%、77.50%、85.70%、67.65%，两组均有不同程度的改善，但治疗组明显优于对照组，$P<0.05\sim0.01$，见表2。

表2　　　　　　　　　冠心病治疗组与对照组其他主症的疗效比较

		头晕				心悸				胸闷				气短				乏力			
		1	2	3	未变	1	2	3	未变	1	2	3	未变	1	2	3	未变	1	2	3	未变
		n=51				n=66				n=73				n=64				n=67			
治疗组	治疗前	3	16	32	0	15	17	34	0	25	16	32	0	12	32	29	0	9	14	44	0
	治疗后	0	0	9	3	0	0	12	3	0	15	24	8	0	1	24	5	0	0	11	7
	有效率	48/51=94.12%				63/66=95.45%				65/73=89.04%				59/64=92.18%				60/67=89.55%			
		n=35				n=31				n=40				n=35				n=34			
对照组	治疗前	1	11	33	0	6	12	13	0	14	14	12	0	5	16	14	0	2	10	22	0
	治疗后	0	0	15	6	0	4	19	8	0	7	25	9	0	2	19	5	0	3	16	11
	有效率	29/35=33%				23/31=74.19%				31/40=77.5%				30/35=85.79%				23/34=67.65%			
	P值*	<0.05				<0.01				<0.01				<0.01				<0.01			

*治疗组与对照组有效率的比较

3. 心功能改善情况的比较

治疗组心功能平均改善率 86%，对照组平均改善率 66.67%，两者相比差异显著，P < 0.05，见表 3。

表 3　　　　　　　　　　冠心病组心功能改善程度的比较

组别		心功能分级例数			心功改善		P 值
		Ⅱ	Ⅲ	Ⅳ	例数	%	
治疗组	前	31	19	0	43	86	
n = 50	后	17	3	0			P < 0.05
对照组	前	21	12	0	22	66.67	
n = 50	后	19	1	0			

4. 治疗前后心率、血压和心肌耗氧指数的比较

治疗组用药后心率、血压、心肌耗氧指数均降低，差异显著，对照组治疗后心率、血压、心肌耗氧指数无明显变化，见表 4。

表 4　　　　　　　冠心病组治疗前后心率、血压和心肌耗氧指数的比较

		心率（次/分）	收缩压（KPA）	舒张压（KPA）	心肌耗氧指数（心率 * 收缩压 * 10^{-2}）
治疗组	治疗前	76.4 ± 10.9	17.9 ± 3.3	11.1 ± 2.1	10.16 ± 2.59
n = 74	治疗后	72.7 ± 8.3	16.8 ± 2.6	10.3 ± 1.5	9.04 ± 1.79
对照组	治疗前	74.58 ± 13.33	18.12 ± 2.67	10.9 ± 1.55	10.02 ± 2.28
n = 65	治疗后	74.09 ± 10.55	17.54 ± 3.12	10.43 ± 1.15	9.51 ± 1.74
	①	> 0.05	> 0.05	> 0.05	> 0.05
P 值	②	< 0.01	< 0.01	< 0.05	< 0.01
*	③	< 0.05	< 0.05	< 0.01	< 0.01
	④	> 0.05	> 0.05	> 0.05	> 0.05

*注：①治疗前治疗组与对照组的比较；
　　②治疗后前治疗组与对照组的比较；
　　③治疗组治疗前后的比较；
　　④治疗后治疗前后的比较。

5. 心电图疗效的比较

（1）静息心电图疗效的比较：治疗组总有效率为 69.44%，对照组为 50.00%，两者对比有明显差异，P < 0.01，见表 5。

表5　　　　　　　　　　　　冠心病组静息心电图疗效的比较

组别	例数	疗效				总有效率		P 值
		显效	有效	无效	加重	例数	%	
治疗组	72	7	43	20	2	50	69.44	< 0.01
对照组	62	4	27	30	1	31	50.00	

（2）治疗前后心电图负荷实验的比较：见表6。

表6　　　　　　　　　　冠心病治疗组心电图负荷试验

		最大负荷量（W）	运动持续时间（分）
治疗组	治疗前	48.75 ± 17.16	9.85 ± 7.10
	治疗后	62.5 ± 19.02	11.5 ± 6.88
	P 值	< 0.01	> 0.05

治疗组共有10例做了踏车试验，结果如下：

①最大运动负荷量治疗后平均提高一级以上，治疗前平均为48.75 ± 17.16W（x ± SD），治疗后平均为62.5 ± 19.02W（x ± SD）；

②总运动持续时间治疗前平均为9.85 ± 7.10（分），治疗后为11.5 ± 6.88（分提示运动耐量有提高；

③20例患者治疗前后均为运动试验阳性。

6. 对血液流变学的影响

治疗组血液流变学主要指标全血黏度低切资料前后对比，有显著的差异，P < 0.05，对照组治疗前后对比无明显差异，见表7。

表7　　　　　　　　　　冠心病治疗前后血液流变学的比较

	时间	例数	全血黏度		血浆比黏度	红细胞积压	血小板聚集率
			高切	低切			
治疗组	治疗前	74	6.4 ± 1.4	9.3 ± 2.0	1.8 ± 0.10	43.6 ± 5.7	66 ± 9.8
	治疗后	74	6.15 ± 1.5	8.6 ± 2.0	1.7 ± 0.17	42.1 ± 5.1	62 ± 10.4
	P 值		> 0.05	< 0.05	> 0.05	> 0.05	< 0.05
对照组	治疗前	65	7.34 ± 1.72	8.79 ± 2.15	1.8 ± 0.32	43.29 ± 4.91	63.6 ± 18.43
	治疗后	65	7.14 ± 1.78	8.38 ± 1.92	1.69 ± 0.32	43.02 ± 4.9	58.56 ± 17.42
	P 值		> 0.05	> 0.05	> 0.05	> 0.05	> 0.05

7. 对血脂及脂蛋白的影响

治疗组治疗后的血清胆固醇，较治疗前有明显改善，差异显著。对照组上述指标治疗前后无明显变化，见表8。

表 8 　　　　　　　　　冠心病组治疗前后血脂及脂蛋白水平的比较

	时间	例数	胆固醇（mmol/L）	甘油三酯（mmol/L）	高密度脂蛋白（mmol/L）
治疗组	治疗前	74	5.4 ± 1.3	1.51 ± 0.84	1.33 ± 1.28
	治疗后	74	5.0 ± 1.0	1.36 ± 0.74	1.31 ± 1.24
	P 值		< 0.002	> 0.05	> 0.05
对照组	治疗前	65	5.66 ± 1.49	1.34 ± 0.58	1.16 ± 0.36
	治疗后	65	5.51 ± 1.36	1.37 ± 0.57	1.17 ± 0.36
	P 值		> 0.05	> 0.05	> 0.05

8. 对血糖、肝肾功能、造血系统、大小便常规的观察

治疗组上述各项检查均无明显改变，未见任何毒副作用，见表 9。

表 9 　　　　　　　　　冠心病治疗组前后其他常规化验比较

	血糖（mmol/L）	尿素氮（mmol/L）	血红蛋白（g/L）	红细胞（×10*12/L）	白细胞（×10*9/L）	血小板（×10*9/L）	肌酐（vmol/L）
治疗前	5.27 ± 1.35	5.7 ± 1.64	129.7 ± 15.8	4.45 ± 0.80	7.37 ± 2.06	203.85 ± 72.01	117.79 ± 95.24
治疗后	5.06 ± 1.00	5.49 ± 1.53	128.1 ± 13.4	4.42 ± 0.82	6.89 ± 1.64	202.89 ± 71.69	97.56 ± 37.39
P 值	> 0.05	> 0.05	> 0.05	> 0.05	> 0.05	> 0.05	< 0.05

血清肌酐用药前后有较大差异，提示对肾功有一定改善作用。

七、讨论

银杏叶胶囊是山东省医学科学院药物所从银杏叶中提出的以银杏黄铜为主要成分的口服液的基础上进行的剂型改革。我们所参与其临床验证工作，同参加验证单位同道共同总结其临床疗效，现一并总结。

银杏叶自古入药，据记载始于元代，具有敛肺、平喘止痛等功效，近十几年来，国内外研究银杏叶的药物成分含黄酮类、萜和玢类。动物试验证实本药能扩张冠状动脉，降低心肌耗氧量，降低血液黏度，改善微循环。

本研究验证中，银杏叶胶囊治疗心绞痛总有效率为 91.89%，对冠心病常见其他症状的疗效为 89% ~95.45%，与对照组 67.65% ~85.70% 相比均有显著差异（P < 0.01 或 P < 0.05），表明银杏叶胶囊对冠心病的临床症状的改善有肯定疗效。另外，用药后血压降低（P < 0.05），心肌耗氧指数减少（P < 0.05），提示本药有降低心肌耗氧的作用。

作为心电图缺血性改变时反应心肌缺血的重要观察指标，治疗组静息心电图的改

善优于对照组（69.44% ~ 55.50%，P < 0.01），表明该药对缓解心肌缺血有一定作用。

　　心电图负荷试验能反应冠心病患者的运动耐量。本研究中20名接受心电图负荷试验的患者治疗前、后均为负荷实验阳性，但治疗后最大的负荷实验量较治疗前有显著增加（P < 0.01），表明银杏叶胶囊虽不能完全消除心肌缺血，但可提高冠心病患者的运动耐量。本研究证实银杏叶胶囊能明显降低血清总胆固醇水平，对甘油三酯有降低作用。这些变化对治疗和严防动脉壁粥样硬化有积极作用，有可能防止粥样硬化病变的继续发展。

　　本研究未发现对肝肾功能及其他方面的毒副作用，亦无严重胃肠道反应。

　　总之，本研究提示在常规治疗冠心病的基础上加用银杏叶胶囊，可明显提高冠心病的临床疗效，改善心功能及心肌缺血，提高运动耐量；该药服用方便，未见明显毒副作用，可作为防治缺血性心血管病的一个有效药物。

生脉散加味治疗老年急性心肌梗塞 65 例疗效观察

摘要：采用中西医结合方法治疗老年急性心肌梗塞 65 例（治疗组），并与随机设立单纯西药治疗组 50 例（对照组）做对比观察。治疗组除给予西药治疗外，并服用益气养阴、活血化瘀中药汤剂。治疗结果：总有效率治疗组为 93.8%，对照组为 82.0%，两组比较有显著性差异（$x^2 = 3.97$，$P < 0.05$）；病死率，治疗组为 6.2%，对照组为 18.0%，两组比较亦有显著性差异（$x^2 = 3.95$，$P < 0.05$）。作者认为，根据老年人的生理特点，发病多虚，本病则以气阴两虚为其本虚，瘀血阻络为其标实，中医治宜益气养阴，活血化瘀。生脉散中各味药通补兼施，相得益彰。

关键词：心肌梗塞、急性、老年、益气养阴、活血化瘀、生脉散

近年来，我们采用中西医结合的方法治疗老年急性心肌梗塞 65 例，并随机设立西药对照组 50 例，进行临床对比观察，先报告如下。

一、资料与方法

1. 病例

115 例均为本院 1991 年 10 月～1994 年 12 月住院患者，其诊断均符合 1981 年 WHO 急性心肌梗塞的诊断标准。

治疗组：65 例中男 42 例，女 23 例；年龄 59～84 岁，平均 73.5 岁。部位：前壁梗塞 24 例，下壁梗塞 16 例，前间壁梗塞 11 例，广泛前壁梗塞 2 例。其中并发心功能不全 24 例，严重心律失常 27 例，心源性休克 2 例。

对照组：50 例中，男 32 例，女 18 例；年龄 61～79 岁，平均 71.6 岁。部位：前壁梗塞 19 例，下壁梗塞 11 例，前间壁梗塞 8 例，广泛前壁梗塞 5 例，后壁梗塞 5 例，心内膜下梗塞 2 例。其中并发心功能不全 13 例，严重心律失常 18 例，心源性休克 3 例。

2. 治疗方法

（1）对照组：单纯给予西药治疗，按急性心肌梗塞常规治疗措施：卧床、休息、给氧、止痛、抗凝剂，有溶栓适应症者给予溶栓治疗，同时纠正心律失常，心力衰竭及抗休克。

（2）治疗组：除给予以上综合治疗外，另服用中药以益气养阴，活血化瘀，方用生脉散加味：人参 10g、麦冬 10g、五味子 10g、丹参 20g、赤芍 12g、郁金 10g、生地 10g、陈皮 10g、炙甘草 10g。每剂水煎成 400ml，分 2 次 1 日服完，30 天为 1 个疗程。

辩证加减：四肢逆冷、畏寒汗出者加制附子 10g、桂枝 10g；呼吸急促、咯泡沫痰者加葶苈子 10g、云苓 10g；恶心呕吐者加半夏 10g、竹茹 10g；腹胀便秘、舌苔黄者人参易西洋参 10g、生大黄 6g、大腹皮 10g；烦躁失眠者加炒枣仁 30g、夜交藤 20g。

两组均观察 1 个疗程。

二、疗效判定和结果

1. 疗效判定标准

（1）治愈：临床症状消失，无心律失常，无心力衰竭体征。心电图 ST 段回至等电位线。

（2）有效：活动后出现胸闷、胸痛等症，心律失常较治疗前减少 50% 以上，或 Killip 分级心力衰竭较治疗前提高 I 级；心电图 ST 段有缺血改变。

2. 治疗结果（见下表）

两组治疗效果分析（例）

组别	例数	治愈	有效	总有效率（%）	死亡	病死率（%）
治疗前	65	33	28	93.8	4	6.2
治疗后	50	20	21	82	9	18

经统计学处理总有效率两组比较：$x^2 = 3.97$，$P < 0.05$，治疗组疗效优于对照组；病死率两组比较：$x^2 = 3.95$，$P < 0.05$。

三、典型病例

患者男，68 岁。因心慌、胸痛 2 天入院。2 天前因劳累过度引起心慌气短，胸痛逐渐加剧，用止痛药物未能缓解，伴恶心呕吐、头晕。既往有高血压史 21 年，冠心病史 8 年，诊见痛苦貌，面色无华，口唇紫绀，舌质暗，舌苔白，脉沉细缓结代。查体：双肺无异常，心率 43 次/分，律不整，第一心音低钝，心电图示：Ⅱ、Ⅲ、aVF 导联可见病理性 Q 波，P–R 间期无固定规律，P–P 间期均等，ST Ⅱ、Ⅲ、aVF 抬高 0.5mV，呈弓背向上，T Ⅱ、Ⅲ、avF 倒置，STV5 降低 0.15mV。

诊断：急性下壁心肌梗塞并高度房室传导阻滞。证属气阴两虚，瘀血阻络，治宜益气养阴、活血通脉。方用人参 10g、麦冬 10g、五味子 10g、丹参 18g、赤芍 10g、郁金 10g、生地 10g、半夏 10g、仙灵脾 10g、桂枝 12g、炙甘草 10g。水煎服，每日 1 剂，6 剂后，胸痛未再发作，心悸、恶心等症状明显减轻，心律变为规整。心电图符合心肌梗塞演变期，但仍觉胸闷气短，脉沉细无力，舌质暗红，上方去半夏加黄芪 18g、石斛 10g，10 剂后，自觉心前区舒畅，余症状明显缓解，此乃气阴复，络脉通，仍以上上方增减调理月余，诸症均去，心率 67 次/分，律整，心电图 ST Ⅱ、Ⅲ、aVF 回至等电位线，病情稳定出院。

四、讨论

中西医结合治疗急性心肌梗塞日益受到重视，因西药易产生耐药性，且不同程度存在着毒副反应，老年患者体弱多病无法耐受。而中药药势相对缓和，副作用小，中药配伍常具有多方面的调节作用，且往往表现出双向调节的特征，有利于病情稳定和康复。老年人的生理特点，年迈体弱，元气渐衰，其发病多虚。而本病则以心气亏损，阴血不足为主。心气虚衰则无力运血，心血不足则血脉不充亦使血行不畅，因阴血互生，心血虚则心阴亦亏，故心气虚损，阴血不足均可致瘀血阻络，心失所养而发病。正如张景岳云："凡人之气血犹源泉也，胜则流畅，少则壅滞，故气血不虚则不滞，虚者无有不滞者。"所以本病以气阴两虚为本，瘀血阻络为其标，治宜益气养阴，活血化瘀，方用生脉散以益气养阴。药理实验证实该药可疏通冠脉循环，增加血氧供应，并提高心脏功能之作用。丹参、赤芍活血化瘀，生地养阴补血，陈皮既可防气滞又可增加活血之力，炙甘草益心气，为治疗心动悸脉结代的有效药物，并可调和诸药。以上各药通补兼施，相得益彰。临床实践亦证实中西医结合治疗老年急性心肌梗塞疗效优于单纯西药组。

（该文刊登中西医结合实用临床急救 1996 年 3 卷 6 期　华明珍　戚宏）

"活血化瘀法"在心血管疾病中的应用

"活血化瘀法"是祖国医学常用的治疗法则之一，是治疗瘀血、祛除瘀滞、流通血脉的方法。此法已被广泛地应用于医学各个领域，个人仅就临床实践中治疗点滴体会和肤浅认识介绍如下：

一、祖国医学对心血管疾患的认识

祖国医学对心血管疾病虽无专篇、专著的论著，但历代各家的文献中记载的还是很丰富的。内经《灵枢·厥论篇》曰："真心痛，手足青至节，心痛甚，旦发夕死，夕发旦死。"《金匮要略》："胸痹之为病，喘息咳唾，胸背痛，短气。"《医宗金鉴》："真心痛，面色黑，四肢逆冷至节死症也。"等记载，颇似现在医学的"心肌梗塞"、"心绞痛"、"冠心病"之范畴。

祖国医学对瘀血症状的记载是：痛有定处，刺痛，面色晦滞，两目黑暗，脉细涩，此为瘀血或血滞留，也就是血行障碍，滞塞不通的意思。故其治疗以疏通经络、活血化瘀为治疗大法。在此基础上，后世医家对活血化瘀的认识和应用在逐步加深、发展和广泛应用。

二、活血化瘀法的功用及常用药物

1. 养血活血

用于瘀血轻症。常用药物：当归、赤芍、丹参、川芎、红花等。

2. 活血通络、祛瘀止痛

用于气血凝滞、经络阻塞之证。常用药物：当归尾、制乳香、制没药、蒲黄、元胡、五灵脂、三七粉等。

3. 攻坚破瘀、消积散结

用于瘀血有形之癥瘕积聚之证。常用药物：全虫、蜈蚣、土元、水蛭、地龙、山甲等虫类药物。

三、临床应用

病历1：周某某、男、52岁、干部，1973年10月就诊。

患者心前区痛，胸闷、气短已1年多，近2日加重。胸闷、气短，心前区疼痛反复发作，稍活动则心慌，夜寐不宁，胃纳欠佳，二便如常。舌质紫苔薄白，脉沉细。血压为140/90mmHg，EKG示：Tv5—V6低平，诊为慢性冠状动脉供血不足。本病仍瘀血阻滞、胸阳不振，心脉瘀阻，心失所养所致；宜活血化瘀，温阳通络为治—冠心Ⅱ号加味。

药物：当归尾12克、赤药9克、川芎9克、降香9克、丹参18克、郁金9克、瓜蒌15克、桃仁9克、红花9克、蒲黄9克、附子4.5克，服上药3剂后，心前压疼痛减轻；继服21剂后，心区疼痛发作次数减少，仍有时胸闷、气短、夜寐不安，故原方加台参18克、黄芪18克、炒枣仁18克继服，共用药物102剂，症状大减，心前区疼痛未发作，精神好，饮食正常。EKG示：大致正常。恢复工作，每天坚持锻炼，半年后去泰安办公出差，还能登上山顶，至今正常工作。

按：瘀血停于心脉至心前压痛，据"痛则不通"给予冠心Ⅱ号加味，活血祛瘀止痛，加附子温散通阳，加强药效。症状减轻之后，气短、心慌、夜寐不安谓久病多虚，加参、芪、枣仁以补气血，宁心安神，得到良好效果。病愈后加强锻炼，增强体质，故登泰山亦安全无恙。

病例2：夏某某、男、48岁、干部，1979年10月就诊。

患者因冠心病、心律不齐来诊。胸闷、气短、心悸、心跳有间歇，每分钟5～6次，心前区痛阵阵发作，食欲不佳，睡眠欠佳，二便自调，舌质紫有瘀斑，苔薄白，脉结代。EKG示：频繁性室性期间前收缩，慢性冠状动脉供血不足。本证乃是气虚血滞，故宜养心血，以行气活血用炙甘草汤加味。

方药：炙甘草12克、台参15克、肉桂6克、黑芝麻12克、杞果12克、阿胶9克、麦冬12克、五味子9克、丹参18克、当归12克、瓜蒌15克、降香6克、玫瑰花12克。

共服18剂，症状大减，胸闷心区痛减轻，心跳间歇偶尔可出现，仍感胸闷、憋气、脉细缓，考虑补气养血之力强，活血之力弱，又加桃仁9克、红花9克，继服21剂，症状基本消失，查EKG正常范围，嘱其病人继续服药，巩固疗效。

按：据《金匮》："脉结代、心动悸，炙甘草汤主之。"脉结代、心动悸乃为气血亏虚，血行不畅所致，用炙甘草汤辛温通阳，气血并补，通利血脉加用活血化瘀药物，使血脉通畅，症状自疗。

病例3：杨某某、女、21岁、农村青年，1980年5月3日就诊。

全身关节疼痛5年，心悸、胸闷、憋气2年。心悸活动后加重，气短，胸脘痞闷，下肢浮肿，食欲欠佳，月经错位，量少色紫有块，大便正常，小便少。查体：神志清、两颧潮红，口唇紫绀，心率不快，律整，心尖区可闻及舒张期杂音，两肺呼吸音粗糙，腹软，肝大剑突下3cm、肋下2cm，质较硬，触疼，腹水征（一）。舌质紫有瘀斑，苔白，脉迟。EKG示：左房大，窦性心动过缓，血压120/70mmHg。

诊为瘀血阻络型之心悸证（风湿性心脏病）、治宜活血化瘀、理气通络为主，方用桃仁红花煎加减：当归15克、赤芍9克、川芎9克、丹参9克、桃仁12克、红花12

克、元胡9克、青皮9克、香附9克、桂枝9克、珍珠母24克、龙骨和牡蛎各18克、甘草6克。水煎服,日一剂。

再诊:服上药九剂以后,心悸减轻,胸腹满闷亦减,食欲增加,口唇紫绀已消失,下肢仍有浮肿,月经按时来潮,色红无块,舌质红苔白脉迟。宜原方加入云苓9克、云苓皮9克,继服。归脾丸1粒每日三次,嘱其回家休息,避免劳累及感冒。

三诊:服上方40剂后,自述服药后诸症大减;病人自己上楼,并无心慌、气短,在家能从事家务劳动,食欲增加,二便正常,下肢已不浮肿。查EKG无改变,心率62次/分,律整,心尖区可闻及舒张杂音,两肺正常,腹软,肝剑突下1cm,肋下1cm,无触痛;舌质红无瘀斑,苔白,脉细,故以原方配成粉剂,每服9克,日三次,以巩固疗效。

按:此证乃为痹症发展而来,风、寒、湿邪搏瘀血脉,内犯于心,以致心脉痹阻,营血运行不畅所致,故用桃仁红花煎加味,方中重用活血化瘀之药,又以桂枝、甘草通阳气,龙骨、牡蛎、珍珠母宁心安神,使心脉通畅则心悸自止。心脉瘀阻,心失所养常服归脾丸补养心脾,使气旺血生则其病自愈。

四、体会

1. 活血化瘀法应用

活血化瘀法不仅在心血管疾病中应用繁多,而且对血液病、消化系统疾病、泌尿系统疾病,妇科疾病、外伤感染、肿瘤等都可采用;临床及科学实验证明此法对心血管、微循环、血液流变学、炎症、抗癌肿瘤细胞、机体免疫机能皆有不同的作用及影响。这为我们进一步研究其作用原理,提供了丰富的临床资料。

2. 活血化瘀药物的功能

据有关报道能扩张冠状动脉,扩张周围血管及脑血管,减少血管阻力,增加血流量,改善组织代谢,促进心肌细胞神经功能的恢复,有很好的镇痛作用,故在心血管疾病中应用是很有前途的。

3. 辨证施治

应用活血化瘀法要进行辨证施治,适当配合其他法则如温经散寒通阳、活血止痛等法,亦要注意应用气分药,因"气为血之帅,气行则血行",故在冠心病治疗中理气与活血同用,镇痛效果更好。

4. 注意事项

应用活血化瘀法必须有瘀血方可应用,无瘀血证者不可滥用,对妊娠、有出血倾向的患者及体虚者慎用。

活血化瘀法虽已广泛应用临床,但由于其作用原理及研究手段,目前尚不能满足临床的需要,今后仍应不断总结,不断提高,使祖国医学更加光辉灿烂。

谈厥脱证的证治

厥脱证是以突然昏倒，不省人事、四肢厥冷或汗出如注，目合口开、手撒遗溺、脉微欲绝为主要表现的急症。现代医学新近讲的各种休克，均属本病的范围。

祖国医学对厥脱证有精辟的论述。如在《类经·厥逆》："厥者逆也。气逆则乱，故忽为眩仆脱绝，是名为厥。"《证治准绳·卒中暴厥》："厥者，气逆也。突然昏运，不省人事为厥。"《临证指南医案·脱》："脱之名，惟阳气骤起，阴阳相离，汗出如油，六脉垂绝，一时急迫之症方名为脱。"《素问·生气通天论》："阳气者，烦劳则张，精绝，辟积于变，使人煎厥。""阳气者，大怒则形气绝，而血宛于上，使人薄厥。"

有关厥脱证的预后，《类证治裁·厥证》"气自下逆上，手足冷为厥。厥者尽也，危候也。""形色消索，身微冷，脉微弱，为气脱。"《类证治裁·脱证》："若夫之海根微，精关直泄，上外下端，阴阳脱离……。"说明厥脱证发病之重，病情之危。

厥脱证是急症中常见的危重证之一。不仅古人很重视，目前越来越被国内外专家所重视。有人认为，脱证的早期，一般多为四肢厥冷、神志淡漠或烦躁，故厥为脱之轻证，脱为厥之变证，即厥轻脱重。两者在临床上往往相互转化，较难截然分割，以厥脱并而论治为宜。有人则认为，厥分寒热而属实证，脱分气血脱两种而属虚证，但临床上都以四肢厥冷为主证。从临床特点、病程演变脉证来看，都与西医学的"休克"基本相符。

有的学者对各种类型的"休克"与"厥脱"的联系作了探讨。如温病中昏迷，属阴竭阳脱的病人类似西医学所谓"中毒性休克"；心源性休克则属于中医的"心悸"、"厥脱"范畴。但是总的看来，厥脱是指："邪毒内陷，或亡津失血，内伤脏器所致的气血逆乱，正气耗脱的病证，以脉微欲绝，四肢厥冷，神昏为主证。"临床上分为气阴两虚，阳气暴脱，真阴耗竭，热毒炽盛，心气不足，气滞血瘀六证，且各型之间可以互相夹杂。

治疗方法如下：

（1）救阴：方药用三甲复脉汤加减：牡蛎30g、鳖甲30g、龟板15g、生地15g、麦冬15g、山萸肉30g、五味子9g、炙甘草9g，水煎服，日一剂。针剂：养阴增液注射液2000～4000ml静脉滴注，每日一次。

（2）回阳：方药用参附汤或四逆汤加减。方药有：红参15g、附子15～30g、干姜

12g、炙甘草 9g，水煎服日 1～2 剂。针剂：参附注射液 20ml，静脉注射，每 15～30 分钟一次，连续 3～5 次；或加入葡萄糖内静脉滴注，直至阳气回复为止；或用参附注射液 50～100ml 加入葡萄糖内静脉滴注。

参附注射液治疗休克疗效显著。初步观察到其药理作用：①能明显改善末循环。②不同程度增强机体免疫功能和增强网状内皮系统的吞噬功能，提高内分泌激素水平。③有轻度升压作用。参附注射液治疗邪毒内陷所致的厥脱证，有明显的升压作用和改善末梢循环的作用，使神志清，汗止，肢温回升，脉象改善。四逆汤方见于《伤寒论》，可治少阴病的亡阳厥逆之证，历代公认是回阳救逆的代表方剂。另外用艾灸等方法，灸关元穴 15 分钟有很好的回阳救逆的效果。

（3）益气养阴：方药用生脉散：太子参 30g、黄芪 15g、麦冬 15g、五味子 9g，水煎服，日一剂。针剂：参麦注射液 20ml 加入葡萄糖内静脉注射，10～15 分钟一次，连续 3～5 次，或用 50～100ml 加入葡萄糖内静脉滴注，直至病情好转为止。

生脉散的药理研究表明：①有提高心脏泵血功能，抗心律失常，调节血压，改善周围循环和心脏代谢，减少心肌对氧和化学能量的消耗，并能抑制心肌细胞膜三磷酸腺苷酶的活性提高心肌中糖原 DNA、RNA 的含量，有保护缺氧状态下心肌细胞的再生的作用。②兴奋垂体－肾上腺皮质的功能。③降低内毒素休克动物血浆中环磷腺苷的水平。④促进机体网状内皮系统的吞噬功能。⑤对革兰氏阴性杆菌内毒素的毒性，具有一定的解毒功能。

（4）清热解毒：方药白虎汤或黄连解毒汤和减。用生石膏 60～90g、知母 15g、黄芩 15g、公英 30～60g、鹿蹄草 15～30g、甘草 6g，水煎服，日一剂。针剂：醒脑静注射液、清气解毒针、黄蒿素等药物可肌肉或静脉注射。

（5）补养正气：方药可选用独参汤或炙甘草汤等方加味：炙甘草 15g、人参 9g、桂枝 9g、麦冬 12g、龙骨、牡蛎各 15g，水煎服日 1～2 剂。

（6）活血化瘀：方药可以血府逐瘀汤为主，柴胡 9g、枳实 9g、青皮 9g、白芍 9g、川芎 9g、红花 6g、丹参 15g、大黄 9g、甘草 6g。针剂：复方丹参注射液肌肉注射或用 20～30ml 加入葡萄糖内静脉滴注。

（7）理气救逆：方药用四逆散加减：柴胡 10g、枳实 9g、青皮 9g、杭芍 9g、甘草 6g。针剂：升压灵 10～20ml 加入液体中静滴，枳实液 20ml 加入液体中静滴，直至病情好转为止。

以上各法在治疗厥脱证中应灵活运用，既可一法单用，又可多种方法同时应用，积极进行抢救，使厥脱病人转危为安。在治疗中应注意选药正确，用药及时，方可奏效。

厥脱证的治疗研究，近年来取得了一定的进展，但是如何提高辩证水平，还需研究。脱证是机体多脏器、多系统的整体失调或整体性破坏，是虚实夹杂的综合征。虚者阴阳耗脱，脏气亏损；实者邪毒炽盛，气血逆乱，病情危重。要想达到理想的治疗水平，还需从各个环节研究高效、速效的制剂。

（济南市科协优秀论文奖　济南中医学会大会交流）

舒肝健脾与长寿

衰老是随人的年龄的增长而逐渐加重，主要是由于人体组织细胞的衰老，器官功能的下降所引起的不可避免的过程，是一种生物学遗传现象。内经《素问·上古天真论》曰："男子二八肾气盛，天癸至，精气溢泻，阴阳和，故能有子……，八八天癸竭，精少，肾气衰，形体皆极。""女子二七天癸至，任脉通，太冲脉盛，月事以时下，故有子……七七任脉虚，太冲脉衰少，天癸竭，地道不通，故形坏而无子也。"从肾气的盛衰，直接影响五脏六腑的功能，以及形体的成长与衰老。那么，人体的寿命到底可以活多少年呢？《内经》曰："春秋皆度百年而动作不衰。""尽终其天年，度百岁而去。"这里提出"百岁"这一人类寿限的约值。《尚书·洪范篇》以"百二十岁"为寿；《三元参赞延寿书》称："人之寿，天主六十，地主六十，人主六十，共一百八十岁。"由以上论据说明，人类的寿限应该达到 120～180 岁。这一点与现代生命科学家的研究是一致的。如美国细胞学家海弗里克研究发现，人体的细胞在体外分裂上有 50 代的限度，超过了这个"极限"，细胞就会衰老死亡，由此理论可以推算人类的寿命可活到 120 岁左右。

人的寿命可达百余岁，但为什么有些人在 60～70 岁就明显的衰老或者死亡呢？为什么不能人人皆度百岁而去？有的人不能延缓衰老，以致不能长寿的原因在于诸多的内外因素通过对机体的影响，促使人体的衰老。中医学认为：阴阳气血失调、肾气虚衰、脾胃虚弱、肝气郁结而至五脏六腑功能失调，精神气血衰竭而为病，甚至导致死亡。衰老容易患病，疾病又容易导致衰老，使之难享天年。据老年人尸检发现"无疾而终"者少，疾病的发生与发展可以加速衰老，促使早亡，缩短寿命。

延缓衰老促进长寿的方法很多，诸如日常的调养，包括调精神情志，顺应四时环境，调饮食，慎起居；再如我国传统的老年保健术，导引、气功、推拿、运动等；还有抗衰老延年益寿的药物及对老年病的防治。临床上常用的延缓衰老剂以温补肾阳的方法居多，占抗衰剂的 70.2%。近几年来，对长寿的研究思路、研究方法日趋拓宽，例如 1981 年《中医杂志》以"我用大黄延年抗衰"为题发表文章，研究大黄之所以能延缓衰老，主要是通畅腑气，清理胃肠，祛痰化瘀，使胃肠保持通畅，加速糟粕瘀浊及时排出，从而使精气复生，气血畅流，脏腑组织得到濡养，功能活动自然健旺。正如葛洪说："要想常生，肠中常清"的道理。

笔者三十多年的临床医疗中体会到，延缓衰老，以致长寿，舒肝健脾是不可忽视的。肝与脾的生理是：肝体阴而用阳，易动难静，性喜调达，气主升发，恶抑郁而畏恼怒；脾为后天之本，主运化，主升清，主统血。肝与脾的关系极为密切，肝主疏泄，脾主运化，脾统血，肝藏血，脾主肌肉，肝主筋；疏泄、运化、统血、主筋、主肌肉，这些功能看起来很相似，但相似中又有不同，脾的主要机能运化，必须通过疏泄才能完成，如果没有肝的疏泄，脾就不能运化；脾运化产生的水谷精微，是产生人体气血必需的物质源泉，因此脾通过运化来补充肝血，如肝的阴液得不到补充，疏泄也就不能顺利进行，即"肝助脾，脾助肝"。在人体的生命过程中，肝脾的功能正常与否非常重要。正如一位日本学者所说："活着的人，肾的作用在一生下来就决定了，而肺虽然对外疾病常起作用，但是平时并不重要，心一旦不活动就要出麻烦，也不具备积极意义，因而，在日常生活中，最重要的就是脾和肝了，因此，对脾和肝能充分把握住，一般的病就好对付了。"进一步阐明了肝脾与病的发生与衰老的关系。

舒肝健脾可以调节肝脾的功能，使肝气得舒，脾气得泄，维持正常的生命活动，减少疾病的发生，延缓衰老，增加寿命。《素问·阴阳应象大论》曰："怒伤肝，思伤脾。"大怒则伤肝，"大怒则形气绝，而血菀于上，使人薄厥"。由于怒盛气伤，愤怒太过而导致脑血管病变，甚至昏厥或者精神失常等病，因此舒肝最主要加强自身的修养。"养生莫若养性"，养性就是道德修养、文化修养，培养高尚的情操、远大的理想，豁达大度，愉悦自得，常怀舒畅的心情，虽遇精神刺激能心平气和，有利于正常的生理活动的进行。"脾胃为后天之本"，人体的发育等正常生命活动全赖脾胃后天的摄取，若暴饮暴食或偏食都可产生许多疾病。《素问·上古天真论》曰："饮食有节，起居有常。不妄作劳。"饮食的选择，宜清淡饮食，高蛋白、高维生素的饮食，且饮食要有规律。《吕氏春秋·尽数》云："食能以时，身必无灾。"肝行脾健，身体健康。"肝主筋"、"脾主四肢"，适量的运动，可以舒筋活血，增强体质，又能陶冶情操，使人怡情放怀。运动包括散步、跑步、登山、练气功或者太极拳，但需量力而行。适量的运动是强身健体、延缓衰老的重要条件。肝为风木之脏，应与春天，故《外台秘要》强调春游，"春阳初升，景物融合，当眺览园林，寻春郊外，以畅春之机"。春游可以畅悦心怀，舒展肢体，气血流畅，以适肝气喜达之性。在药物的防治上，首先注意不要为延年益寿滥用药物，药物本为治病而设，用之不当，反能为害。如徐大椿说："圣人之所以全民生也，五谷为养，五果为助……而毒药则以之攻邪，故虽甘草、人参误用致害，皆毒药之类也。"舒肝健脾治疗常用药物：补气柔肝，用人参、黄芪、大枣等药，理气通阳舒肝用枳壳、川朴、桂枝、细辛、柴胡、香附等；常用方剂有黄芪建中汤、益气补肝汤、逍遥散、柴胡疏肝散等。补肝阳（补而不燥）用鹿茸、菟丝子、巴戟天、锁阳、肉苁蓉、续断、葫芦巴，温阳补肝汤等。健脾的药物：健脾食疗的方有赤小豆山药粥、补益正气粥等营养丰富而易于吸收，对人体有较好的补益作用；常用药物有健脾利水的人参、黄芪、白术、甘草、茯苓、生薏仁、白扁豆、大枣、芡实、补中益气汤、人参健脾丸等；理气通阳化湿有枳壳、砂仁、白蔻、藿香、木香、生姜、桂枝、四君子汤、香砂六君子汤、参苓白术散等；补脾阳用干姜、肉桂、附子、生薏仁、肉苁蓉、理中汤等。临证时，要分清虚实寒热，辨证施治。

重视肝脾的作用，用各种手段及治法达到舒肝健脾的功效，才能调节人体的正常生理活动，避免疾病的发生与发展，延缓组织细胞的衰老，使人类长寿的理想变为现实，愿人们的心情舒畅，脾气运化，脏腑功能协调，气血流畅，健康长寿。

（1993 年传统医学延缓衰老国际学术会议大会交流）

华明珍教授从肾论治心悸的经验

关键词：华明珍；心悸；补肾；名中医经验。

华明珍教授，行医 50 余年，学验俱丰，辨证细腻，方药精效，擅治心血管内科疾病，其对心悸的治疗，不拘常法，以注重补肾见长，组方用药独具特色，现整理总结如下。

一、病机认识

现代医学的心律失常，如快速性心律失常、缓慢性心律失常在临床上中医多以心悸进行辨证施治。华明珍教授认为心肾关系密切，心悸患者中，尤其是中老年者，多呈现有不同程度的肾虚现象，施以治肾之法，每获佳效。肾为先天之本，生命之根，为水火之脏，主一身阴阳，五脏之阴非此不能滋，五脏之阳非此不能发，如《医贯》载："五脏之真，唯肾为根。"心肾同属少阴，心位于上，肾位于下，心阳源于肾，赖肾阳以温煦，心阳亦下降于肾，以温肾水，肾阴上济于心，以资心阴，濡养心阳，使其不亢。心主血，肾藏精，精血同源，精血互生，二者在生理上水火既济，阴阳互根，关系密切。如《素问·五脏生成论》曰："心之合脉也，其荣色也，其主肾也。"在病理上，心肾亦互相联系，互相影响。《景岳全书》曰："凡治怔忡惊悸恐者，……心本乎肾，所以上不安者，未有不由乎下，心气虚者，需实肾，使肾得升；欲补肾者，须宁心，使心得降。"《灵枢·终始篇》亦云："病在上者，下取之；病在下者，高取之……"亦说明了心肾二脏论治关系：治上者必求其下，治下者必顾及于上，欲养心阴，当滋肾阴，欲温心阳，当补肾阳。

历代医家多认为肾常不足而少有余，华明珍教授亦主张心悸从肾论治，实乃从肾虚论治也。治当补肾为主，并强调临证用药始终注意补不助邪，补之能受，方为允当。辨证尚需结合详察心动过速还是心动过缓。

二、温补肾阳

心阳根于肾阳，若肾阳亏虚，必致心阳不振，而心脏搏动无力，直接影响心跳的数缓及脉象的虚实。如《伤寒明理·悸》篇云："其气虚者，由阳气内弱，心下空虚，正气内动而为悸也。"临床多属缓慢性心律失常。命门火衰，心阳不振，寒邪内生，凝滞血脉，心神失养，可见心慌、胸痛、胸闷、气短、畏寒肢冷、唇甲青紫、舌胖有瘀斑、脉沉而涩等。华老师对此证心悸施以温补肾阳为主，而兼益气养心，活血行滞。

常用自拟强心复脉饮：人参 10g、炮附子 6g、麻黄 10g、细辛 3g、川芎 10g。其中人参补益心脾，益气温阳；附子温补脾肾，扶助心阳；麻黄、细辛温经散寒，宣通气血；川芎活血化瘀，通络止痛。诸药合用，共奏温阳散寒，益气养心，化瘀行滞之功，使肾阳得复，心阳旺盛，气血流畅，心有所养，则悸痛自止。若阳不化气，痰浊内阻而胸闷、呕恶者，加半夏 10g、薤白 10g；水失其治而水肿、胀满者，加云苓 12g、桂枝 10g、白术 10g；心痛彻背者，加姜黄 10g、三七粉 3g（冲）等。

例 1　唐某，女，62 岁。心慌、胸闷反复发作 4 年，加重 1 周，夜间症状尤甚，伴倦怠乏力，畏寒怕冷，口唇青紫。查体：舌质暗，边有瘀斑，脉沉细、结。心率 50 次/分，律不规整，闻及早搏，约 7 次/分钟，未闻及病理性杂音。心电图示：窦性心动过缓，频发室性早搏，ST－T 异常改变。治以温壮肾阳，养心活血。方用强心复脉饮加减：人参 10g、炮附子 6g、麻黄 6g、细辛 3g、川芎 10g、三七粉 3g（冲）、当归 12g、黄芪 18g、枣仁 18g、远志 10g、炙甘草 10g。日 1 剂，连服 6 剂。复诊：已无明显心慌，胸闷、乏力及畏寒减轻，心率升至 65 次/分钟，偶发早搏。继用上方加减巩固 10 剂，诸症皆消。

三、滋补肾阴

肾阴乃阴液之根，对机体有滋养濡润作用，并有抑制阳亢之功。若肾阴亏虚，不能滋养五脏，必致心阴不足，虚火上扰，心阳独亢，则心失宁静，悸动而烦。津液不足，脉络空虚，血流缓慢，而脉络瘀滞。如《素问玄机原病式·火类》所说："水衰火旺而扰火之动也，故心胸躁动，谓之怔忡。"临床多属快速性心律失常，表现为：心慌，胸痛，胸闷，心烦，口干，头晕，失眠，腰痛，舌质暗红或有瘀斑，少苔或无苔，脉沉细、数等。华老师对此证治以滋补肾阴为主，兼以活血化瘀，多用自拟定心汤：何首乌 12g、黄精 10g、延胡索 10g、三七粉（冲）3g、当归 12g、珍珠粉（冲）3g、菖蒲 10g、苦参 15g、淫羊藿 6g。其中何首乌、黄精滋阴补肾；元胡、三七活血化瘀，行气止痛；当归补血活血，行气止痛；珍珠粉宁心安神；菖蒲化湿开胃，宁心安神，以防滋阴之品，滋腻滞气，有碍脾胃；苦参清热，《本草从新前集》曰："苦参专治心经之火。"华老师辨证用药注重阴阳双补，故以淫羊藿补肾助阳，生发肾气，尊景岳阴中求阳、阳中求阴之意。诸药配伍，养阴而无滋腻之弊，通利亦无燥烈之偏，使肾阴得复，心血得充，心神则安。

例 2　王某，男，69 岁。冠心病史 8 年，3 日前突发心慌时作，胸闷，伴心烦，口干，腰酸，失眠多梦。查体：舌质暗红，少苔，脉细促。心率 103 次/分钟，律不规整，频闻及早搏。心电图示：频发房性早搏伴短阵性房性心动过速，ST－T 异常改变。治以滋肾养阴，活血通脉。定心汤加减：何首乌 12g、黄精 10g、延胡索 10g、三七粉

（冲）3g、当归 12g、珍珠粉（冲）3g、菖蒲 10g、苦参 15g、淫羊藿 6g、枣仁 24g、远志 10g。日 1 剂，连服 6 剂，复诊：心慌、心烦基本消失，胸闷明显减轻，口干、失眠亦见好转，心率约 85 次/分钟，偶闻及早搏。继服 3 剂，已无早搏，他症向愈，前方加减巩固疗效。

（牛英硕　指导：华明珍）

心律失常从肾治验三则

关键词：心律失常；从肾论治；老中医验案。

华明珍教授从医五十余载，擅长心血管内科疾病的诊治，其中尤善治疗心律失常，注重从肾论治该病，临证疗效卓著，随师学习，深受教益。现将其验案介绍如下。

1. 冠心病、病态窦房结综合征案

李某，女，68岁。2010年4月22日来诊。述10年前，因心慌、胸闷反复发作，就诊于省级医院，诊断为：冠心病，病态窦房结综合征。安置心脏起搏器后症状明显缓解。近一年来，心慌、胸闷又时常发作，多自服单硝酸异山梨酯片及心宝丸，效果欠佳。半月前又明显加重，夜间症状尤甚，复就诊于该省级医院。经检查，医生建议其再次安置心脏起搏器。患者忧心忡忡，考虑自身年龄偏大及经济负担，拒绝安置心脏起搏器，欲寻求中医药治疗，就诊于本院。症见：心慌、胸闷时作，伴畏寒怕冷，倦怠乏力，肢体麻木，口唇青紫。查体：舌质暗，边有瘀斑，苔薄白，脉沉迟。心率42次/分钟，律不规整，闻及早搏，约6次/分钟，未闻及病理性杂音。心电图示：窦性心动过缓，频发室性早搏，ST-T异常改变。

诊断：心悸，证属心肾阳衰，气虚血瘀。治以温壮肾阳，养心活血。方用自拟强心复脉饮加减：人参10g、炮附子6g、麻黄9g、细辛3g、川芎10g、三七粉3g（冲）、当归12g、黄芪18g、枣仁18g、远志10g、炙甘草10g。日1剂，连服6剂。

复诊：2010年4月28日，已无明显心慌、胸闷、乏力及畏寒减轻，心率升至55次/分钟，偶发早搏。患者异常兴奋，感叹说自己"又有心跳的感觉了"。

继用上方加减，连服一月，诸症皆消，心率维持在60～65次/分钟。嘱改服心宝丸，3丸/次，日两次。随访1月，未见复发。

按：华明珍教授认为心肾关系密切，心悸患者中，尤其是中老年者，均有不同程度的肾虚现象，施以治肾之法，疗效甚佳。《医贯》载："五脏之真，唯肾为根。"心阳根于肾阳，若肾阳亏虚，必致心阳不振，气寒而凝，血行不畅，影响心跳的数缓及脉象的虚实。正如《伤寒明理·悸》篇云："其气虚者，由阳气内弱，心下空虚，正气内动而为悸也。"老师对此证心悸施以温补肾阳为主，而兼益气养心，活血行滞。其中人参、黄芪补益心脾、益气温阳；附子温补脾肾、扶助心阳；麻黄、细辛温经散寒、宣通气血；川芎、三七粉、当归活血化瘀、通络止痛；枣仁、远志养心安神定悸；炙甘草益气养心，调和诸药，以防药物温热之性太过。共奏温阳散寒，益气养心，化瘀行滞之功，使心肾阳复，气血流畅，心有所养，则悸动自止。

2. 窦性心动过缓并室性早搏案

荣某，女，40 岁。2010 年 7 月 8 日来诊。心慌反复发作 1 年。1 年前因劳累，出现阵发心慌、胸闷，夜间尤甚。先后就诊于多家医院，诊断为"窦性心动过缓、室性早搏"。服用多种抗心律失常的西药，无显著效果。症状仍反复发作，患者非常困扰、痛苦。遂就诊于本院门诊。症见：心慌阵阵，胸闷气短，腰酸乏力，时有畏寒。查体：舌质暗红，苔白，脉沉细、结。心率 50 次/分钟，律不规整，闻及早搏，约 10 次/分钟，未闻及病理性杂音。心电图示：窦性心动过缓，频发室性早搏，ST-T 未见异常改变。

诊断：心悸，证属心肾阳虚，气滞血瘀。治以温补心肾，行气活血。仍以强心复脉饮加减：太子参 15g、炮附子 6g、麻黄 6g、细辛 3g、川芎 10g、当归 12g、香附 10g、郁金 10g、枣仁 18g、远志 10g、炙甘草 10g。日 1 剂，连服 5 剂。

复诊：2010 年 7 月 12 日。心慌，胸闷、乏力均减轻，心率升至 65 次/分钟，偶发早搏。但患者述口干舌燥不适。前方中炮附子及麻黄各减为 3g，细辛减为 2g，继服 6 剂，心慌，胸闷基本消失，已无口干舌燥感，心率维持在 70 次/分钟左右。又服 6 剂巩固疗效，诸症皆愈。

按：华明珍教授认为该患者心肾阳虚，气滞血瘀致心神失养而悸动，但阳气亏虚程度尚浅，酌予太子参益气温阳，性味平柔即可；仍以炮附子、麻黄、细辛温补心肾，温经散寒；川芎、当归养血活血；香附行气消滞；郁金活血而兼行气；枣仁、远志养心安神；炙甘草益气、调药。患者首服 5 剂后，口干舌燥乃不耐药物温热之性而伤阴津，将附子、麻黄、细辛减量服用则不适感消失。正如老师所强调临证用药要注重整体观念，需把人的体质、内因与发病气候、情志的变化、饮食起居、周围环境等因素的影响相结合，随机灵活调整方药。强心复脉饮的应用尤需辨患者的体质、耐受程度，同时也要注意结合气候环境等方面的影响。

3. 心房纤颤案

王某某，男，71 岁。2011 年 3 月 10 日来诊。冠心病史 11 年。1 周前突感阵发心慌，胸闷气短，偶感心区疼痛，伴心烦，口干，腰酸及失眠。查体：舌质暗红，少苔，脉细促。心率 112 次/分钟，律绝对不规整，心音强弱不一，脉搏短绌。24 小时动态心电图示：阵发性心房纤颤，ST-T 异常改变。

诊断：心悸，证属肾阴亏虚、瘀血阻络。治以滋肾养阴，活血通脉。方用自拟定心汤加减：何首乌 12g、黄精 12g、延胡索 15g、三七粉（冲）3g、当归 12g、珍珠粉（冲）3g、苦参 15g、淫羊藿 6g、枣仁 24g、远志 10g、甘草 6g。日 1 剂，连服 4 剂。

复诊：2011 年 3 月 14 日，心慌、胸闷减轻，已无胸痛，心烦、口干及失眠亦见好转，心率约 90 次/分钟，心律仍不规整。又服 3 剂，心慌基本消失，他症亦明显改善。心率 76 次/分钟，心律规整。前方加减，继服 12 剂巩固疗效，诸症皆向愈。随访 1 月，未再发心房纤颤。

　　按：华明珍教授认为肾阴乃阴液之根，有抑制阳亢之功，若肾阴亏虚，不能滋养五脏，必致心阴不足，虚火上扰，心阳独亢，则悸动而烦。津液不足，脉络空虚，血行不畅，则脉络瘀滞。对此证治以滋补肾阴为主，兼以活血化瘀。何首乌、黄精滋阴补肾；元胡、三七活血化瘀，行气止痛；当归补血活血，行气止痛；珍珠粉宁心安神；苦参清心定悸；枣仁、远志安神定悸；老师治肾注重阴阳双补，以淫羊藿补肾助阳，生发肾气，即谓"阳中求阴"。诸药配伍，使肾阴得复，心血得畅，心神得安。

（华愫）

从肝论治心脏神经症经验

华明珍主任医师为山东省名中医药专家，享受国务院特殊津贴，是全国第四批名老中医药专家学术经验继承指导老师之一。华明珍教授从医五十余年，学验颇丰，治疗心脏神经症有许多独到的观点，疗效显著。

心脏神经症大多发生 30～50 岁，女性多于男性，尤其是更年期妇女多见。发病时以心血管症状为主，如心悸、呼吸困难、心前区痛、疲乏无力等，同时伴有多种神经症状，如汗出、头晕、心烦易怒、悲伤欲哭、坐卧不安、失眠多梦、善太息、心中懊恼等。而体检常缺乏阳性体征，心律可能较快或偶有期前收缩。部分患者可有心音增强、短促收缩期杂音或脉压稍增大等现象，特点是疼痛部位常不固定，时间可数秒或数小时不等；疼痛发作与劳力活动无关，且多在静息时发病，含服硝酸甘油无效。并排除心绞痛、心肌炎、甲亢、二尖瓣脱垂综合征等器质性心脏病者。华师认为心脏神经症当属于中医"胸痹"、"心悸"、"郁证"、"不寐"、"汗证"等病的范畴。其总的病机当为气机失和，神机失调。"心者，君主之官"，"主神志"。肝主疏泄，性喜条达而恶抑郁，凡精神情志之调节功能均与肝密切相关。《读医随笔》曰："肝者贯阴阳，统气血……握升降之枢。"《明医杂著·医论》有"肝为心之母，肝气通则心气和"。《丹溪心法·六郁》云："气血冲和，百病不生，一有怫郁，诸病生焉。故人身诸病，多生于郁。"肝之生理功能异常可累及心而变生诸症，发为本病，辨证常从肝论治，并配合除烦安神之栀子、知母、百合；镇静安神之朱砂、龙齿、珍珠母、磁石等；养心安神之酸枣仁、柏子仁、茯苓、茯神；宁心安神之远志、石菖蒲等。临证华师多从以下七项分型来辨肝论治。

1. 肝气郁结证

证见胸闷、憋气，可有胸胁疼痛、串痛，心悸阵作，头晕头痛，夜寐不安，可有女子月经不调，舌淡红，苔白，脉弦。治疗疏肝理气，宁心安神。方用柴胡疏肝散或柴胡加龙骨牡蛎汤，挟瘀者合血府逐瘀汤。

2. 肝郁化火证

证见胸闷、憋气，可有心前区疼痛，心烦易怒，眠差，多梦，纳呆，大便偏干，小便调，舌质红，苔黄，脉弦。治疗疏肝解郁，清热宁心。方用丹栀逍遥散加减。肝火证状重者可用龙胆泻肝汤，并大便秘结者合当归芦荟丸。挟痰者合黄连温胆汤。

3. 肝胆气虚证

证见心悸，胸闷，胸痛，心中懊恼，善惊易恐，心神不宁，坐卧不安，气短，乏力，失眠多梦，健忘，脉动数或虚弦。治疗镇惊定志，养心安神。方用安神定志饮加减。

4. 肝郁脾虚证

证见心悸、不寐，胸痹心痛，喜太息，胸胁胀满窜痛，纳呆，腹胀，便溏不爽，肠鸣矢气，形瘦神疲、头晕乏力、面色萎黄，舌淡胖、苔白腻、脉弦细。治疗疏肝解郁，养血健脾。方用逍遥散加减。肝郁甚者加香附、郁金、川芎疏肝解郁；便溏不爽加山药、苡米、党参等。

5. 肝阴亏虚证

证见心烦心悸，胸闷，胸痛，失眠，盗汗，情绪不宁，急躁易怒，眩晕，耳鸣，目干畏光，视物不明，或头痛且胀，舌干红，脉弦细或数。治疗滋阴疏肝。方用一贯煎加减。阴虚火旺甚者，加知母、黄柏；盗汗者，加地骨皮、五味子、浮小麦、煅牡蛎。

6. 肝血亏虚证

证见心悸、不寐，虚烦不安，头目眩晕，夜间盗汗，咽干口燥，面色无华，气短，懒言，舌淡，苔白，脉弦细。治疗养血安神，清心除烦。方用酸枣仁汤加减。如果睡眠时惊醒，心悸梦多，舌淡，脉弦细者，可加入龙齿、人参；心烦躁较甚者，可加入川连、栀子；血虚甚者，加入当归、龙眼肉。

7. 肝阳气虚证

证见胸背疼痛，肩背拘急，悒悒不乐，处事犹豫不决，四肢倦怠，或时有寒热，饮食不消，头目昏眩。治疗温阳养肝，补气和血。方用《伤寒论》乌梅丸加减。

典型病例：患者牛某某，女，44 岁，于 2010 年 5 月 17 日来诊。症见：心慌、胸闷，时感后背痛，伴悲伤欲哭，口苦，心烦不安，失眠易惊，近 3 天不能入睡，每日仅睡 3 小时，汗出阵作，头痛，纳食可，二便调。舌质淡，苔白，边有齿痕，脉细弦数。做心电图检查未见 ST - T 改变，心脏彩超正常。诊为心脏神经症，辨证为脾虚肝郁化火。因肝气郁结，肝郁化火，热扰心神，故见心慌、胸闷，心烦不安、失眠易惊；汗为心液，心神被扰而汗出阵作；肝气郁结，故见悲伤欲哭；肝气上逆，故见口苦、头痛；肝气横逆，脾失健运，见舌质淡，苔白，边有齿痕；治疗疏肝解郁，清热宁心。采用丹栀逍遥散加减。方药组成：丹皮 10g、炒栀子 10g、当归 15g、杭芍 15g、云苓10g、柴胡 10g、白术 10g、薄荷 6g、香附 10g、郁金 10g、百合 10g、枣仁 24g、远志10g、龙齿 18g、合欢皮 10g、甘草 6g、朱珀散 3g（冲）。3 剂后睡眠好转，心慌胸闷、心烦易惊症状减轻，去朱珀散，连服 10 余剂诸症明显改善。

（李泉红）

从肝论治女性更年期心脏病经验举隅

华明珍教授是第四、五批全国老中医专家学术经验继承工作指导老师，潜心临床五十余年，临证思虑周详，方药精当，学验颇丰。其中对女性更年期心脏病，她重视从肝论治，活用古方，形神兼治，效果显著。在其国家级名老中医传承工作室的工作学习过程中，笔者有幸亲聆教诲，获益良多，现总结部分经验如下。

一、病机探析

七七之期，女性逐渐从成熟期向老年期过渡，可出现经行紊乱、心悸失眠、头晕胸闷、心前区疼痛、烦躁易怒、烘热汗出、五心烦热、情志异常等症状。现代医学认为这主要是因为卵巢功能逐渐衰退、雌激素水平下降，而导致内分泌失调和神经功能紊乱。其中心血管运动神经失调症状明显者多有较强的恐惧感，影响患者的日常工作和生活。这都属于"围绝经期综合征"或"更年期综合征"范畴，心血管系统症状明显者可称为更年期心脏病、更年期综合征性心脏病等。

华教授认为本病的病位在心，与肝密切相关。患者自觉心中悸动，惊惕不安，或胸闷胸痛，或兼心烦失眠，抑郁焦虑等情绪不安表现，皆为心之所主。详询病机，不外乎气血失和，上扰心神，或气血亏虚，心失所养。神志失于清明，而烦躁焦虑或抑郁苦闷，不能自我排解；心神失于清明，不能节制心律，而心中悸动，脉律不齐；气机阻滞，胸阳不展，而胸部闷痛，或兼血瘀脉络，局部刺痛。

心为五脏六腑之大主，少容外邪而易为其他脏腑病变累及，更年期妇女尤其容易受到肝的影响。肝属木主疏泄，为心火之母，母子易相及。一者，肝司通调气机，肝气郁滞，母病及子，心气不舒，血行失畅。二者，肝气调畅，方能气血和调，神志清明，心情畅快。另外，肝主藏血，是机体正常生理活动的保障，"肝受血而能视，足受血而能步，掌受血而能握，指受血而能摄"（《素问·五藏生成》）。如《医学正传》："夫怔忡惊悸之候，或因怒气伤肝，或因惊气入胆，母能令子虚，因而心血为之不足，又或遇事烦冗、思想无穷，则心君亦为之不宁，故神明不安而怔忡惊悸之证作矣。"

患病人群的特殊性更决定了从肝论治对本病的重要意义。一者，女子体阴，阴性凝结易于佛郁，性情本易多思忧愁。孙思邈言："女子嗜欲多于丈夫，感病倍于男子，加之慈恋、爱憎、嫉妒、忧患、染着坚牢，情不自抑。"情志郁结，皆可影响气机，而"多情交织致病首先伤肝"，尤其现今更年期妇女较以往需要承受家庭、社会等方面的更多压力。二者，女子经过经、孕、产、乳等而数伤于血，又兼情志易郁，而肝体阴而用阳，故"女子以肝为先天"（《临证指南医案》）。这尤其体现在肝对于女子行经的调节。《素问病机气宜保命集》言妇人"天癸既行，皆从厥阴论之"。三者，随着生命进程逐渐过渡至老年阶段，各方面机能逐渐衰退。肝为刚脏，或首当其冲。《灵枢·天年》中说："五十岁，肝气始衰，肝叶始薄，胆汁始灭，目始不明。"

肝主疏泄正常，则气血调畅，经络通利，心情畅快，情志有节。肝郁气滞，不能疏散心气，则阴血暗耗，不能养心；气郁化火生痰，痰火扰心，而心神不宁；气滞则血瘀，更兼痰、火扰动，不通则痛。肝木乘土，则脾胃运化不健，气血生化无源。肝体阴而用阳，与肾乙癸同源，母子相及，或至精血亏虚。

二、临证经验

基于以上病机，华教授多从肝论治本病，重视形神兼治。一方面，药物调理以疏理肝气，重视辨证；另一方面，心理疏导，调适生活，以治病求本。

1. 疏肝行气以调形

华教授喜以疏肝名方逍遥散加减。《医贯·郁病论》说："予以一方治其木郁，而诸郁皆因而愈。一方曰何？逍遥散是也。"逍遥散为临床常用方剂，华教授在长期临床验证中针对疾病特点和患者体质细腻地加减运用，效果显著。

具体以柴胡为君，善条达肝气，疏肝解郁；而臣药以助疏肝。一方面以白术、茯苓健脾益气为臣，此为"见肝之病，知肝传脾，必先实脾"；而且此期已逐渐进入老年衰退阶段，更需要倚重后天补养，即"天癸已绝，乃属太阴经也"（《素问病机气宜保命集》）。气虚甚者，或直接以参芪益气。另一方面，以当归、白芍养血柔肝为臣。一者肝体阴而用阳，肝主藏血，其体为阴；肝气疏泄，其用为阳，两者互为根本。二者女子以血为本，生理上经、带、胎、产、乳数伤于血，且"年四十而阴气自半"。三者疏肝药多行散而易耗气，故要滋阴养血以佐。病甚者，需要补益肾精以养肝血，用药如地黄、首乌、黄精、枸杞等。

另有香附助柴胡以散肝气郁结，或厚朴、枳壳等；或用郁金行气解郁，兼清心凉血；益心安神药亦为佐助。炒枣仁养心阴，益肝血而安神定悸。远志交通心肾，安神定志。或如夜交藤，合欢皮，百合之类。甚者，或用龙齿、朱砂镇惊安神。另外，丹皮清血中伏火，炒栀子清肝热，泻火除烦，尤其针对更年期所出现的虚火症状。并煅龙骨、煅牡蛎以敛虚汗。少许薄荷疏散郁遏之气，为入肝之引使。或伴头痛，可予白芷、细辛等，尽快解除患者不适，缓解畏病心理。

华教授指出，本病调养需要时日，由于患者多畏惧中药口感不佳，这就需要在选药时，设身处地为患者着想，尽量避免味道特殊，感观不佳者，以增加患者的服药依从性。

2. 调畅情志以安神

中医强调形神兼顾的治疗模式，尤其本病与患者的情绪、心理状态等有密切联系。

华教授十分重视患者的精神调节，认为现今随着生活方式的改变，更年期妇女较以往承担了外界更多的责任和压力，如应对职场工作关系、处理夫妻关系、抚养子女、赡养照顾老人等，又与其自身生理变化相叠加，更容易出现抑郁、焦虑等情况。因此应劝解患者树立积极向上的生活态度，乐观从容地应对这一特殊时期，同时应尽量取得患者家属子女的协助，部分客观现状或很难改变，但家庭的有效支持对于患者有相当的精神慰藉和帮助。如有人研究更年期妇女在各角色中所承担的压力及所得的回报对其精神心理健康状态的影响，结果强调了妇女在经历中主观感受的重要性，认为其所得到的回报或可缓解所承担的压力带来的心理负面影响。尤其无论在相应角色中所承受的压力多少，作为母亲或妻子所得到的回报有助于缓解抑郁或焦虑症状，在工作关系中也类似，这也印证了家人支持对于妇女在此期内平稳过渡的重要性。值得注意的是，在照顾老人或残障的更年期妇女中，严重抑郁状态等有更高的报告率，可能与这项工作需要更多的时间，且与社会群体相对隔绝，并同时承担相当的心理痛苦有关，因此有必要加强对此类妇女的关心重视。

三、病案举例

患者某，女，53岁。2013年5月9日初诊。患者经行紊乱1年。近月余无明显诱因即时感心烦，偶有胸闷，易怒，不能自制。阵发汗出，夜间盗汗，甚则浸湿衣被。夜眠差，入睡困难而易惊醒。纳尚可，二便可。舌质暗红，苔薄白，脉细弦。辅助检查示：静息心电图大致正常，心电图运动平板试验可疑阳性（T3－6的ST段下移0.1mV）。既往高血压2年，现日服培哚普利2mg，控制可，时测血压122/80mmHg。此为肝郁气滞，心神不安。治以疏肝解郁，行气安神。嘱调畅情志，处方：柴胡10g、白芍15g、陈皮10g、川芎10g、枳壳10g、香附10g、厚朴10g、枣仁18g、远志10g、夜交藤18g、合欢皮10g、百合10g、甘草6g、煅龙骨24g、煅牡蛎24g、郁金10g。此方随症加减14剂后，患者心烦明显减轻，精神状态亦好转，予中成药行气活血安神以巩固治疗。

按：本案中，患者苦于心脏症状及精神状态而就诊，且心脏症状与精神状态有明显的相关性。察其脉症，为肝郁气滞之象，肝失疏泄，气机郁滞，心脉不和，而见心烦胸闷，并心电图改变；心气失畅，情志被郁，并气郁化火，扰动心神。方以丹栀逍遥散变通。柴胡、香附辛行肝气，善散肝之郁结，并枳壳行气开胸，厚朴下气宽中，陈皮行气化痰。白芍、当归酸敛养阴和血，与行气药同用，补肝体而调肝用。白术、茯苓、甘草健脾益气，脾胃健运而生化有源，且土实以御木乘。并远志交通心肾，合欢皮解郁活血，百合养阴清心，夜交藤养血安神，郁金清心解郁，煅龙牡敛汗安神。全方疏肝解郁，行气安神。形神一体，口服药物以行气解郁，并顺情畅志以颐养心神。

（牛英硕）

糖尿病慢性并发症浊毒致伤论

糖尿病慢性并发症是严重危害糖尿病患者健康与生命的一类疾病。就其病因病机而言，正虚与痰瘀的观点已普遍得到认可。近年来，基于对许多疑难重症等重大疾病的深入研究，有人提出"痰瘀毒相关论"，还有学者提出"毒邪和络病"学说。这些理论的提出，为我们深入认识糖尿病慢性并发症提供了新的思路。笔者认为浊毒为患、浊毒致伤脉络是糖尿病并发症的核心病机。

一、浊毒内生是病理基础

糖尿病是慢性代谢性疾病，中医传统理论认为其基本病机是阴虚燥热，这种虚与热的病机观点一直占据主导地位。随着中医对糖尿病研究的不断深入，痰浊、瘀血在糖尿病发生发展过程中所起的作用，越来越受到重视。脏腑亏虚，气不化津，湿自内生，滋生痰浊，痰瘀互结，蕴于体内，成为糖尿病的发病基础；若痰瘀浊化，蕴热成毒，结于脉络，可致脉络损伤，从而变证丛生，引发糖尿病慢性并发症，可见糖尿病证属本虚标实。浊毒内生是重要的病理因素。

1. 浊毒的含义

浊者，不清也。《丹溪心法》中载："浊主湿热，有痰有虚。"古人又谓其为"浊邪害清"之邪气。作为致病之浊，有内外之分，外者指自然界秽浊之气；内生之浊，则指人体异生之病理产物。湿与浊同类，湿轻而浊重，积湿成浊，湿易去而浊难除。

毒者，《辞源》论毒的本义为恶也，害也。痛也及物之能害人者，皆曰毒。《说文解字》曰："毒，厚也，毒者，害人也"。《金匮要略·心典》记载："毒，邪气蕴结不解之谓。"现代中医专家论述毒邪观点繁多，各有阐述，赋予了新的内容，认为"邪盛为毒"、"邪久入深为毒，体虚邪张为毒"。毒是入侵人体并猛烈损害机体，耗伤正气，破坏阴阳平衡的物质。提出"凡是对机体有不利影响的因素，无论这种因素来源于外界或体内，统称为毒"。正如《医医琐言》所云："万病唯一毒。"这是从病因学角度对广义毒邪的一种诠释。

就邪毒而言，有外毒和内毒之分。外毒指外感之毒，如外感六淫之邪气、"疫毒"、"温毒"等，而内生之毒则指产生于体内的毒性物质。其来源主要有三方面：一是机体在代谢过程中产生的各种代谢废物，由于其在生命过程中无时无刻不在产生，因而它是内生之毒的主要来源，也是机体排毒系统功能紊乱时存留体内危害人体健康的主要因素。二是指那些本为人体正常所需的生理物质，由于代谢障碍超出其生理需要量也可转化为致病物质形成毒，如血糖、血脂过高。三是指本为生理性物质由于改变了它所应存在的部位也成为一种毒。可见这种毒性物质因机体正常生理代谢而产生，因脏腑功能障碍而浊化，又因病机排除、化解毒物的作用降低而存留，同时又作为新的致病因素作用于机体。浊与毒，其性相关，极易相互滋生，相互胶结而为害为虐，故而浊毒并称，属内生之毒邪。

糖尿病及其慢性并发症形成发展的过程，就是浊毒为患的过程。糖尿病之浊毒既有一般毒邪致病的特点，又有自身由浊致毒的特性。"五脏皆柔弱者，善病消瘅"。正气虚损，脏腑气机生变，饮食水谷精微不能化气充脉，升清降浊而循其常道，而是蓄积化浊，由浊生变，内损脉络，导致多种变证产生。

2. 糖尿病浊毒为患的内涵

糖尿病的显著病理特征是血糖的持续升高，"糖尿病"、"血糖"是现代医学的名词，但是古代医经及历代医家对该病早有认识，认为该病的发生源于"饮食忧患之失节"。《素问·奇病论》云："此人必数食甘美而多肥也，肥者令人内热，甘者令人中满，故其气上逆，转为消渴。"《灵枢·五变》中则云"怒则气上逆，胸中蓄积，血气逆流，髋皮充肌，血脉不行，转而为热，热则消肌肤，故为消瘅"。糖尿病患者发病之初，多有饮食失节，嗜食肥甘，形体肥胖史，多数伴有高血脂等代谢综合征的表现。此阶段临床无论有无明显症状，机体过高的血糖血脂已由机体生理需要的精微物质浊化成了有害于机体的壅滞之气，这种壅滞之气内存于血脉，着而不去，不能及时被排出体外，耗气伤阴而化热，酿生毒性，从而进一步阻碍脏腑气机，变为蕴于脉中之浊邪。有人称之为"血浊"，血浊之气壅结不解，且具浊邪黏滞之性，贯穿于糖尿病全过程。由于机体代谢产物除血浊之外，还有痰浊、瘀血之类，同样有化热化毒的特点，浊变而成"痰毒"、"瘀毒"。

痰浊瘀血的形成，与糖尿病病变过程密不可分。病变早期以脾虚湿郁为主，脾虚失运，聚湿成痰。日久化热而成湿热内蕴，湿热交阻，灼津为痰。病至并发症期，则内生痰浊，痰瘀互结。《医学正传》说："津液稠粘为痰、为饮，积久渗入脉中，血为之浊。"血瘀的形成，主要有四种原因：一是脾虚痰郁气机不畅，或肝气郁结，情志不遂而致气滞血瘀；二是脾虚气弱，运血无力而致气虚血瘀；三是湿热内蕴，热灼津伤，血涩难行而致瘀血内停；四是痰湿内盛，气机受阻，血行缓慢而致瘀滞。内蕴血浊与痰瘀互结，同是构成糖尿病及其并发症的物质基础，且其性相关，同气相求，一旦形成，均有附着、相合、相兼之特点，具备化热伤阴，浊变化毒之特性，成为病变过程中使病情逐渐加重，机体形成损伤的浊毒。

从现代医学角度看，糖尿病慢性并发症的形成及发展，与各种致病因素直接或间接地作用于血管，引起血管内皮组织损伤、动脉壁粥样硬化斑块形成有密切关系。其主要因素有三方面：一是自由基对胰岛 β 细胞的"毒性"作用及其对血管、神经的过氧化损伤。二是肿瘤坏死因子的过度分泌。因为胰岛素抵抗是 2 型糖尿病的重要病理生理机制之一，而体内过度分泌的肿瘤坏死因子在介导胰岛素抵抗中起了中心介质作用，它从不同环节不同层次干扰了胰岛素的生物功能。三是糖尿病的糖毒性与脂毒性损害。

根据现代医学理论，糖毒性是指长期的高血糖对全身组织细胞的损害作用，如持续的高血糖状态下非酶促糖基化多元醇旁路激活和过氧化的毒性，以及高血糖对胰岛 β 细胞特异的损伤作用等。同时高血糖又是加重受体后水平缺陷而致胰岛素抵抗的主要因素。脂毒性则是指循环中增高的游离脂肪酸浓度或增高的细胞内脂质含量导致糖尿病形成与发展的作用。已证明游离脂肪酸升高与胰岛素抵抗和胰岛 β 细胞功能障碍有关系，如导致肝脏和骨骼肌的胰岛素抵抗，同时又进一步导致胰岛素的抗脂解作用降低。

上述糖尿病致病因素学说同样是毒邪致病论。其核心内容是具有毒性作用的致病因素从不同环节不同渠道干扰破坏糖脂代谢过程，一方面引起以高糖、高脂血症为特征的代谢综合征，导致糖尿病的发病，另一方面作为新的致病因素导致血管、神经、全身组织、细胞更为严重的损伤过程，引发或加重糖尿病慢性并发症。

二、浊毒为患，毒损脉络是并发症病机关键

1. 浊毒蕴结，久聚生变

糖尿病慢性并发症形成和发展的过程，实际上是一个长期而缓慢的毒损致伤过程，病因为浊毒，病损在血脉经络，简称脉络。浊毒为患，非一日之祸，而是具有缓慢性、持久性、渐进性、暴虐性特点的潜移默化的损伤过程。病变之初，血浊与痰浊瘀血相合，共同随血液循行体内，贯通组织上下，四肢百骸，无处不至。其秽浊之气遍布全身，但临床可无任何症状，患者仅在查体时偶见血糖升高，这一阶段为隐匿期。据临床观察，此期许多患者形体肥胖，或伴有高脂高粘血症，或有尿液混浊、浊沫增多、尿有甜味，或伴有乏力、多食而不自知。其病机特点为浊邪蓄积、蕴结不解、渐伤阴液、耗气伤血，尚未见化热之象。随着病程进展，浊邪渐渐化热，津液耗伤，浊邪害清的本质逐渐突显，临床上可出现以"三多一少"为主症的多种症候。也可见有某些并发症的早期症状，如指（趾）端麻木、疼痛、视物模糊、尿微量蛋白增高等，其表现不一，因人而异。这是糖尿病的临床期。此期的病机特点是浊邪化热已酿生毒性、浊毒内蕴、伤阴灼液，气阴大伤并出现程度较轻、部位局限的脉络损伤。病至晚期，即糖尿病慢性并发症形成期。组织器官逐渐损伤、脉络浊毒淤积、毒热腐化，脉络组织广泛损伤，机体各系统组织器官多处破坏，正气不断受挫，形成正不胜邪、虚实夹杂、形体受损的复杂病证。

然而，上述病机演变，自始至终以浊毒为病理基础，由浊邪内郁到浊毒蕴结是一个漫长的逐渐化热化毒的过程，也是一个浊变的过程，毒成的标志是气阴耗伤，是脉络被伤受损，直至毒损组织、器官，即毒伤形体。整个过程，贯穿着损伤—修复—损伤—修复的循环过程。"正气存内、邪不可干"，"邪之所凑，其气必虚"。病之进退，决定于机体正气的强弱和浊毒的盛衰以及毒力的大小。

2. 浊毒为患，变证丛生

浊毒蕴结脉络，浊与毒常因性质类同而相生相助为虐。浊有浊质，其性黏滞，易胶着为患，结滞脉络，则缠绵耗气。毒邪为害，毒性暴烈，躁动善变，最易伤精耗气，壅腐气血。糖尿病慢性并发症浊毒为患既具备一般毒邪的致病特点，又有其自身的特征性表现。具体表现在：①广泛性：由于浊毒为患，蕴结的部位在脉络，脉络作为气血运行的通道与浊邪清除的管道，贯通机体内外上下，无处不有、无处不达，遍布全身各功能系统组织器官。故致病范围宽广，五脏六腑、脑髓神窍、四肢百骸、肌腠皮肤，无一疏漏，皆可累积。诸如心脑血管病变、周围血管与神经病变、肾病、胃轻瘫、膀胱失弛等多系统病变，以及皮肤瘙痒、失明雀目和内障等多种病变。②骤发酷烈性：指浊毒致病，当病损到一定程度，可突然加重，骤然发病，变化多端，后果严重。这是因为浊毒为患，深伏脉络，不断耗伤正气，蓄积待发，一旦出现本质改变，毒邪致伤脉络或浊毒闭阻脉络均会突发急症、重症，如并发中风昏仆、神迷偏瘫，并发心梗、猝然心痛。③内损性：浊毒蓄结经久不清，久病入络，必然逐渐消耗内脏气血，造成内伤积损。如糖尿病肾病、眼病、趾端坏疽等，最终可导致尿毒症、截肢、失明等严重后果。④火热性：浊毒为病，毒性暴烈，属热属火，浊邪毒变，易从火化，因此糖尿病患者常常并发肿疖疮痒和其他感染性疾病，可见局部红肿热痛或其他感染部位出现的相应症状体征。⑤顽缠性：浊毒致病，秽浊黏滞，缠绵难愈，究其原因，在于浊毒深伏于里，胶结难除，经络受损，甚至筋膜骨伤，治疗难度大，甚至需截肢治疗。

三、脉络损伤，当防微杜渐

就广义毒邪而论，凡是侵入人体，能引起机体组织广泛损伤的致病因素均为毒邪。一般认为，浊邪存留体内可暂不致病，只有化热生变，成毒致损后方称之为毒邪，其标志是组织器官、五脏六腑的骤然损伤和形质破坏。然而糖尿病慢性并发症的浊毒为患，其病变部位在全身脉络，贯通身体各部组织器官，其致病特点另具突出特征，这是其浊毒性质所决定的。具体反映在两方面：①浊毒为患的渐损性。浊毒为患，其性秽浊黏滞，顽缠难去，长期蕴积脉络，其浊毒之性渐次侵害、腐化，可经历较长的病理过程，其间浊毒与脏腑之间正常功能代谢有一个正胜邪退，正虚邪进不断反复的过程。同时，脉络不断受到损伤，由轻到重，由浅入深，由局限到广泛，临床上可出现程度不同的症状体征。如周围神经病变或周围血管病变，虽然二者出现的病证各不相同，但病理损伤，其理则一。周围神经病变的实质在于浊毒侵蚀，脉络损伤，耗气伤血而使经络失养，脉络失荣，故临床上可见肢端（趾）麻木不仁或灼热刺痛，且由轻到重，逐渐发展。若浊毒侵蚀血管损伤脉络，耗气伤血致气虚血瘀，脉络闭阻，则可见下肢疼痛、肢端发凉怕冷，皮肤紫暗或苍白无华。如果稍有不慎，皮肤破损、外邪侵入，就会正不胜邪，毒热相合，肆虐为患，腐肉伤筋，甚至成坏疽之证。②浊毒为患的突变性。指浊毒损伤脉络发展到一定程度或一定阶段，病情骤然发生变化，标志着病情突然加重，毒邪的致病效应迅速增加。毒邪扩展蔓延，致病范围扩大，往往出现严重后果。常氏将其毒损络脉的内涵概括为三层意思，即"邪气成毒化"、"成毒损伤化"、"毒损环节是毒损络脉"。说明邪气蕴结聚集可成毒；邪毒一旦形成，毒性色彩即现，则毒邪害人、伤人，形成毒损全过程。浊毒为患的这种突变性，在糖尿病合并心脑血管疾病中最为突出。长期而持久的浊毒内蕴，伏而不现，当机体正气亏虚之际，浊毒凝聚，痰瘀互结，阻于心脑脉络，滞气浊血，留滞络脉，使气血闭阻不通，心脉脑髓失养，进而序贯引起心脑广泛损伤，以致突发胸痹心痛、四肢厥冷，甚至朝发夕死、夕发旦死；或猝然昏仆，不省人事，肢体偏废，语言不利，甚至痰蒙神昏，呼多吸少，出现危象。

不容忽视的是，糖尿病慢性并发症浊毒为患反映了邪气实的一面，然其病损本质在于正气亏虚，虚实夹杂，正邪交争贯穿始终。具体表现为脏腑组织器官渐被毒伤蚀化的慢性过程，也是其内损性的具体表现。如糖尿病肾病，病变早期，临床可无任何特殊症状，仅在体检时发现尿微量蛋白增高，随着病程进展，逐渐因肾关不固、精微下泄而出现蛋白尿、水肿、腰痛等证，同时伴有肾功能的逐渐衰退，经历代偿、失代偿的过程，最后逐渐出现肾体劳衰、浊毒内停的关格之变。这种再生之浊毒进一步泛溢全身，损伤脏腑进而引起其他功能系统的功能紊乱及多脏器衰竭，五脏俱虚，诸证蜂起，致成恶候。

鉴于以上认识，可以得出启示，一是治疗糖尿病慢性并发症，应重视浊毒为患贯穿始终，要做到防微杜渐，防患于未然，糖尿病的诊断一旦成立，尽早应用清化浊邪、益气养阴，通脉活络方药，使浊邪祛除，减少蕴积；二是重视化浊解毒有效方法的挖掘研究与应用。浊毒为患，"浊"字先当，化浊即是解毒，应从狭义的清热解毒中"毒"的理念之中跳出来，以拓展思路，寻求真知；三是立足辩证思维，辨证与辨病结合。糖尿病的各种并发症，病因虽同，证情各异，各脏腑组织间具有自成体系的特点，不同的组织损伤或不同的病理阶段有不同的临床特征，当"观其脉证，知犯何逆，随证治之"。糖尿病慢性并发症的浊毒致伤论，仅是其复杂病机的一点新识，以期探求、拓宽该病的治疗思路与方法。

（刘承琴　指导：华明珍）

中西医结合治疗糖尿病并发周围神经病变的临床观察

周围神经病变是糖尿病的常见并发症之一，多见于糖尿病控制不理想或病程较长者，不少患者以周围神经病变为首发症状或与其同时发生，其病情迁延不愈。自1991年以来，我院对40例糖尿病合并周围神经病变的患者，在控制饮食及应用降糖药物控制血糖的基础上，采用中西医结合的方法治疗，效果明显，现总结如下。

一、临床资料

1. 一般资料

治疗组、对照组共64例，按WHO诊断标准，均诊断为1型糖尿病，其并发症经肌电图检查证实为周围神经损害。64例随机分为2组：治疗组：40例，男14例，女26例；年龄：43~73岁；病程：5年以上21例，10年以上12例，其并发周围神经病变病程：最长15个月，最短1个月；轻度周围神经损害者13例，中度19例，重度8例；空腹血糖：8.6~22mmol/L。对照组：24例，男10例，女14例；年龄：45~71岁；病程：5年以上12例，10年以上5例，并发周围神经病变病程：最长18个月，最短2个月，空腹血糖：9.2~22mmol/L。

以上各项两组间均无明显差异（P > 0.05），具有可比性。

2. 治疗方法

两组糖尿病治疗包括饮食控制、口服优降糖5mg~12.5mg/日，若效果差，血糖不能控制，则改用胰岛素12u~40u/日，皮下注射，分3次，并根据尿糖随时调整剂量，两组均给予蝮蛇抗栓酶0.75u加入0.9%氯化钠溶液500ml中静点。另外，治疗组同时服用益气养阴活血之中药治疗，14天为一疗程，中药组成：黄芪30g、知母10g、红花10g、太子参15g、泽兰10g、花粉30g、元参15g、丹参30g、当归10g。水煎服日1剂，分2次服用。加减，偏于上肢者加桑枝30g；偏于下肢者加牛膝12g、地龙10g；筋脉挛急疼痛剧烈者加重丹参用量，并加用木瓜30g；腰膝酸软、目涩者加女贞子10g，旱莲草10g；肢体麻木、如有蚁行较重者加独活10g，僵蚕10g；畏寒肢冷者加桂枝10g。

二、结果

1. 疗效标准

显效：感觉障碍消失，膝、跟腱反射均恢复正常。有效：感觉障碍减轻，位置觉、膝、跟腱反射改善。无效：感觉障碍、位置觉、膝、跟腱反射无改善。

2. 治疗结果

治疗组：显效 6 例，占 15%；有效 33 例，占 82.6%；无效 1 例占 3%；总有效率 97%。对照组：显效 2 例，占 8.3%；有效 18 例，占 75%；无效 4 例，占 16%；总有效率 83.3%。

以上两组的显效率、总有效率经统计学处理（$P < 0.05$）有显著差异，中西医结合组临床疗效优于单用西药组。

三、讨论

糖尿病并发周围神经病变，属于中医"消渴"、"痹症"范畴，其发病机制多为素体阴虚火旺，燥热伤津。燥热又易伤阴耗气，致气虚津亏，津亏则血燥，血液黏滞而致气血运行不畅，气虚则血衰无力，也使气血痹阻不通，则瘀血阻络，络脉不通，四肢筋脉失濡养而致病。现在医学认为：糖尿病性周围神经病变的产生与神经生长因子异常、血管障碍及糖代谢有关。蝮蛇抗栓酶具有溶栓、抗凝、去纤、降脂、降低血液黏稠度、改善微循环等作用，并且还含有神经生长因子，它不仅能明显改善糖尿病性周围神经病变患者的临床症状和体征，而且还能提高神经传导速度，为治疗该病的有效药物。我们在此基础上，加益气养阴活血之中药。该方太子参、黄芪以益气，气旺则津回，阴津充足，内热自清；元参、花粉、知母则养阴清热；当归、泽泻、丹参则活血化瘀，全方益气养阴治其本，清热活血治其标，使气阴得复，气血流通，筋脉得以濡养，诸症自除。通过临床观察可见：中西医有机结合，充分发挥其各自特长，对治疗糖尿病性周围神经病变有显著。

（刊登实用中西医结合杂志 1995 年第 8 卷第 10 期　戚宏　华明珍　马宁等）

华明珍运用乌梅临证经验

关键词：华明珍；临证经验；乌梅。

华明珍主任医师是全国第四批名老中医药专家学术经验继承指导老师之一，已从医五十余载。华教授人品高洁，尊崇中医典籍，博览群书，医术精湛，组方严谨，喜用小方治疗疾病，使病人少花钱，治好病，深得病人的喜爱。临证常常采用一药治疗多种疾病。笔者在学习、整理华明珍教授的临床经验的过程中常常为其看似信手拈来的用药却每取得奇效而深深折服，现略举华明珍教授运用乌梅治疗几例病案，与同道共飨。

1. 白塞氏病案

李某，男，38岁，反复口腔溃疡5年，于当地西医院诊断为白塞氏病，来诊时口中疼痛，口中及舌上有多处大小不等溃疡面，最大如黄豆粒大小，周边轻度充血；口中疼痛，反复发作；心烦、口渴欲饮，无发热，口唇色红略干，舌嫩红，有裂纹，苔白少，脉数。方用华明珍教授经验方梅翘饮加减：乌梅12g、连翘12g、桔梗15g、沙参15g、麦冬15g、云苓10g、竹叶10g、花粉15g、莲子心6g、丹皮10g、生地15g、蝉衣10g、甘草6g。连服15剂，口腔溃疡痊愈。因平时工作繁忙，每发作时来诊，再用梅翘饮随证加减治疗仍有效，后华师考虑其服汤剂常不能坚持故给予梅翘散膏方治疗，疗效理想。

按：《本草经疏》："乌梅味酸，能敛浮热，能吸气归元，故主下气，除热烦满及安心也。……好唾口干者，虚火上炎，津液不足也；酸能敛虚火，化津液，……"《素问·至真要大论》提出："火气内发，则为瘛。"患者素体阴虚内热，伤津劫液，虚火扰动，火热之邪循经上行熏灼口舌而发病。邪热阻于经络，浸渍肌肤，治疗宜清上浮之阳，并滋阴凉血。乌梅一味即可敛浮热，又可与连翘除热烦满及安心，还能与沙参、麦冬、生地等养阴生津，且乌梅其性酸涩可收敛疮面，可谓标本兼治。

2. 自汗

患者宋某，女，80岁，自汗，每日下午体温37.1～37.2℃，感双肩发冷，继之汗出，汗出湿透衣衫，身疼痛，口干，纳食可，眠可，二便调。舌质红，苔薄白，脉细。既往有糖尿病史，现血糖控制理想，空腹血糖在6mmol/L左右。方用：乌梅10g、沙参24g、麦冬15g、玉竹15g、云苓10g、黄芪18g、当归15g、浮小麦30g、煅龙骨24g、煅牡蛎24g、防风10g、白术10g、百合12g、枸杞15g、甘草6g。服药7付后，患者出汗明显减轻，仅有时微汗出，感神清气爽，患者满意。

按：《本草求原》云乌梅："治溲血、下血、诸血证，自汗，口燥咽干。"华教授认为乌梅药味酸涩，酸能敛虚火，化津液；涩可收敛肺气。配合补肺气固表、养阴生津及其他固表止汗之品，故能收良好的敛汗作用。

3. 梅核气

患者王某，女，78 岁，患者 10 天前感受外邪，出现鼻塞流涕，咽痛，自服感冒药物诸症改善，近 3 天，患者仅感咽中有物，吐之不出，咽之不下，无咳嗽、咯痰，胸闷，纳食可，眠可，二便调。舌质红，少苔，脉细。方用：沙参 15g、麦冬 15g、桑叶 10g、玉竹 15g、扁豆 10g、石斛 12g、苏梗 10g、苏叶 10g、半夏 12g、川朴 10g、云苓 10g、乌梅 12g、桔梗 10g、甘草 12g。服 6 剂，患者咽部不适感消失。

按：华教授分析患者为外感病余邪未清，肺失宣降，津液不布，痰气相搏，结于咽喉，故见咽中有物，吐之不出，咽之不下；胸中气机不畅，故见胸闷，舌质红，少苔，脉细，为阴虚之相。治疗当行气散结，降逆化痰。但单用半夏厚朴汤多辛温苦燥之品，不适于阴伤津少者，故加用养肺阴、补津液之品。方中乌梅即主下气，除热烦满，条理气机；又可化津液，防辛温苦燥之品伤阴。可谓一举两得，标本兼顾。

以上仅为华教授验案中的几例，但已足见华师对药物的熟练灵活的运用。乌梅别名梅实、熏梅、桔梅肉、梅、春梅等。归肝、脾、肺、肾、胃、大肠经。功效：敛肺止咳，涩肠止泻，止血，生津，安蛔。主治：久咳，久疟，久泻，痢疾，便血，尿血，血崩，蛔厥腹痛，呕吐，钩虫病等症。临证运用乌梅治疗它病亦获良效，说明对药物的深入理解及临证经验是多么的丰富。从而理解了华教授对我们的教导：要知常达变，熟悉药物的性味归经，多读古书，学习古人的用药经验，探精入微，认真体会，做到心中不惑，胸有成竹，临证方能得心应手。

（李泉红）

医案医话篇

顽固性失眠

陈某，女，53岁。1989年4月6日入院。患者2年前，因其子长期外出未归而焦虑不安，又因家务事精神不快，即夜不能入眠，开始发病时只是入睡困难，逐渐加重为彻夜不眠，曾在省级医院神经科检查：心电图、脑CT均未见异常。诊为神经衰弱，服佳乐定3片才能睡眠2~3h，后来我院住院治疗。诊见：精神萎靡，身倦乏力，胸脘痞闷，吐痰涎，烦躁，彻夜不眠，纳呆，二便调，舌苔白厚腻，脉象沉细。入院后给予补心丹、归脾汤、孔圣枕中丹之类药物治疗3个月，效果不明显，仍需服用安眠药才能入睡。7月6日笔者查房时认为患者系过度忧虑伤脾，脾虚痰湿内生，痰气郁结所致，应以理气化痰，佐以安神之品，遂用半夏厚朴汤加味：半夏10g、厚朴10g、茯苓10g、苏梗10g、枳实10g、香附10g、柴胡10g、枣仁10g、远志10g、龙齿24g、五味子10g、甘草6g、朱砂1g（冲服）。水煎服，日1剂，连服3剂，病人胸闷减轻，吐痰减少，停用安眠药物，能入睡2~3h。继服6剂，病情好转，每夜能睡5~6h。诸症亦随之消失，嘱其再服3剂以巩固疗效。

体会：本例病人，病程长，长期服用安眠药物，入院后曾用养血宁心安神的药物治疗，未能见效，详审其病证：彻夜不眠，胸闷、心烦，吐痰涎，舌苔白厚腻，脉沉。此为肝郁乘脾，脾运失健，生湿聚痰，痰气郁结，气失舒展所致，以半夏厚朴汤加味，化痰行气开窍，使心神安宁，病当治愈。

（山东中医杂志1990年第9卷第4期 华明珍 汪育琨）

风水治验

风水证，临床上颇为多见。尤其小儿，多因感受风寒，肺卫被束而致全身浮肿。其发病急、病势重。如能把握病机，辨证施治，定能获效。

如王某某，男，四岁半。患儿因全身浮肿、小便混浊两天就诊。

患儿两天前曾患感冒，即之全身浮肿，以面部及下肢肿甚，食欲不振，小便混浊而短少。查其患儿：面色㿠白，颜面浮肿，眼睑如卧蚕状，下肢浮肿，按之凹陷不起，其阴囊肿甚，透明如裹水状。舌质红苔薄白，脉象浮数。查小便常规：蛋白（＋），红细胞少许，白细胞（＋）。

此证为风水证，治以祛风行水为主，用越婢加术汤加味治疗。

处方：麻黄 6g、生石膏 12g、生姜 3 片、大枣 5 枚、甘草 3g、白术 10g、云苓皮 12g、泽泻 10g、陈皮 6g、白茅根 30g。

水煎 300ml，每服 100 ml，日服三次共两剂。

二诊：药后，诸证好转，其眼睑浮肿已消失。能进流食饮食。唯有阴囊肿，舌苔薄白，脉数。小便常规：蛋白（＋）、白细胞少许，又以上方加蝉衣 10g 继服两剂。

三诊：浮肿已消，精神好，能进软饭，小便清长，小便常规检查正常。嘱其家属精心护理，预防风寒以巩固疗效。

按：风水一证，属水肿范畴。因外感风邪致肺气不宣。肺主一身之表，外合皮毛，肺为风邪所束，则肺不能通调水道，下属膀胱。以致风遏水阻，风水相搏，流溢于肌肤发为水肿。用越婢加术汤治疗，突为"开鬼门"之法。为中用麻黄、生石膏宣肺清热，白术、云苓皮健脾利水，更加白茅根等药清热利尿，收效必快。使肺气得宣，风邪已散，病乃自愈。如此证不能及时辨证施治拖延了病程。水湿流溢以影响脾肾之功能，水肿则加重，病则难治矣。

急症治验三则

1. 心源性休克

芦某，女，38 岁，1988 年 4 月 3 日急诊。心慌，气短 20 余年，反复发作，心慌，大汗出，四肢冷 1 小时。患者患"风心病"已 20 余年，心慌、气短，每因感冒或劳累发作。今于 4 月 2 日发作，心慌、气短，不能活动，动则心慌加剧。4 月 3 日晨突然大汗淋漓，心慌气短，四肢冷，由家人抬至急诊室就诊。

查体：患者中年女性，发育营养差，消瘦，神志尚清，半卧位，面颊潮红，口唇紫绀，心率 110 次/分，心律不齐，心前区可闻及双相杂音，右肺底可闻及湿罗音，腹大，肝肋下 4cm，质硬，脾未及，腹水征（+），下肢凹陷性水肿，四肢冷至腕踝，舌质暗红苔白，脉微欲绝，测血压：收缩压 6.6kpa，舒张压测不到。诊为：风心病、联合瓣膜病、心衰Ⅲ级、心源性休克。即刻进行抢救，给予氧气吸入，升压药及强心药静脉滴注，密切观察血压、脉搏变化，至 10 时 30 分血压未见回升，立即给予参附汤回阳救逆。方药：大力参 15g、附子 10g、龙骨、牡蛎各 24g 急煎频服，11 时 30 分血压开始回升，测血压 7.3/5.3kPa，继服参附汤至 14 时 30 分，病情缓解，汗出明显减少，手足复温，脉搏较前有力，小便 1 次，测血压 8.0/4.3pPa，病情稳定，为巩固疗效，转入病房治疗。

按：该病人系风心病患者，反复发作，正气极虚，又出现四肢厥冷，大汗淋漓，脉微欲绝，此为阳气暴脱症，病情危重，急用回阳救逆之法，理当奏效，故经 5 小时抢救病人转危为安。

2. 尿潴留

邱某，女，70 岁，1988 年 5 月 16 日就诊，少腹胀痛，小便点滴不下 5 天，加重 1 天。患者 5 天前因大便秘结，服果导后大便已下，又出现小便不畅，点滴不下，少腹胀痛，满如鼓，烦躁不安。14 日晨，少腹胀痛难忍，到某医院就诊，诊为尿潴留，给予导尿一次，回家后从 14 日至 16 日小便仍点滴不出，病人烦躁，坐立不安，到我院急症科就诊。

查体：患者老年女性，神志清，营养尚可，面色潮红，痛苦面容。心率 90 次/分，心律整，呼吸急促，腹部膀胱区隆起饱满，拒按，叩浊音。血压 22.5/13.3kPa，舌质红苔黄厚，脉弦，诊为尿潴留。治以通下利尿法，大承气汤加味：大黄 10g、芒硝 10g、川厚朴 10g、枳实 10g、茯苓 10g、泽泻 10g、桃仁 10g、肉苁蓉 10g、杏仁 10g、甘草

6g。嘱其家属急煎频服,每日2剂。

5月17日:患者16日取药后中午服一剂,至午后1时即小便一次,数量大约150ml,大便4~5次,泻下物如羊屎,腹胀减轻。晚9时又服一剂,晚10时小便250ml,病情大减,仍有小便感,少腹部有下坠感,肛门灼热疼痛,舌脉同前。仍给上方加黄柏10g、苍术10g、茵陈12g,继服,每日一剂。

5月19日,患者高兴告知,病情大减,小便已通畅,能进饮食,活动自如,病愈。

按:该病人系"癃闭"症,由于大肠郁热,腑气不通证,热壅于肺,肺为水之上源,肺气不能肃降,津液输布失常,水道通调不利,不能下输膀胱,肺热下移膀胱,上下焦均为热邪闭阻,故小便点滴不下,成为"癃闭",拟大承气汤加味,通腑泻下利小便,腑气得通,肺气得宣,水道通畅,小便自下而病愈。

3. 肾绞痛

吴某,男,64岁,1988年9月5日就诊。左侧腹部剧痛难忍,小便赤1天。患者9月5日晨,无明显诱因突然感到左腰部剧痛,引左腹部疼痛,小便色赤,尿痛,急来我院就诊。

查体:患者老年男性,发育营养良好,神清,呈急性痛苦面容,坐立不安,心率92次/分心律整,两肺呼吸音正常,肝脾未及,左腹部有压痛,左肾区叩痛明显。舌质红苔黄,脉弦滑而数。急查小便常规示:红细胞(++),X光拍片示:左肾区有0.3cm×0.5cm大小阴影,提示肾结石。B超示:左肾区有0.3cm大小实质性回声,左肾结石并积水。诊断:肾绞痛,肾结石。给予中药清热利湿排石治疗。处方:金钱草100g、海金沙50g、石韦12g、鸡内金10g、泽泻10g、茯苓10g、车前草15g、萹蓄10g、瞿麦12g、滑石10g、大黄6g、琥珀10g、白茅根30g。水煎服,日1剂,并嘱病人做跳跃运动,每日2~3次,每次15分钟。

9月8日诊:左肾区疼痛大减,自述疼痛部位有所下移,腹痛减,小便较前通畅,尿痛减轻,大便稀,日3~4次,舌质红苔黄微腻,脉滑数,继服上方去大黄加黄柏10g、苡米10g、白蔻10g,水煎服,每日1剂。

9月19日诊:中药已服14剂,肾区已不痛,今少腹部痛,X光拍片复查示:输尿管下端有一0.3cm×0.3cm之阴影,肾区阴影消失,效不更方,嘱病人继服上方,每日1剂。

9月27日诊:病人自述小便时用力,突然排出一块小石头,表面软,用水冲洗后如绿豆粒大,圆形,排出后腰部疼痛消失,尿色正常,复查X光片及B超均未见实质性阴影,痊愈。

按:该病人初诊时,腹部剧痛,伴有尿赤,少腹疼痛,且无明显外伤史,诊为肾结石。按中医学治病求本的原则,未给病人使用镇痛药而用清热利尿排石之法,3剂后疼痛减轻，效不更方，病人服药 22 剂后，结石排出，病告痊愈。除服用中药外，嘱病人做跳跃运动，帮助药物排石，从部位看，9 月 5 日结石在肾区，9 月 19 日结石在输尿管下端，27 日排出体外。这说明，药物结合运动能加速结石排出。

（《山东中医杂志》1992 年 11 卷 6 期　华明珍　迟景勋）

肺心病并发 DIC

李某，男，63 岁。1989 年 12 月 3 日收入住院治疗。

主诉：患慢性支气管炎 20 余年，肺心病 3 年。1989 年 11 月 20 日因感冒诱发咳喘、胸闷、憋气，动则气喘加重，心慌，咳痰带血，全身水肿。入院查体：神志清，精神不佳，口唇紫绀，颈静脉怒张。双肺满布哮鸣音，肺底闻及湿罗音。心率 100 次/分，三尖瓣听诊区闻及Ⅳ级收缩期杂音。肝下界肋下 3cm、剑突下 4cm 处可触及，质软，无压痛，脾肋下 1.5cm，肝颈静脉回流征阳性。舌质暗红苔薄黄，脉弦滑数。化验血小板计数 98×10^9/L。心电图检查：右室大，肺型 P 波。胸透诊为慢性支气管炎，肺气肿，肺心病，心力衰竭Ⅲ°。此系痰浊壅肺、肾阳虚衰、水气凌心所致。治宜清肺化痰平喘、温肾助阳利水。予以苏子降气汤合真武汤加减：苏子 10g、前胡 10g、厚朴 10g、茯苓皮 15g、橘红 10g、鱼腥草 10g、黄芩 10g、车前子 10g、葶苈子 6g、熟附子 10g、炒白术 10g、甘草 6g、大枣 3 枚。水煎服，日 1 剂。并以青霉素 640 万单位静滴，日 1 次，以控制感染。

12 月 5 日复诊：水肿、咳喘症状略见轻，但余症不减，出现咳血，日 6～7 次，每次约 1ml，多在朝暮时咳出。查体时见静注及肌注部位出现瘀斑瘀点数处，给予安络血治疗，未见效果。次日查大便潜血（＋＋），血小板计数 58×10^9/L，急查凝血酶原时间延长至 16 秒，三 P 实验（＋），纤维蛋白原 0.2%。说明消化道、呼吸道及皮下皆有出血现象，结合化验检查诊为肺心病并发 DIC。原方加丹参 15g、桃仁 10g、红花 10g、当归 10g、侧柏叶 10g，以活血祛瘀止血，并给予 10% 葡萄糖 250ml、丹参注射液 20ml 静滴，日 1 次，以改善微循环，配以双氢克尿噻 50mg 以消肿利尿。经 3 天治疗，心悸气喘减轻，水肿渐消，咳痰带血消失，皮下瘀斑消退。查体：口唇微绀，无颈静脉怒张，双肺仅有少许干罗音，肝下界肋下 1.5cm，下肢微水肿，大便潜血（±）。化验：血小板 130×10^9/L，凝血酶原时间正常，三 P 试验（－）。前方继服 3 剂后诸症消失。

按：患者系老年男性，因肺心病并发 DIC，出现咳血、便血、皮下出血，病情危重。该病的主要病变与肺、脾、肾三脏有密切关系。其咳嗽、咳血等症皆因痰浊壅肺、肾阳虚衰、水气凌心所致，为上实下虚证，而用清肺平喘、温肾行水之剂，却收效甚微。虑其血小板减少、凝血酶原时间延长、三 P 试验阳性，确诊为肺心病合并 DIC，有血瘀之症无疑。此乃肺气虚弱，肾不纳气，气虚不能推动血行而致血脉瘀阻，血不循常道，则出现咳血、便血、皮下瘀斑，故加用活血化瘀药而收到明显效果。现代药理研究认为活血化瘀药物，可以改善血液高凝状态，降低血液黏稠度，改善微循环，降低毛细血管的通透性，减轻肺水肿，扩张周围血管，改善心肌代谢，减轻心脏的前负荷及后负荷，使心肺功能得以改善。本例患者在合并 DIC 后病情危重的情况下，由于及时采用活血化瘀法，使其转危为安，而收到良好效果。

（《山东中医杂志》1992 年第 11 卷第 5 期　华明珍　应受铭）

胸痹案 1

沈某某，男，48岁，汉族，职员。

初诊日期：2013年9月16日。

主诉：胸痛，胸闷反复发作半月。

现病史：患者半月前因劳累，出现心区疼痛及胸闷时作，休息后可缓解，未服药治疗。近日仍反复感胸痛，胸闷，乏力，无头晕及心慌，纳食一般，睡眠欠安，二便尚可。舌淡红，苔薄白，脉沉缓。

既往史：既往体健。

辅助检查：血压130/70mmHg。心电图示：心率平均66次/分，T波低平。

辩证思路：患者正值中年，形体消瘦，体质较弱，肝肾渐亏，正气不足，气血运行不利，心脉瘀阻，发为胸痹。急则止其标，以宽胸散结、活血化瘀为主，兼以益气补肾。

中医诊断：胸痹（气虚血瘀）。

治则治法：宽胸散结，益气活血。

方药组成：瓜蒌15g、赤芍12g、白芍12g、川芎10g、云苓10g、桃仁10g、红花10g、元胡15g、黄芪18g、白术10g、枸杞12g、丹参15g、枣仁24g、远志10g、淫羊藿10g、甘草6g。

二诊：已无胸痛，仍时胸闷，乏力，纳食略少，睡眠较前改善，二便尚可。舌淡红，苔薄白，脉沉缓。查心率62次/分。瘀血之象减轻，仍气虚明显，肝肾不足，脾失健运。前方中加入仙茅12g、焦楂15g，以增补肾助阳、消食之效，焦楂尚有活血化瘀功效。

三诊：已无胸闷感，尚觉乏力，腰酸不适，纳食可，睡眠较前改善，二便尚可。舌淡红，苔薄白，脉沉细（尺脉尤弱）。气血郁滞得以疏解，正气亏虚明显，肝肾不足，缓则固其本。以滋补肝肾，强腰脊为主。方用：生地12g、熟地12g、泽泻10g、山萸肉15g、丹皮12g、山药12g、川断12g、狗脊12g、金樱子15g、淫羊藿12g、当归15g、鹿角胶10g、菟丝子12g、仙茅15g、黄芪18g、甘草6g。继服6剂。

四诊：乏力，腰酸减轻，纳食可，睡眠可，二便正常。舌淡红，苔薄白，脉沉细（尺脉较前略有力）。肝肾亏虚需进一步滋补巩固。前方继服10剂巩固疗效。

按：胸痹治疗中注重调理气血，标本兼顾，急则治其标，缓则治其本。病初气血瘀滞较重，以宽胸散结，活血通脉为主治其标，辅以扶正固本；待气血疏通，则以固本益气治本。此例为男性患者，滋补肝肾，以壮阳填精、强腰脊为主。

胸痹案 2

樊某某，女，63 岁，汉族，退休，已婚。

初诊日期：2013 年 6 月 23 日。

主诉：胸痛、胸闷反复发作 2 余年，加重 1 周。

现病史：患者 2 余年前，因劳累，感胸痛、胸闷时作，就诊于附近医院，诊断为"冠心病"，口服硝酸酯类、阿司匹林等好转。后症状反复发作。1 周前，因劳累，有感时胸痛、胸闷，约持续 5 分钟左右，含服速效救心丸后可缓解。全身乏力，偶心慌，纳食一般，眠欠安，大小便正常。舌红，苔薄白，脉沉细。

既往史：冠心病史 2 余年。

辅助检查：血压 150/80mmHg。心电图示：心率均 75 次/分，ST－T 异常改变，偶发室性早搏。

辩证思路：患者年过半百，肝肾渐亏，正气渐虚，气虚血行不畅，心脉瘀阻，不通则痛，发为胸痹。治当益气活血，通络止痛。

中医诊断：胸痹（气虚血瘀）。

治则治法，益气活血，通络止痛。

方药组成：瓜蒌 15g、赤芍 12g、白芍 12g、川芎 10g、太子参 15g、桃仁 10g、红花 10g、郁金 10g、元胡 15g、云苓 10g、三七粉 3g、丹参 15g、枳壳 10g、枸杞 15g、苦参 10g、甘草 6g。

方中瓜蒌宽胸化浊通络；赤芍、白芍、川芎、桃仁、红花、郁金、元胡、三七粉、丹参活血化瘀，通络止痛；太子参益气扶正；枸杞益阴补虚养心；云苓养心安神；香附、枳壳理气通络；苦参清心宁心；甘草调和诸药。全方标本兼顾，精炼全面。

西医诊断：冠心病（心绞痛、室性早搏）。

西医治疗：单硝酸异山梨酯 20mg，Bid；阿司匹林 100mg，qd；辛伐他汀 20mg，qd。

二诊：胸痛、胸闷程度减轻，发作次数减少。仍乏力，口干轻，心慌减轻，纳食一般，睡眠较前好转，大小便正常。舌红，苔薄白，脉沉细。脉络瘀滞较前减轻，仍气虚明显，日久致津液不足，需加强益气养阴之效。前方中加黄芪 15g、麦冬 15g 以增益气养阴扶正之效，继服 6 剂。

三诊：近一周无胸痛发作，胸闷程度减轻，乏力减轻，以无口干，无心慌，纳食可，仍有时难以入眠，大小便正常。舌红，苔薄白，脉沉细，较前有力。气虚血瘀较前缓解，需继巩固疗效，并增安神之效。前方中加夜交藤 18g、龙齿 24g，增安神宁心之效。继服 6 剂。

四诊：无胸痛发作，偶轻胸闷，无明显乏力、口干及心慌，纳食可，睡眠好转，二便可。舌红，苔薄白，脉沉细，较前有力。气虚血瘀缓解，心脉通畅，心神得安。前方继服 3 剂，巩固疗效，后症愈。

按：此病案是诊治胸痹的典型案例。患者属气虚血瘀，本虚标实证。在辨治中标本兼顾，气血同治。本例方药亦是治疗胸痹的经典验方。以瓜蒌宽胸散浊以通心脉，配以活血、理气之剂，气血同调，以太子参、黄芪、麦冬、枸杞益气阴养心神，标本兼治，临床疗效显著。

胸痹案 3

郑某某，女，60 岁，汉族，退休，已婚。

初诊日期：2013 年 6 月 19 日。

主诉：胸闷、乏力反复发作 8 余年，加重 1 周。

现病史：患者 8 余年前，劳累时感胸闷，乏力不适，就诊于附近医院，诊断为"冠心病"，服用丹参滴丸好转。后症状反复发作，平时多自服中成药。1 周前，劳累时又感胸闷，乏力，时心慌，唇甲色暗，纳食尚可，眠欠安，二便正常。舌质黯红，苔薄白，脉沉细。

既往史：冠心病史 8 余年，胃炎史 10 余年。

辅助检查：心电图示 ST－T 异常改变。

辩证思路：患者体质较弱，形体消瘦，正气亏虚，心血运行无力，瘀滞心脉，发为胸痹。辨证明确。治当益气活血通脉。

中医诊断：胸痹（气虚血瘀）。

治则治法：益气活血通脉。

方药组成及处方特色分析：太子参 18g、黄芪 24g、当归 15g、赤芍 12g、白芍 12g、川芎 10g、桃仁 10g、红花 10g、元胡 15g、三七粉 3g、丹参 15g、香附 10g、郁金 10g、姜黄 12g、炙甘草 10g。

方中太子参、黄芪益气养心为君；当归、赤芍、白芍、川芎、桃仁、红花、元胡、三七粉、丹参、郁金、姜黄大剂活血化瘀药为臣；佐以香附行气以助活血；炙甘草益气、调和诸药为使。

西医诊断：冠心病。

西医治疗：未服。

二诊：胸闷，乏力略有减轻，无心慌，唇甲色暗，纳食略少，眠尚可，二便正常。近日时感胃胀，呃气，四肢末端发凉，舌质黯红，苔薄白，脉沉细。气虚、血瘀之象略有缓解，亦有胃气不舒，气虚日久累及于阳气，亦见阳气不足，故治疗中加入行气除胀、温阳之药。前方加入砂仁 10g、佛手 10g、莱菔子 15g、淫羊藿 12g，以增行气除胀、补益温阳之效。

三诊：胸闷，乏力明显减轻，唇甲色暗略见减轻，已无感胃胀，呃气，四肢末端发凉亦减，纳尚可，眠较差，多梦，二便正常。舌质黯红较前改善，苔薄白，脉沉细。气虚、血瘀之象明显缓解，胃气得舒，阳气亦可随气血的通畅得以输布，达于肢末。前方中加入夜交藤 18g 以安神助眠，继服 6 剂以固疗效。

　　四诊：已无胸闷及乏力，唇甲色暗明显减轻，亦不觉肢端发凉，纳尚可，睡眠较前好转，二便正常。质黯红明显改善，苔薄白，脉沉细。

　　气虚、血瘀明显缓解，气血通畅，则阳气输布正常，肢端得以温养，前方继服6剂，巩固疗效。

　　按：治疗胸痹应注重调理气血，在治气血的同时，亦注重顾护阴血、阳气，这也深刻体现在对益气活血药物的斟择方面。此例病例中，太子参、黄芪是常用的益气药，二药药性温和，益气生津而不伤阴，可顾护津液；当归、赤芍、白芍活血而养血，亦顾及生血之源；川芎、郁金活血又行气解郁；元胡、三七化瘀止痛效强；姜黄活血化瘀，尤为善治背部血瘀疼痛。活血时亦常用淫羊藿，一则温通阳气可鼓舞气血运行，助活血化瘀；二虑及气虚日久必累及于阳，加补益阳气之药，又可改善心功能，纠正心衰。

心悸案 1

孙某某，女，31 岁，汉族，职员，已婚。

初诊日期：2013 年 5 月 13 日。

主诉：心慌，胸闷时作 1 周。

现病史：1 周前，患者因情绪激动出现心慌，胸闷不适，自服速效救心丸效果欠佳。后症状反复发作。就诊时仍时心慌，胸闷，心烦，纳食尚可，眠欠安，大小便可。舌红，苔少，脉沉细、缓。查心率 56 次/分。

既往史：窦性心动过缓史 2 年。

辅助检查：心电图示、窦性心动过缓，频发房性早搏。

辩证思路：患者因情志不舒致气机郁滞，心血运行不利，气滞血瘀，胸阳不展，心失温养，则心慌，胸闷，发为心悸。治当宽胸理气，温阳活血而定悸。

中医诊断：心悸（气滞血瘀兼阳气不足）。

治则治法：宽胸理气，温阳活血。

方药组成及处方特色分析：瓜蒌 15g、赤芍 12g、白芍 12g、云苓 10g、益母草 15g、柴胡 10g、桃仁 10g、红花 10g、川芎 10g、香附 10g、阿胶 10g、附子 6g、麻黄 6g、细辛 3g、炙甘草 10g。

方中瓜蒌宽胸散结，赤芍、白芍、益母草、桃仁、红花、川芎活血化瘀，柴胡、香附疏肝理气解郁，云苓健脾益气，阿胶养血补虚，附子、麻黄、细辛温补阳气，炙甘草益气、调和诸药。共奏宽胸理气，温阳活血定悸之效。

西医诊断：心律失常（窦性心动过缓，房性早搏）。

西医治疗：无。

二诊：胸闷减轻，仍时心慌，口干心烦不适，纳食尚可，眠欠安，大小便可。舌红，苔少，脉沉细、缓。气机郁滞减轻，仍心神不安、口干，其体质较弱，考虑对温阳药尚难耐受，需减小剂量，继观变化。前方中附子、麻黄减为 3g；加入柏子仁 10g、远志 10g 以增安神定悸之效。

三诊：已无胸闷，心慌减轻，无心烦，略感口干，纳食尚可，睡眠较前改善，大小便可。舌红，苔薄黄，脉沉细。心率 68 次/分。气血郁滞明显减轻，心阳较前增益，阴津略有不足，需略加滋阴生津之药。前方中加入麦冬 12g，以滋阴生津，防温燥之药耗伤津液。继服 6 剂。

四诊：无胸闷，偶有心慌，无心烦、口干，纳食尚可，睡眠改善，大小便可。舌红，苔较前增厚，脉细，沉象已不显。心率 70 次/分。气血疏通，心阳得益，湿热渐增，需酌加利湿之药。前方中加入白蔻 10g，增利湿之效，继服 6 剂巩固疗效。

按：自拟强心复脉饮加减治疗心悸，临床疗效甚佳。此病例为一典型病案。尤其注重、强调强心复脉饮中的附子、麻黄、细辛的用量调整，病人的病情、体质各有不同，其用量要据情及时调整，否则量大病人难以耐受，量不足难以起效，二者均难获实效。临床中需积累经验，体会用药规律。

心悸案 2

李某某，女，50 岁，汉族，退休，已婚。

初诊日期，2013 年 11 月 15 日。

主诉：心慌时作 1 月余。

现病史：患者 1 月前，因情绪波动，出现心慌、心烦时作，头胀，无胸痛、胸闷及头痛，纳食少，睡眠差，大小便尚可。舌红，苔薄黄，脉细弦。月经不规律。

既往史：无冠心病、高血压病等病史。

辅助检查：心电图示心率均 85 次/分钟，窦性心律，大致正常。

辩证思路：患者中年女性，性情急躁，肝气郁结，气机不利，病及于心，心神受扰，则心慌。属肝病及心，当治其本，从肝治心，以疏肝理气，宁心安神为主。

中医诊断：心悸（肝气郁结）。

治则治法：疏肝理气，宁心安神。

代表方剂：丹栀逍遥散加减。

方药组成及处方特色分析：丹皮 10g、栀子 6g、柴胡 10g、杭芍 15g、郁金 10g、枣仁 24g、远志 10g、云苓 10g、珍珠母 18g、枸杞 15g、淫羊藿 10g、龙骨 18g、牡蛎 18g、香附 10g、益母草 15g、葛根 15g、甘草 6g。

方中丹皮、栀子清肝热；柴胡、香附理气疏肝解郁；杭芍、郁金、益母草、葛根行气活血化瘀；云苓、枣仁、远志、珍珠母、龙骨、牡蛎养血、宁心安神；枸杞滋阴益肾；淫羊藿补肾养阳；二药相伍阴阳双补以调肾，助肝之气机条达，治其本；甘草调和诸药。

西医诊断：更年期综合征。

二诊：心慌、心烦略减，头胀减轻，感颈、背部沉紧、轻痛不适，无胸痛、胸闷及头痛，纳食较前增加，睡眠较前好转，大小便尚可。舌红，苔薄黄，脉细弦，弦象减弱。气机郁滞有所减轻，但气滞致血瘀，仍需增活血化瘀之力。前方中加入姜黄 10g、元胡 15g，以增活血化瘀之效。

三诊：心慌、心烦明显减轻，已无头胀，颈、背部沉紧疼痛减轻，纳眠均较前好转，大小便尚可。舌红，苔薄黄，脉细。气机及血液郁滞明显减轻，尚需继续巩固疗效。前方继服 5 剂

四诊：已无明显心慌及心烦，颈、背部无沉紧疼痛，纳眠可，大小便正常。舌红，

苔薄白，脉细。气滞血瘀明显好转，可继服丸药以调之。继服丹栀逍遥丸，以徐缓调治，改善更年期症状。

　　按：治心悸注重以藏象理论为基础，辨治心悸。此病例，抓其根本病机，从肝治心，可谓典型病案。更年期综合征西医多从激素治疗、调节内分泌方面着手，中医药治疗疗效显著，且避免了西药的不良反应，体现了中医药的优势及特色。

心悸案 3

沙某某，女，56 岁，汉族，医疗工作，已婚。

初诊日期：2013 年 7 月 21 日。

主诉：心慌时作 1 月。

现病史：1 月前无明显诱因，感心慌时作，有时伴胸闷，胸痛，无头晕、头痛及眼前黑蒙，纳食尚可，睡眠欠安，大小便可。舌红，苔薄，脉缓。

既往史：冠心病史 2 年。

辅助检查：24 小时动态心电图示：窦性心律过缓并心律不齐，偶发室性早搏，有时成间位性，偶发多源房性早搏，有时成对出现，有时成短阵房性心动过速，全程 ST 段未见明显异常改变，HR >75 次/分时，T 波低平。最小心率 36 次/分。

辩证思路：患者年过半百，肝肾渐亏，心肾之阳不足，不能鼓舞气血运行，心脉失于温煦，心血瘀阻则心慌、胸闷、胸痛，治当温阳益气，活血通脉。

中医诊断：心悸（阳气亏虚，心脉瘀阻）。

治则治法：温阳益气通脉。

代表方剂：自拟强心复脉饮加减。

方药组成及处方特色分析：太子参 15g、麻黄 3g、附子 6g、细辛 3g、丹参 15g、柏子仁 12g、云苓 12g、川芎 12g、元胡 15g、枸杞 12g、炙甘草 12g。

方中太子参益气扶正；麻黄、附子、细辛温补阳气；丹参、川芎、元胡活血通脉止痛；柏子仁、云苓安神宁心；枸杞、炙甘草益肾养心。全方精小，但考虑全面，选药凝练颇深。

西医诊断：冠心病心律失常。

西医治疗：肠溶阿司匹林 75mg，qd；单硝酸异山梨酯 20mg，qd。

二诊：心慌减轻，仍时胸闷，无胸痛，无头晕、头痛及眼前黑蒙，纳食尚可，睡眠较前好转，大小便可。舌红，苔薄黄，脉缓。心率 62 次/分，心电图示：无室早，房早减少。心肾之阳得以补益，但心脉仍有郁结，尚需加强行气活血之效。前方中加入香附 10g、郁金 10g，以增行气解郁活血通脉之效。继服 7 剂。

三诊：心慌明显减轻，无明显胸闷及胸痛，纳食尚可，睡眠好转，大小便可。舌红，苔薄黄，脉缓。心率 66 次/分，心电图示：无室早，偶发房早。心肾阳气补益增强，心脉得以疏通，但疗程尚浅，尚需继续巩固疗效。前方不更继服 7 剂，以固疗效。

　　四诊：已无心慌及胸闷不适，纳眠可，二便可。舌红，苔薄，脉缓有力。心率 68 次/分。心肾之阳得复，血脉通畅，心神得养。停服汤剂，继服心宝丸，3 粒，日两次，以维持疗效。

　　按：自拟方强心复脉饮临床疗效甚为满意，此病例病程、病势尚浅，用方精炼，起效迅速，是运用此验方的成功医案之一。心悸（心律失常）的临床辩证分析离不开现代诊疗技术的运用，心电图尤其是动态心电图的检查甚为重要，结合四诊，诊断准确，便会收效显著，因此强调中西医结合诊疗手段，并在临床诊疗中运用自如，常获奇效。

淋证案

王某某，女，50 岁，汉族，退休，已婚。

初诊日期：2013 年 6 月 10 日。

主诉：尿频，腰痛 1 月。

现病史：1 月前患者无明显原因感出现尿频，腰痛，几次就诊于附近医院，多次查尿常规示无异常。现就诊于本院，仍尿频，腰痛，尿涩，腰痛，腰胀，小腹下坠不适，乏力，心烦，无尿痛及尿热，无血尿，纳食尚可，睡眠欠安，大便正常。舌红，苔薄白，脉细弦。

既往史：卵巢囊肿、子宫切除术后 1 年。

辅助检查：尿常规：无白细胞，无异常。

辩证思路：患者瘦消，体质较弱，正气不足，肾气不固，膀胱气化不利，摄纳失司，则发为淋证，尿频、尿涩；肾虚不固，则腰痛；中气不足下陷，则小腹下坠。治当益气补肾固摄。

中医诊断：淋证（气虚不固）。

治则治法：益气补肾固摄。

代表方剂：桑螵蛸散加减。

方药组成及处方特色分析：桑螵蛸 15g、太子参 15g、云苓 10g、龙骨 18、黄芪 18g、当归 15g、杭芍 15g、枸杞 12g、菟丝子 15g、狗脊 12g、杜仲 12g、山萸肉 12g、甘草 6g。

方中桑螵蛸补肾益精，固脬止遗；太子参、黄芪益气补虚；龙骨敛心神涩精气；枸杞、菟丝子、狗脊、杜仲、山萸肉补肾、强腰；云苓健脾安神；当归、杭芍滋阴养血。诸药配合，益气补肾固摄、安神。

二诊：仍尿频，尿涩，腰痛、腰胀减轻，，小腹仍下坠不适，乏力及心烦减轻，纳食尚可，睡眠欠安，大便正常。舌红，苔薄白，脉细，无弦象。肾气虚较前补益，但仍气化不利，失于摄纳，中气虚，需进一步补益。腰痛以好转，则弦脉已不明显。前方中黄芪加量至 24g，加入白术 10g、巴戟天 12g，增加益气固中、补肾固摄之功。继服 6 剂。

三诊：尿频、尿涩渐减轻，无腰痛，仍有腰胀，小腹下坠感减轻，自觉身体较前有力，纳食尚可，睡眠较前改善，大便正常。舌红，苔薄白，脉细。气虚之象渐减，肾气摄纳较前增强，气机有郁滞，则仍腰胀不适，应加如行气药物。前方中加入柴胡10g、香附 10g，以行气解郁。继服 6 剂。

四诊：尿频、尿涩明显减轻，无腰痛、腰胀，小腹下坠明显减轻，纳食尚可，睡眠改善，大便正常。舌红，苔薄白，脉细，较前有力。肾气、中气虚显著好转，当进一步巩固疗效，益气补肾。前方继服 6 剂，以观疗效。

按：桑螵蛸散出自《本草衍义》，主治心肾两虚的尿频、心神恍惚以及遗尿、滑精等。将之加减用治气虚不固的淋证，收效甚佳。从中感悟临床辨证思路要开阔，辨证方法要灵活，同一病机、不同病证情况下，只要辨证精准，善用精方，常获佳效。

劳淋案

王某某，男，65 岁，汉族，退休，已婚。

初诊日期：2010 年 11 月日。

主诉，头晕，腰膝酸软 2 年，加重小便频 2 月。

现病史，患者近两年来无明显诱因感头晕，腰酸，腿软，耳鸣如蝉鸣时有脱发，小便频，无尿急，尿痛，大便调。舌质红，苔薄白，脉沉细。

既往史：体健。

辅助检查：尿常规示：正常。B 超示：前列腺增生。

辩证思路：患者年老体衰，肝肾亏虚，肾精不足，清窍失养故见头晕；腰为肾之府，肾虚故见腰酸，肾主骨，开窍于耳，故见腿软耳鸣；肾主水，肾虚不能固摄，故尿频。治疗滋养肝肾，固精缩尿为主。

中医诊断：劳淋（肾精亏虚）。

治则治法：滋养肝肾，固精缩尿。

方药组成及处方特色分析：黄芪 30g、熟地 15g、首乌 15g、生地 15g、泽泻 10g、云苓 10g、桑螵蛸 24g、龙骨 30g、当归 15g、山萸肉 15g、升麻 6g、丹参 15g、五味子 12g、益智仁 15g、甘草 6g。

方中生地、熟地、山萸肉、泽泻、云苓，仿六味地黄丸之意滋补肝肾，泻肾浊，黄芪、升麻补气升阳，当归、丹参活血通络，桑螵蛸、龙骨、益智仁、首乌、五味子补肾固精，全方补中有泻，以补为主。

二诊：感脱发较前明显。舌质红，苔薄白，脉沉细。加补肾阴之品旱莲草 15g。

三诊：诸症减轻，小便频数较前改善。加健脾固精之品。原方加芡实 15g、莲须 15g。

四诊：前证减轻，腰酸，小便淋漓，余无不适。舌质红，苔白，脉沉细。加温补肾阳之品，原方加锁阳 12g。

按：患者年老体衰，治疗补肾填精为法，肾为先天之本，脾为后天之本，治疗时在注重先天与后天同补，初补肾精，但患者病情较重，后加补肾阴，补肾阳之品，"善补阴者，阳中求阴；善补阳者，阴中求阳"。治疗本例病人充分体现了治疗中注重"阴阳互根、阴阳相互转化"的道理，所以，在补阴的配方中加入一些补阳药，在补阳的配方中加入一些补阴药，可以加强补益作用，促进疗效。

眩晕案 1

路某某，男，57 岁，汉族，干部，已婚。

初诊日期：2013 年 6 月 10 日。

主诉：头晕反复发作 10 余年，加重半月。

现病史：患者 10 余年前情绪激动时，出现头晕不适，就诊于本院诊断为高血压病。后多服用硝苯地平、卡托普利等治疗。半月前，又因情绪激动出现头晕，乏力，时心慌，无胸痛及头痛，无恶心、呕吐及耳鸣，纳食可，睡眠尚可，大小便正常。舌红，苔薄白，脉细弦。

既往史：冠心病史 10 余年，曾行介入治疗。

辅助检查：血压 160/90mmHg。心电图 ST－T 异常改变。

辩证思路：患者年过半百，肝肾渐亏，加之平素情志易激动，肝阳偏亢，上扰清窍，则头晕。正气不足，心气亏虚，心血运行不利，心失所养，则心慌。治当平肝潜阳，通络安神。

中医诊断：眩晕（肝阳上亢）。

治则治法：平肝潜阳，通络安神。

代表方剂：天麻钩藤饮加减。

方药组成及处方特色分析：天麻 10g、双钩 10g、菊花 12g、云苓 10g、僵蚕 10g、川芎 10g、枸杞 12g、丹参 15g、黄芪 24g、枣仁 24g、远志 10g、当归 15g、甘草 6g。

方中天麻、钩藤平肝熄风潜阳；僵蚕、川芎、当归、丹参活血通络；菊花清利头目；枸杞益肾养阴；黄芪益气扶正；枣仁、远志养心安神；甘草调和诸药。全方心肾同调，标本兼治，精炼全面。

西医诊断：高血压病（1 级，高危）。

西医治疗：伲福达 20mg，bid；肠溶阿司匹林 100mg，qd；欣康 20mg，bid。

二诊：头晕略减，仍乏力，心烦，心慌，无胸痛及头痛、恶心、呕吐，纳食可，睡眠尚可，大小便正常。舌红，苔薄白，脉细弦。仍肝阳偏亢，心神不宁，气机郁滞明显，当加以疏肝理气解郁，气机条达，心血才能疏解、畅通。前方中加入柴胡 10g、郁金 12g 以增疏肝理气解郁之效。继服 6 剂。

三诊：头晕明显减轻，乏力、心烦亦减，仍时心慌，纳食可，睡眠尚可，大小便正常。舌红，苔薄白，脉细稍弦。肝阳较前得潜，气血较前通畅，心神尚需进一步宁定。前方中加入苦参 10g、甘松 10g，以增宁心安神之效。继服 6 剂。

四诊：头晕、乏力显著减轻，无心烦及心慌，纳食可，睡眠尚可，大小便正常。舌红，苔薄白，脉细，已无明显弦象。肝阳得平，气血畅通，心神得宁，继续巩固疗效。前方继服 6 剂。

按：此病案中治疗眩晕，实为心肝同治，标本兼顾，疗效甚佳。从中体会到肝与心关系密切，肝阳上亢，肝风内动，可致心血运行失常，心神失养，而发心悸。此型心悸，方药中加入平肝熄风之剂，临床疗效显著，据现代药理研究，天麻、钩藤等熄风药物均有抗心律失常功效。治疗心悸时可酌情运用此类药物。

眩晕案 2

杜某某，女，60 岁，汉，退休，已婚。

初诊日期，2013 年 8 月 16 日。

主诉：头晕半月余。

现病史：患者半月余前，无明显诱因，出现头晕，右侧耳鸣，双上肢麻木不适，就诊于省立医院，做 CT 检查，诊断为腔隙性脑梗塞。输液治疗半月（不详），仍头晕，耳鸣，上肢麻木，遂就诊于本院，纳食少，眠欠安，大小便尚可。舌红，苔白、厚腻，脉沉细。

既往史：既往无重大病史。

辅助检查：颅脑 CT 示：腔隙性脑梗塞。

辩证思路：患者体胖，平素嗜食厚味，痰湿积聚，湿浊阻痹脑窍，清阳不升，脉络不利，发为眩晕。治当祛湿化浊通络为主。

中医诊断：眩晕（湿浊阻窍）。

治则治法：祛湿化浊通络。

代表方剂：半夏白术天麻汤加减。

方药组成及处方特色分析：天麻 10g、半夏 10g、白术 10g、僵蚕 10g、云苓 10g、双钩 12g、菊花 12g、牛膝 10g、杭芍 15g、泽泻 10g、枸杞 12g、葛根 12g、黄芪 18g、桃仁 12g、红花 12g、地龙 10g、白蔻 12g、苡米 24g、甘草 6g。

方中天麻、半夏、白术、云苓、泽泻豁痰祛湿化浊；僵蚕、牛膝、杭芍、葛根、桃仁、红花、地龙活血化瘀通络；双钩、菊花平肝潜阳、清利头目；枸杞补益肝肾；黄芪益气扶正；白蔻、苡米祛湿化浊；甘草调和诸药。

西医诊断：腔隙性脑梗塞。

二诊：头晕减轻，仍耳鸣，上肢麻木，纳食渐增，睡眠较前好转，大小便尚可。舌红，苔白、略腻，脉沉细。湿浊渐得祛除，仍需巩固疗效。效不更方，继服 6 剂。

三诊：头晕显著减轻，仍时耳鸣，上肢麻木减轻，纳食、睡眠均可，大小便正常。舌红，苔薄白，脉沉细。湿浊祛除，继以益肾活血通络，使肾精充盈，脉络通畅，脑窍得养，则诸症可消。调整用药：生地 12g、熟地 12g、泽泻 10g、山萸肉 12g、牛膝 10g、云苓 10g、当归 12g、赤芍 12g、白芍 12g、川芎 10g、葛根 12g、桃仁 12g、红花 12g、僵蚕 10g、甘草 6g。治以益肾活血通络，继服 6 剂。

四诊：已无头晕，耳鸣明显减轻，上肢麻木显著减轻，纳眠均可，大小便正常。舌红，苔薄白，脉沉细，较前有力。肾精渐得充盈，脉络渐得通畅，诸症渐减，巩固疗效。前方继服6剂。后随诊，诸症消，停服。

按：此例眩晕以治标为先，后取其本的原则进行辨治。先以祛湿化浊通络为主，使湿浊祛除，标实得消，再予以益肾养精、活血通络，治其根本，使脑窍得养，脉络通畅，则眩鸣自止。

眩晕案3

刘某某，男，63岁，汉族，退休，已婚。

初诊日期：2013年3月10日。

主诉：头晕时作2余年，加重伴阵发胸痛1周。

现病史：患者2年前，因劳累出现头晕时作，就诊于某医院，诊断为高血压病。服用伲福达降血压，病情好转。两年间，头晕时反复发作。一周前，因情绪波动，出现头晕时作，时伴有心前区疼痛，双下肢乏力，纳食一般，眠差，大小便尚可。舌红，苔薄白，脉沉细。

既往史：高血压病史2余年，冠心病史1余年。

辅助检查：血压160/100mmHg。心电图ST－T异常改变。心肌酶谱无异常。

辩证思路：中年男性，肝肾渐亏，阴虚阳亢，发为眩晕。母病及子，气血运行不利，心脉瘀滞不畅，不通则痛，发为胸痹。治当平肝潜阳，兼以宽胸活血通络，以定眩通痹。

中医诊断：眩晕、胸痹（肝阳上亢，心血瘀阻）。

治则治法：平肝潜阳，宽胸活血。

代表方剂：天麻钩藤饮加减。

方药组成：天麻12g、双钩12g、菊花12g、川芎10g、丹参15g、桃仁12g、红花12g、僵蚕10g、瓜蒌15g、郁金10g、香附10g、草决明12g、全虫10g、牛膝10g、枣仁24g、远志10g、甘草6g。

方中天麻、双钩、菊花、草决明平肝潜阳；川芎、丹参、桃仁、红花、郁金、僵蚕、全虫、牛膝活血化瘀通络；瓜蒌、香附宽胸理气；枣仁、远志养血安神宁心；甘草调和诸药。本方平肝潜阳，兼宽胸活血通络，心肝同治，母病及子，以治肝为主，肝阳平息，气机条达，则血脉通畅，心脉得通。

西医诊断：高血压病（2级，高危）、冠心病（心绞痛）。

西医治疗：美托洛尔缓释片47.5mg，qd，伲福达20mg，qd，安利博150mg，qd，欣康20mg，qd，阿司匹林100mg，qd。

二诊：头晕较前减轻，偶有心前区疼痛，程度减轻，双下肢乏力，纳食一般，睡眠较前好转，大小便尚可。舌红，苔薄白，脉沉细。肝阳较前平息，气血较前通畅，故头晕及胸痛减轻，仍需巩固疗效，增强益气扶正之效。前方加枸杞15g、黄芪15g增滋补肝肾，益气扶正之效。继服 6 剂。

三诊：头晕明显减轻，已无心前区疼痛，双下肢乏力较前减轻，纳食一般，睡眠好转，大小便正常。舌红，苔薄白，脉沉细，较前有力。肝阳平息，气机平和，气血条畅，故心脉通畅，心神安宁，继巩固疗效。前方中减瓜蒌、香附，黄芪加至 30g，继服 6 剂。

四诊：无头晕及心前区疼痛，双下肢乏力明显改善，纳眠正常，大小便可。舌红，苔薄白，脉沉细，较前有力。阴阳调和，气血条畅，巩固疗效，可停服。前方继服 3 剂，停服。

按：辨治心系病证特别注重心与他脏关系，运用藏象理论，多脏同治，而又轻重缓急、主次分明。此病案心绞痛发作与高血压密切相关，肝阳上亢，气机不调，致母病及子，心血瘀阻，故治肝潜阳为主，兼活血通脉，则诸症皆愈。辨证思路分明，临床疗效满意。

眩晕案4

徐某某，女，51岁，汉族，退休，丧偶。

初诊日期：2010年12月2日。

主诉：头晕、耳鸣1天。

现病史：患者今日无明显原因出现头晕，耳鸣，呈隆隆声，不绝于耳，无恶心、呕吐，纳食可，眠可，二便调。舌质嫩，苔薄黄，脉沉细。

既往史：6年前因"脑神经瘤"行手术治疗后曾出现眩晕，后服中药治愈，其后曾多次发病，均服中药治愈，但未出现过耳鸣。

辅助检查：无。

辩证思路：患者年过五十，肝肾渐亏，阴津不足，水不涵木，肝风内动；脾气渐虚，失于健运，湿浊内蕴；风挟浊上扰清窍，则头晕、头胀。治当熄风泄浊，通络定眩。

中医诊断：眩晕（风痰阻络）。

治则治法：熄风泄浊通络。

代表方剂：半夏白术天麻汤加减。

方药组成及处方特色分析：黄芪30g、白术10g、防风12g、半夏10g、天麻10g、云苓12g、僵蚕12g、葛根15g、枸杞15g、首乌12g、五味子10g、枣仁18g、远志10g、泽泻10g、甘草6g。

方中天麻、钩藤化痰熄风；半夏、白术、云苓、泽泻燥湿化痰泄浊；僵蚕、川芎、当归、丹参活血通络；菊花清利头目；枸杞益肾养阴；葛根升清活血通络；甘草调和诸药。其中天麻、钩藤、半夏是治风痰眩晕之要药，配伍菊花、葛根清利头目，白术、云苓、泽泻燥湿泄浊，当归、枸杞益阴养血固本，僵蚕、川芎、丹参活血通络效佳，全方精炼全面，配伍甚佳。

二诊：仍头晕，耳鸣，眠差，无恶心、呕吐，纳食可，眠可，二便调，舌质红，苔薄黄，脉沉细。证属本虚标实，正气不本足，表虚汗出，应加强益气固表之效，风痰已得所治，继巩固疗效。前方中加入龙骨24g、牡蛎24g、浮小麦30g，以敛汗固表安神；加入黄芪24g、防风10g，益气固表。继服6剂。

三诊：头晕，头胀明显减轻，无头痛、耳鸣，乏力减轻，汗出减少，纳可，睡眠较前好转，二便正常细，较前有力。舌红，苔白，脉沉。风痰已止大半，正气得助，卫表得固，汗出减少，需继服以固疗效。前方不更继服6剂。

　　按：以半夏白术天麻汤加减治疗颈椎病、美尼尔氏综合征之眩晕及神经性头痛等病证临床疗效确切。治疗眩晕时多以天麻、钩藤、菊花、葛根等为定眩主药，同时注重配伍泄浊、通络药物以清头窍，尚重视顾护正气，酌情予以益气、健脾、补肾等，组方精炼全面，临床疗效甚佳。

自汗案

田秀兰，女，65岁，汉族，退休，已婚。

初诊日期，2013年10月11日。

主诉：多汗1月余。

现病史：患者1月前，因"冠心病"住院治疗，行"搭桥术"手术治疗。后渐出现汗出多，白天及夜间均多汗，口渴，无胸闷及胸痛，无尿频，纳食可，眠欠安，二便可。舌红，苔薄黄，脉沉细。

既往史：冠心病史8余年，糖尿病史10余年，高血压病史5余年。

辅助检查：血压130/75mmHg。心电图示：T波改变。空腹血糖6.0mmol/L，餐后血糖9.1mmol/L。

辩证思路：患者体质较弱，形体消瘦，手术耗伤正气，致气血亏虚，气虚不固，腠理开泄，则多汗；阴津耗损，则口渴。治当益气养血，固表止汗为主。

中医诊断，自汗（气血亏虚）。

治则治法，益气养血，固表止汗。

方药组成：太子参18g、黄芪30g、当归15g、赤芍12g、白芍12g、云苓10g、龙骨30g、牡蛎30g、五味子10g、麻黄根15g、浮小麦30g、枸杞15g、丹皮10g、桃仁10g、红花10g、花粉15g、甘草6g。

方中太子参、黄芪益气固表；当归、赤芍、白芍、丹皮、桃仁、红花补血活血；龙牡、麻黄根、浮小麦固表止汗；云苓健脾益气；枸杞益阴养血；花粉滋阴生津；甘草益气、调和诸药。全方气血双补，攻补兼施，标本兼顾。

西医诊断：冠心病、糖尿病、高血压病。

西医治疗：单硝酸异山梨酯20mg，bid；氯吡格雷75mg，qd；拜阿斯匹林100mg，qd；缬沙坦80mg，bid；二甲双胍0.5，tid；格列奎酮30mg，bid。

二诊：白天及夜间汗出略有减少，口渴减轻，无尿频，纳食可，睡眠较前好转，后背沉紧不适，二便可。舌红，苔薄黄，脉沉细。气虚、表虚不固之象略有缓解，气虚致血瘀，脉络瘀阻，则背部拘紧不适。当加强活血通络之效。前方加入葛根12g、牛膝10g以增活血通络之效。继服6剂。

三诊：汗出明显减少，口渴减轻，纳食可，睡眠可，后背沉紧，下肢轻麻木，二便可。舌红，苔薄，脉沉细。气虚、血瘀之象较前缓解，继以益气活血通络，巩固疗效。前方中加入地龙 10g 以加强活血通络之效，继服 6 剂。

四诊：汗出、口渴明显减轻，纳食可，睡眠可，后背沉紧及下肢轻麻木减轻，二便可。舌红，苔薄，脉沉细。气虚、血瘀明显缓解，气血通畅，表虚得固，津液得敛。前方继服 6 剂，巩固疗效。

按：治疗自汗注重调理气血，益气固表，养血活血，气血通畅，则腠理、营卫功能恢复正常，汗液得固。中医药治疗自汗疗效显著，充分体现了中医药的特色及优势。应注意及时总结治疗诸疑难杂症的经验，予以继承与发展。

痹 症

张某某，女，33岁，汉族，职员，已婚。

初诊日期：2013年3月24日。

主诉：全身串痛半月。

现病史：患者半月前，因情绪波动，出现全身关节串痛不适，无胸痛、头痛，无发热，无关节畸形，皮色如常，心烦，月经量少，血色暗，纳食少，眠欠安，二便正常。舌暗红，苔白，脉沉细。

既往无重大病史。

辅助检查：血常规：无异常。抗"0"、类风湿因子：阴性。

辩证思路：患者青年女性，情志刺激，肝气不舒，气机郁滞，血行不畅，血脉瘀阻，不通则痛，发为痹证。月经量少，色暗均为气滞血瘀之象。治当疏肝理气，活血通络。

中医诊断：痹证（气滞血瘀）。

治则治法：疏肝理气，活血通络。

代表方剂：逍遥散加减。

方药组成：当归15g、杭芍15g、柴胡10g、云苓10g、白术10g、丹参15g、陈皮10g、薄荷6g、桃仁10g、红花10g、益母草15g、丹皮10g、香附10g、川芎10g、甘草6g。

方中柴胡、陈皮、薄荷、香附疏肝理气解郁；当归、杭芍、丹参、桃仁、红花、益母草、丹皮、川芎补血活血通络止痛；云苓、白术、陈皮健脾，助气血化生，亦防木克脾土，病及于脾；甘草调和诸药。全方攻补兼施，气血双调，标本兼顾。

二诊：全身串痛较前减轻，仍时心烦，纳食略增，眠欠安，二便正常。舌暗红，苔白，脉沉细。经疏肝理气活血，气血较前通畅，故疼痛减轻，需进一步解郁、安神。前方中加入栀子6g、郁金12g、枣仁18g，增疏肝解郁，宁心安神之效，继服6剂。

三诊：关节串痛明显减轻，有时感胁、背部疼痛，心烦减轻，纳食增加，睡眠好转，二便正常。舌暗红，苔白，脉沉细。气血通畅，则疼痛减轻，肝郁得解，则心神亦安，继活血通络，巩固疗效。前方中加入姜黄10g增活血通络之效，尤善止背痛，继服6剂。

四诊：已无明显关节串痛，偶感胁部不适，无心烦，纳食增加，睡眠正常，二便可。月经较前通畅，量增，色转红，瘀血减少，舌质较前红润，色暗减，苔白，脉沉细，较前有力。气血通畅，肝郁已解，需扶助正气，以助疗效。前方减栀子、香附、柴胡，加黄芪24g，益气助补血，继服5剂，巩固疗效。

　　按：临床治疗中青年神经官能症较多，其中尤以女性居多，多从调肝、理气血入手，每每取效甚佳。本病案，中医诊断痹证，实无器质性病变，结合其病因，性情特点，从肝论治，疏肝理气、活血，使气血通畅，则身痛自止。同时注意顾护正气以治本，助气血生化之源，标本兼顾，以中医思辨解决疑难杂症。

不寐案 1

孙某某，男，33 岁，汉族，干部，已婚。

初诊日期，2013 年 12 月 16 日。

主诉：失眠 1 月余。

现病史：患者 1 月前，因情绪波动，出现失眠，心烦，胃胀，纳食少，无心慌、胃痛及恶心、呕吐等，大小便尚可。舌红，苔白厚，脉细弦。

既往无重大病史。

辅助检查：心电图大致正常；上消化道钡餐透视未见异常。

辩证思路：患者青年男性，性情急躁，情志不舒，致肝气郁结，气机不利，木克脾土，胃气升降失常，运化不利，湿热内蕴，胃不和则卧不安，心神受扰，发为不寐。治当疏肝理气，和胃化湿而安神。

中医诊断：不寐（肝胃不和）。

治则治法，疏肝理气，和胃化湿安神。

方药组成及处方特色分析：柴胡 10g、香附 10g、白蔻 10g、苡米 24g、杭芍 15g、川连 6g、元胡 15g、丹参 15g、云苓 10g、内金 10g、佩兰 10g、白术 10g、枣仁 24g、枳实 10g、半夏 10g、夜交藤 24g、甘草 6g。

方中柴胡、香附理气疏肝解郁；杭芍、元胡、丹参活血化瘀；白蔻、苡米、云苓、内金、佩兰、白术、枳实、半夏、川连健脾和胃，理气化湿；枣仁、夜交藤养血宁心安神；甘草调和诸药。全方理气疏肝，和胃化湿为主，使肝胃和，则气血通条，心神得安，不寐自解。

西医诊断：神经官能症。

二诊：胃胀减轻，纳食较前增加，食欲好转，仍入睡困难，大小便尚可。舌红，苔较前薄，脉细弦，弦象减弱。气机郁滞有所减轻，脾胃运化好转，仍需增强宁心安神之力。前方减川连、半夏，加百合 12g、龙齿 24g、菖蒲 10g，以增宁心安神之效。菖蒲同时兼有化湿之效。继服 6 剂。

三诊：胃胀明显减轻，纳食增加，入睡困难较前缓解，睡眠时间较前增加。自述仍时有心烦，舌红，苔薄白，脉细弦，弦象减弱。气滞湿阻明显缓解，仍需解郁、安神，巩固疗效。前方减枳实，加郁金 10g，增解郁清心安神之效。继服 6 剂。

四诊：已无明显胃胀，纳食正常，入睡困难明显缓解，睡眠时间增加。心烦减轻，舌红，苔薄白，脉细，无弦象。气滞湿阻缓解，心神不安则得减，继服巩固疗效。前方继服 6 剂。后电话随访，症愈。

按："胃不和则卧不安"，此病例为以调肝胃而治疗不寐的典型病案。注重治病求本，辨其为肝胃不和致心神不安，而未单单着眼于宁心安神，通过调理肝胃，使肝气得舒，脾胃得健，湿浊得化，气血条畅，则心神自安。

不寐案2

李某某，男，42岁，汉族，干部，已婚。

初诊日期，2013年12月28日。

主诉：失眠3月余。

现病史：患者3月前，因工作压力大，劳累，出现失眠，入睡困难，睡后易醒，头昏蒙，乏力，口干，偶有心慌，纳食少，大小便尚可。舌红，苔薄白，脉细。

既往史：冠心病史5余年。

辅助检查：心电图示频发房性早搏。

辩证思路：患者中年男性，体质较弱，疲劳太过，伤及心脾，脾失健运，气血化生不足，致气阴亏虚，心神失养，发为不寐。清阳不升，则头昏蒙；阴津不足，则口干；心失所养，则心慌；治当益气养阴，健脾安神。

中医诊断：不寐（气阴亏虚）。

治则治法：益气养阴，健脾安神。

方药组成及处方特色分析：太子参18g、黄芪18g、枣仁24g、远志10g、云苓10g、白术10g、木香6g、枸杞15g、麦冬15g、珍珠母18g、夜交藤18g、五味子10g、苦参15g、甘松10g、炙甘草10g。

方中太子参、黄芪、云苓、白术益气健脾；麦冬、枸杞、五味子滋阴生津；木香行气健脾，亦防滋腻之品碍气；枣仁、远志养血安神；珍珠母、夜交藤安神宁心；苦参、甘松宁心定悸；炙甘草益气、调和诸药。全方气阴双补，心脾同治，补中有运，益中有通。

西医诊断：神经官能症、冠心病。

西医治疗：单硝酸异山梨酯20mg，bid；阿斯匹林75mg，qd。

二诊：仍入睡困难，睡后易醒，头昏蒙及乏力、口干均较前减轻，偶有心慌，纳食增加，大小便尚可。舌红，苔薄白，脉细。气阴亏虚之象有所缓解，仍需益气阴，宁心安神。前方中加入龙骨30g、牡蛎30g，增强镇惊安神之效。继服6剂。

三诊：入睡困难较前减轻，眠中醒来得次数减少，头昏蒙及乏力减轻，已无口干及心慌，纳食增加，大小便尚可。舌红，苔薄白，脉细，较前略有力。气阴亏虚得以缓解，气阴滋润，心血得养，心神得安。前方减苦参、甘松，继服6剂以固疗效。

四诊：可较易入睡，睡眠时间可持续5小时以上，已无明显头昏蒙及乏力感，纳

153

食增加，大小便尚可。舌红，苔薄白，脉细，较前有力。已无明显气阴亏虚，心之气阴充盈，心神得养而安。前方继服 3 剂，巩固疗效。电话随访已向愈。

  按：治疗不寐注重藏象理论，从脏腑关系着手辩证分析，同时兼顾调节气血津液。治病必求于本，本例患者系久劳伤脾，致气阴化生亏乏，心神失养。通过调节脾胃，益气养阴，使心神得养而安。

不寐案 3

李某某，女，50 岁，汉族，职员，已婚。

初诊日期，2013 年 10 月 19 日。

主诉：失眠 1 月余。

现病史：患者 1 月余前，无明显诱因，出现睡眠欠安，难以入眠，眠后易醒，全身乏力，不思饮食，纳食差，大便时干。舌红，苔薄白，脉沉细。

既往史：冠心病史 3 年。

辅助检查：心电图示 T 波低平，上消化道钡餐透视无明显异常。

辩证思路：患者中年女性，形体消瘦，体质较弱，正气不足，脾气亏虚，运化不利，气血不足，心神失养，则不寐。脾虚不运，则纳呆，乏力；运化无力，则时便干。治当益气健脾安神。

中医诊断：不寐（脾虚）。

治则治法：益气健脾安神

方药组成：台参 15g、枣仁 18g、远志 10g、黄芪 18g、白术 10g、当归 15g、木香 6g、元肉 10g、夜交藤 18g、龙齿 18g、云苓 10g、百合 12g、陈皮 12g、甘草 6g。

方中台参、黄芪、白术、云苓益气健脾；枣仁、远志养血安神；当归养血活血；木香、陈皮理气醒脾；元肉健脾补虚；夜交藤、龙齿安神助眠；百合养阴清心安神；甘草调和诸药。全方健脾补虚，气血双调，使脾气得健，心神得养，则睡眠得安。

西医诊断：神经官能症、冠心病。

西医治疗：肠溶阿司匹林 75mg，qd；单硝酸异山梨酯 20mg，qd。

二诊：较前易于入眠，但仍眠后易醒，全身乏力减轻，仍不思饮食，纳食差，大便时干。舌红，苔薄白，脉沉细。脾气渐得健运，但心神仍需气血充养后渐得安宁，气盛，运化得利，纳食才渐增。前方中加入川朴 10g、炒谷芽 30g、炒麦芽 30g，增健脾理气、消导之效，继服 6 剂。

三诊：较前易于入眠，眠后醒来次数减少，每晚大约可入眠 4 ~ 5 小时，乏力明显减轻，食欲好转，纳食较前增加，大便较前顺畅。舌红，苔薄白，脉沉细。脾气渐充，气血得健，心神渐安。前方中黄芪加至 30g 增强益气健脾之效，巩固疗效，继服 6 剂。

四诊：较易入眠，睡眠较前安宁，每晚大约可入眠 5 ~ 6 小时，已无明显乏力，纳食增加，大便通畅。舌红，苔薄白，脉沉细，较前有力。脾气健旺，心神安定。前方继服 3 剂，巩固疗效。

　　按：临证治疗不寐证较多，此为健脾益气治疗不寐的典例。应以藏象理论分析辨证，注重各脏腑与心神关系，认为脾失健运，气血生化不足，可致心神失养而不寐。运化无力，胃肠转输失常，大便不畅，亦可致浊气内阻，气机内痹，心神受扰。

痞满案

李某某，女，54岁，汉族，已婚。

初诊日期：2010年3月10日。

主诉：胃脘不适2月余。

现病史：胃脘胀满，无疼痛，无呕酸，嗳气不舒，面色无华，形体瘦消，纳食少，不欲食，眠差，小便黄，大便不成形，日两次。舌质暗，苔薄白，脉弦。

既往史：既往体健。

辅助检查：胃镜检查为浅表性胃炎，腹部B超示正常。

辩证思路：患者肝气不舒，肝气横逆犯脾，脾失健运，故见胃脘胀满，纳呆，大便不成形，面色无华，形体瘦消；气机不利，故见嗳气不舒；气机不利，血行不畅，故见舌质暗，脉弦。

中医诊断：痞满（肝气犯胃）。

治则治法：疏肝理气。

代表方剂：柴胡疏肝散加减。

方药组成及处方特色分析：柴胡10g、杭芍15g、陈皮12g、川芎12g、枳壳10g、厚朴12g、莱菔子15g、枣仁24g、远志10g、夜交藤18g、炒谷芽15g、炒麦芽15g、佛手10g、云苓10g、香附12g、茵陈12g、知母15g、麦冬15g、大枣3枚、甘草6g。

方中柴胡、杭芍、川芎、香附疏肝解郁，陈皮、枳壳、甘草理气和中共奏理气止痛之功。并用厚朴、莱菔子、佛手加强理气解郁之效。茵陈清肝热，炒谷芽、炒麦芽健脾消食，枣仁、远志、夜交藤养心安神，知母、麦冬养阴清热，防肝郁化热伤阴，大枣健脾补中。

西医诊断：胃炎。

二诊：食欲仍差，嗳气，时有恶心，后背疼，眠差，多梦，可入眠，小便调，大便稀。舌红，苔白，脉沉细。肝郁甚化热，加重清肝之力并健脾防肝气横逆太甚，原方加元胡15g、丹参15g、香橼15g，大枣加至10枚。

三诊：略感胸背闷，后背胀，纳食可，眠可，大便时有不成形，小便调。舌质红，苔少，脉沉细。胸背闷，后背胀加重活血之品。上方加桃仁、红花各12g。

四诊：已无胸背闷、后背胀，近2日复感纳呆，恶心，小便调，大便稀，眠可。舌质红，苔白，脉沉细。原症减轻，大便稀，故去桃仁、红花，加健脾消食之品改善纳呆症状，加鸡内金 10g。

按：肝为刚脏，性喜条达而主疏泄，气郁而伤肝，肝失于疏泄，横逆犯胃致气机阻滞出现痞满。治疗以疏肝为主，同时应注重肝的各种变化，如肝郁化热，肝气郁滞，可致血瘀等，应全面兼顾才可取效。

胁痛案

梁某某，女，54 岁，汉族，退休，已婚。

初诊日期，2013 年 3 月 24 日。

主诉：胁部疼痛、恶心、呃气 1 月。

现病史：患者 1 月前，无明显诱因出现胁部疼痛，恶心，呃气，胃部不适，胸闷，心烦，面色暗，无胸痛、头晕及胃痛，纳食少，睡眠差，多梦，小便尚可，大便时有偏稀。舌红，苔白，脉细弦。

既往史：有咽炎史，无肝炎、黄疸史。

辅助检查：肝功、乙肝五项、丙肝无异常，腹部彩超无明显异常，心电图大致正常，上消化道钡餐透示浅表性胃炎。

辩证思路：患者属肝气不舒，横逆犯胃，肝胃不和，则胁痛、恶心、呃气。气机郁滞，则胸闷、心烦。治当疏肝和胃，行气止痛。

中医诊断：胁痛（肝胃不和）。

治则治法：疏肝和胃，行气止痛。

代表方剂：柴胡疏肝散加减。

方药组成：柴胡 10g、杭芍 15g、陈皮 12g、川芎 10g、枳壳 10g、川朴 10g、莱菔子 15g、枣仁 24g、佛手 10g、云苓 10g、香附 10g、元胡 15g、炒谷芽 15g、炒麦芽 15g、甘草 6g。

方中柴胡、杭芍、陈皮、枳壳、香附、佛手疏肝理气解郁，川朴、莱菔子、炒谷芽、炒麦芽行气和胃，元胡川芎行气活血止痛，云苓、枣仁宁心安神，甘草调和诸药。

西医诊断：胃炎。

二诊：胁痛，恶心，呃气，胃部不适均减轻，无胸闷及心烦，面色暗黄，纳食较前增多，睡眠仍欠安，小便尚可，大便时有偏稀。述咽炎又发，多痰，舌红，苔白，脉细弦。气机郁滞有所减轻，酌加化痰之药。前方中加入橘红 10g、半夏 10g，以增化痰之效。

三诊：仍轻胁痛，恶心，呃气，胃部不适明显减轻，面色暗，痰少，纳食好转，睡眠较前改善，小便尚可，大便时有偏稀。舌红，苔白，脉细，弦象已不明显。气机郁滞明显减轻，增活血化瘀之药以止痛。前方中加入丹参 15g、香橼 15g，增活血行气、化瘀止痛之效。

四诊：已无胁痛及恶心、呃气，偶有胃部不适，纳食、睡眠明显改善，大小便可。舌红，苔白，脉细。肝胃气机郁滞明显好转，继服前方6剂以巩固疗效。

按：此病例西医检验指标除胃炎外，无其他明显异常，从中医辨证思路入手，抓住肝胃不和的病机，通过疏肝、以调肝和胃，使肝气平，胃气和，则诸症改善，尤其面部色黄通过治疗调理亦渐消退，解决了西医似乎难于入手的问题，更体现了中医药的优势及特色。

过敏性皮疹案

闫某某，女，39岁，汉族，工人，已婚。

初诊日期：2010年4月19日。

主诉：皮肤瘙痒半月。

现病史：患者近半月来，无明显诱因出现双腿及腰部皮肤瘙痒，并可见大片红色皮疹，曾至外院诊断为过敏性皮炎，并查过敏源，对多种物质过敏，外用药物效果不明显，现无恶心、呕吐，无发热，心烦，纳食可，眠可，二便调。舌红，苔白，脉细。

既往史：体健。

辅助检查：血常规正常。

辩证思路，风毒之邪侵袭人体，与湿热相搏，内不能疏泄，外不能透达，郁于肌肤腠理之间而发。皮疹色红，痒甚，为热象，舌红，脉细为血热伤阴之征。

中医诊断：过敏性皮疹（风毒外袭，湿热相搏）。

治则治法：疏风养血，清热除湿。

代表方剂：消风散加减。

方药组成及处方特色分析：荆芥10g、防风10g、秦艽10g、生地15g、丹皮10g、苦参15g、白蒺藜15g、白藓皮10g、蝉衣10g、蛇蜕10g、赤芍15g、当归15g、甘草6g。

方中荆芥、防风、秦艽疏风解表，白蒺藜、白藓皮、蝉衣、蛇蜕祛风清热止痒，生地、丹皮、赤芍、当归活血凉血，苦参清热燥湿，甘草调和诸药。全方以疏风凉血，清热除湿为主。

西医诊断：过敏性皮疹。

二诊：月经将至，仍感皮肤瘙痒。余症同前。加用清热解表，疏肝解郁之品。上方加柴胡10g。

三诊：皮疹较前减少，纳食可，眠可，大便干。舌质红，苔薄白，脉细。火热伤阴，肠道失养，运化无力，故见大便干，故给予润肠通便之品。上方加火麻仁15g、酒军6g。

四诊：瘙痒明显改善，皮疹色暗，面积大部消失，大便较前易解。皮疹色暗，有热退血瘀之象，酒军加量即可活血又可通便，使邪气从大便而解，可谓一举两得。原方酒军改至10g，继服6剂。

按：患者外感风热之毒，出现红色皮疹，当为外邪热入营血，当属营卫同病，治疗宜营卫双解，方选消风散解表清热祛湿，兼以凉血活血。后患者出现热伤营阴、肠燥之征，给予清热活血通便之酒军、润肠通便之火麻仁之治疗，有祛邪存阴之意。过敏性皮疹是感受外邪为主，亦可为正气亏虚为主，正气亏虚多与肺，脾气亏虚为主，治疗当根据正虚邪盛的不同采取扶正祛邪之法。本患者年轻，无明显正气不足的表现，而采用祛邪之法。

咳嗽案

李某某，女，32 岁，汉族，职员，已婚。

初诊日期：2011 年 2 月 3 日。

主诉：咳嗽 5 天。

现病史：5 天前因感受风寒，出现鼻咽干燥，干咳少痰，轻恶寒，无发热，头痛，自服感冒药，具体药物不详，效果不理想，现仍干咳少痰，轻恶寒，无发热，头痛，咽痒不适，纳食可，眠可，二便调，舌苔薄白而干，脉浮小数。

既往史：体健。

辅助检查：咽部轻度充血，扁桃体无肿大，双肺呼吸音粗，未闻及干湿性罗音。胸片示双肺纹理增多紊乱。

辩证思路：风寒夹燥邪侵袭肺卫，肺失清润故见咽干燥，干咳少痰，轻恶寒，舌苔薄白而干，脉浮小数风寒夹燥邪之象。

中医诊断：咳嗽（此为凉燥证）。

治则治法：疏风散寒，润燥止咳。

代表方剂：杏苏散加减。

方药组成及处方特色分析：杏仁 9g、紫苏叶 9g、橘皮 12g、沙参 15g、炙甘草 3g、清半夏 9g、枳壳 9g、桔梗 9g、前胡 12g、百部 6g、大枣 5 枚。

杏仁、紫苏叶发散表邪，宣发肺气，沙参、百部润肺止咳，枳壳、前胡、桔梗宣降气机，橘皮、清半夏燥湿化痰，炙甘草、大枣补气调中。全方共奏疏风散寒，润燥止咳之功。

西医诊断：支气管炎。

二诊：干咳减轻，鼻咽干燥亦减，恶寒、头痛除，舌苔薄白而干，脉浮细。表证解，以加强润肺之功，故上方去紫苏叶，加麦冬 12g。

三诊：干咳减轻，鼻咽干燥消失，舌苔薄白而干，脉浮细。去前胡加当归 12g 以活血止咳。

四诊：咳嗽、鼻咽干燥诸症消失，舌淡红苔薄黄，脉细而有力。嘱其清淡饮食调理，戒烟限酒、忌辛辣。

按：本案咳嗽属中医学"凉燥证"范围，病多发于秋末，风燥司令，寒邪乍袭，风燥夹寒邪侵袭肺卫，肺失清肃而咳，故为干咳，肺开窍于鼻，咽邻肺之门户，故鼻咽干燥。治疗宜疏风散寒，润燥止咳共用。本案虽病发于冬季，但药证相符，迅速起效而愈，未用任何抗生素，独显中药之功效。

科研论文篇

强心复脉饮治疗心律失常（缓慢性）的临床应用研究

缓慢性心律失常是一种常见病、多发病，严重危害人体健康。近年来对于缓慢性心律失常的研究虽有增加，但缺乏从阳气虚衰，心气不足，瘀血内停角度论治本病的文献资料；为此，我们选择了该课题，旨在探讨更为理想的治疗缓慢性心律失常的药物。缓慢性心律失常，中医辨证多是"本虚为主"，兼有血脉瘀阻的标证，其病机多为阳气虚衰，心气虚而无力载血，血脉瘀滞，瘀血内停，脉道不畅，痹阻心阳，血液运行缓慢而致。针对这点，自拟"强心复脉饮"温阳散寒，益气养心，化瘀行滞。强心复脉饮是我们多年来临床经验的总结，而且在以往的临床应用中，取得了满意疗效，该方由人参、附子、麻黄、细辛、川芎等药物组成。

一、一般资料

1. 病例来源

自1997年元月至1998年10月共观察92例（其中治疗组62例，对照组30例），来源于济南市中医医院内科。

2. 性别、年龄

治疗组男性39例，女性23例，年龄30～69岁，平均47.5±9.32岁。对照组男性18例，女性12例，年龄32～68岁，平均46.7±9.09岁。两组性别、年龄经统计学处理无显著性差异。

3. 病程

治疗组最短半年，最长5年，平均2.35±1.35年；对照组最短半年，最长6年，平均2.44±1.15年。经统计学处理无显著性差异。

二、观察方法

1. 分组方法

凡确诊为缓慢性心律失常的患者为观察对象。将其按2∶1的比例随机分为治疗组62例，对照组30例。观察期间停用影响心率、心律、心电图的药物。

2. 统计分析方法

两组率及构成比之间差别的显著性检验用 Ridit 分析，两组均数的差别的显著性检验用 t 检验，统计计算均在 CASIO 计算器上进行。

3. 观察指标

患者症状，心率、心律、血压、心电图、24 小时动态心电图、血常规、尿常规、血脂、肝功能、血肌酐，治疗前后各检查一次，以及不良反应。

4. 治疗方法

治疗组 62 例均口服强心复脉饮，每次 50ml，每日二次，由济南市中医医院药房提供。对照组 30 例，口服心宝，每次 2 粒，每日三次，由广东药物研究研制药厂生产，批号为：960115。

5. 疗程

4 周为一疗程，疗程结束时统计疗效。

三、方药组成及分析

强心复脉饮是在经方的基础上加上 30 多年临床经验的自拟方，由人参、附子、麻黄、细辛、川芎等组成。

人参：为五加科植物人参的根。性味甘、微苦、微温，归脾、肺经。功用是补气救脱，补益心脾，安神益智，生津止渴。现代药理研究认为人参可使实验动物的心搏振幅及心率显著增加，并有强心作用，它还能兴奋中枢神经系统，加快神经冲动的传导。

附子：为毛茛科植物乌头的旁生根块。性味辛甘、热、有毒，归心、脾、肾经。功用是回阳补火，散寒除湿。药理研究认为其主要成分消旋去甲乌头碱具有增加心肌收缩力，改善窦房结自律性，加速心率的作用。

麻黄：为麻黄科植物草麻黄，木贼麻黄或中麻黄的草质茎。性味辛苦、温，入肺、膀胱经，功用为发汗、平喘、利水。现代药理研究认为麻黄碱有与肾上腺素相似的作用，它可使冠脉血管扩张，增加冠脉血流量。

细辛：为马兜铃科植物辽细辛、华细辛的带根全草。性味辛温、无毒，归经肺、肾二经。功用为祛风散寒，行水开窍。现代药理研究认为细辛中去甲乌药碱含量较高，它有明显缩短希氏束电图 A－H 间期的作用。

川芎：为伞形科植物川芎的根茎。性味辛、温，归肝、胆、心包经。具有活血化瘀，行气止痛之功效。现代研究认为川芎对中枢神经系统有明显的镇静作用，能兴奋脑呼吸中枢，血管运动中枢，能直接扩张周围血管，使冠状动脉血流量增加，有抑制血小板凝集作用，有降低血压作用。

总之，方中人参大补元气，强心固脱，宁心安神，使心气复，心神宁；附子大辛大热，振奋心阳，温补肾阳，心阳通则血脉通，共为君药。麻黄、细辛温经散寒，宣通气血，为臣药。川芎为佐药可活血化瘀，通络止痛，对气虚之血瘀效果尤佳。五药合用具有温阳散寒，益气养心，化瘀行滞之作用，主治阳气亏虚，心气不足，瘀血内停之证。

四、诊断标准

1. 西医诊断标准

（1）窦性心动过缓。心律在 40～60 次/分，往住伴有窦性心律不齐。显著窦性心动过缓可能产生逸博。

（2）房室传导阻滞。

①Ⅰ°房室传导阻滞：P－R 间期达到或超过 0.21 秒。

②Ⅱ°房室传导阻滞。

Ⅰ型：文氏型，心室漏波前波 P－R 间期逐渐延长，R－R 间期逐渐缩短，直到 P 波之后脱漏一次心室跳动。

Ⅱ型：在一个或数个固定 P－R 间期的心室搏动之后，突然发生一次心室漏波。房室阻滞的 P 波之前不表现有 P－R 间期逐渐延长，P－R 间期可以正常或者延长，传导比例常为 2∶1、3∶2、4∶3 等。

（3）病窦综合征。主要依据为窦房结的功能衰竭，表现为以下三项中的一项或几项：①窦房传导阻滞②窦性停搏③明显的长时间的窦缓（心率在 50 次/分以下）。大多数同时有①和（或）②，单独窦性心动过缓者需经阿托品试验，证明心率不能正常地增快（<90 次/分）。

2. 中医辨证分型标准

心阳虚弱，心血瘀阻型：心悸怔忡，胸闷气短或心痛，畏寒肢冷，头晕，面色苍白或面唇紫暗，舌胖有瘀斑，脉沉细迟或沉涩而缓。

五、试验病例标准

1. 纳入病例标准

（1）符合上述西医诊断标准；

（2）符合上述心悸心阳虚弱，心血瘀阻证辨证标准；

（3）停用各种抗心律失常药物 2 周以上。

对同时具备以上 3 条者，纳入观察范围。

2. 排除病例标准

（1）先天性心脏病、严重心功能障碍、严重贫血、甲状腺机能减退、电解质紊乱及药物所致的缓慢性心律失常患者；

（2）观察期间不能停服其他抗心律失常药物者；

（3）Ⅲ°房室传导阻滞。

六、疗效评定标准

1. 心律失常疗效判定标准

参照 1979 年 9 月上海全国中西医结合防治冠心病心绞痛及心律失常研究座谈会修订的标准。（略）

2. 中医症状总疗效判定标准

参照《中药新药临床研究指导原则》第二辑。（略）

3. 中医单项症状疗效判定标准

①显效：原有症状消失，或症状改善在 2 级以上；

②有效：症状改善 1 级而未消失；

③无效：症状无变化。

七、统计结果

1. 心律失常总疗效分析

组别	例数	显效（%）	有效（%）	无效（%）	总有效率%	P 值
治疗组	62	26（41.9）	24（38.7）	12（19.4）	80.6	<0.05
对照组	30	6（20）	11（36.7）	13（43.3）	56.7	

2. 症状总疗效分析

组别	例数	显效（%）	有效（%）	无效（%）	总有效率%
治疗组	62	28（45.2）	29（46）	5（8）	91.9
对照组	30	7（23.3）	12（40）	11（36.7）	63.3

3. 单项症状疗效分析

症状	治疗组					对照组				
	例数	显效	有效	无效	总有效率（%）	例数	显效	有效	无效	总有效率（%）
胸闷	62	28	30	4	93.5	30	6	14	10	66.7
心悸	55	24	26	5	90.9	29	5	13	11	62.1
气短	52	23	24	5	90.4	27	5	11	11	59.3
头晕	57	23	28	6	89.5	26	6	11	9	65.4
乏力	62	26	29	7	88.7	30	8	12	10	66.7

4. 治疗组 24 小时动态心电图疗效分析

24 小时平均心率（n＝62）		ST 变化（n＝38）	
		降低数值（mm）	平均持续时间（分）
治疗前	50.68±4.03	1.71±0.75	34.76±41.47
治疗后	59.90±7.52	1.24±0.70	20.31±40.60
P 值	＜0.01	＜0.05	＜0.05

5. 治疗组心律失常类型与疗效分析

	例数	显效	有效	无效	总有效率（%）
窦缓	16	8	6	2	87.5
Ⅰ°AVB	17	7	8	2	88.2
Ⅱ°Ⅰ型 AVB	14	6	6	2	85.7
Ⅱ°Ⅱ型 AVB	7	1	3	3	57.1
病窦	8	2	3	3	62.5

治疗组对窦性心动过缓，Ⅰ°、Ⅱ°Ⅰ型房室传导阻滞，疗效较好，而对Ⅱ°Ⅱ型房室传导阻滞、病态窦房结综合征疗效稍差。

八、不良反应

治疗组共观察 62 例病人，病人服药后未见胃肠道反应及其他不良反应，全部病人于治疗前后查血常规、尿常规、肝功、肾功均未发现异常，说明此药对肝肾功能及造血系统无毒副作用

九、典型病例

张某，男，52 岁，住院号 27674。因心慌 2 年，加重 1 个月，于 1997 年 12 月 11 日就诊。患者 1 月前因劳累使心慌加重，伴胸闷，乏力，气短，食欲不振，二便调，夜寐欠佳，舌暗红苔薄白，脉沉细。查：BP20/12kPa，心率 52 次/分，律整，未闻及病理性杂音，双肺未见异常，心电图示：窦性心动过缓并不齐，冠状动脉供血不足。动态心电图示：24 小时平均心率 55 次，ST 下移 1－1.5mm，共出现 35 分钟。给予强心复脉饮 50ml，每日 2 次口服。服药 2 周后上述症状减轻。4 周后上述症状消失。心电图示：正常范围心电图。动态心电图示：24 小时平均心率 69 次/分，ST 下移 0.5mm，共出现 8 分钟。服药期间未见不良反应。

范某，男，46 岁，住院号：28784，因胸闷、心慌 2 年，加重 7 天入院。患者 1 周前因受凉而胸闷，心慌加重，伴气短，乏力，头晕，食欲差，二便调，寐差多梦。舌暗苔薄白，脉沉细。查体：BP16/10kPa，心率 52 次/分，律整，未闻及病理性杂音。

心电图示：①窦性心动过缓并不齐 ②Ⅰ°房室传导阻滞。动态心电图示：24 小时平均心率 58 次/分。给予强心复脉饮 50ml，每日二次口服。服药 2 周，上述症状减轻，继续服药 4 周后上述症状消失。心率 64 次/分，律整，心电图恢复正常。动态心电图示：24 小时平均心率 68 次/分。

十、祖国医学对缓慢性心律失常的认识

古代文献中无心律失常这一病名，根据其主要症状与异常脉象属于中医"胸痹"、"心悸"、"怔忡"、"迟脉"、"缓脉"、"结脉"、"代脉"等范围。《灵枢·根结》曰："持其脉口，数其至也，五十动而不一代者，五脏皆受气，四十动一代者，一脏无气，三十动一代者，二脏无气……不满十动一代者，五脏无气，予之短期者，乍数乍疏也。"《素问·调经论》中记载"寒则血凝注"，《素问·举痛论》载"寒气……客于脉中则气不通"，《素问·逆调论》记载"是人多痹气也，阳气少，阴气多，故身寒如从水中出"。《医门法律·中寒门》说："胸痹心痛，然总因阳虚故阴得乘之。"《类证治裁·胸痹》也说："胸痹，胸中阳微不运，久则阴乘阳位，而为痹结也。"《伤寒明理论·悸》篇说："其气虚者，由阳气内弱，心下空虚，正气内动而悸。"以上均说明缓慢性心律失常的病人，不但有心气不足，心阳痹阻的证候，且大多有脾肾阳虚的证候，脾虚则气血生化无源，不能充盈血脉而心脉失养，肾阳不足则无力助心阳而不能推动气血运行，阳虚不能温煦，故心阳愈虚而心阳痹阻愈甚。中医对缓慢性心律失常病因病机的认识，各家虽有不同，但不离外感六淫，内伤七情，病后虚损等因素引发，不外气血阴阳亏损，血瘀饮停滞变，本病的发生与心脾肾关系密切。病机主要是心肾阳虚，阳气失于散布，全身失于气血温养，所以心肾阳虚，是形成本病的病理基础。缓慢性心律失常在本虚的基础上，又常兼有血脉瘀阻，故治疗以温阳益气，活血通脉为基本大法。

十一、组方分析与药理作用

强心复脉饮由人参、附子、麻黄、细辛、川芎等药物组成，方中的人参补益心脾，益气温阳，附子温补脾肾，扶助心阳，麻黄、细辛温经散寒，益气养心，化瘀行滞之功效。实验研究证明强心复脉饮可明显对抗普萘洛尔所致的心率明显减慢，P－R 间期延长，可明显加快心率，加快房室传导，其作用维持时间较长，且不会导致异常心律，它可加强心肌收缩力，并可拮抗 β 受体阻滞剂所致的心动过缓及房室传导阻滞。

十二、结论

用强心复脉饮治疗缓慢性心律失常 62 例，与心宝的疗效作了对照。结果，心律失常总有效率为 80.6%，显效率为 41.9%。症状总有效率为 91.9%，显效率 45.2%，与对照组比较，有显著差异（$P < 0.05$）。进一步研究显示，治疗组单项症状疗效优于对照组，差异有显著意义（$P < 0.05$）。本方对窦性心动过缓、Ⅰ°、Ⅱ°Ⅰ型房室传导阻

滞的疗效较好，而对Ⅱ°Ⅱ型房室传导阻滞及病态窦房结综合征的疗效稍差。24小时动态心电图示：强心复脉饮能改善持续窦性心动过缓，房室传导阻滞的异常状态，对合并ST段降低的患者ST段降低数值和平均持续时间较前均明显减少。治疗前后有显著意义（P<0.05）。

　　缓慢性心律失常中医辨证多属阳气虚衰，气虚无力载血而血液凝滞，瘀血内停，脉道不畅，痹阻心阳，血液运行迟缓而发病。遵循"寒者温之，虚者补之"的治疗大法，我们自拟了"强心复脉饮"，温阳散寒，益气养心，化瘀行滞。

　　强心复脉饮由人参、附子、麻黄、细辛、川芎等药物组成，具有温阳散寒，益气养心，化瘀行滞之功效。实验研究证明它可明显加快心率，作用持续时间较长，且不会导致异常心律，并可增强心肌收缩力，拮抗β受体阻滞剂所致的心动过缓及房室传导阻滞。

　　查新报告显示，国内近17年，在现有的检索领域内共检索出相关文献6篇，密切相关0篇，参考文献0篇，经分析对比，发现有麻黄附子细辛汤加减治疗病窦综合征及缓慢性心律失常的研究报道。但除麻黄、附子、细辛等三位药物外，其他药物组成均不同，治疗原则也不相同。

　　在临床研究过程中，治疗组共观察62例病人，未出现肝、肾和造血功能的损害，亦未见其他不良反应。强心复脉饮疗效确切、可靠，使用安全、方便，具有广泛的临床应用前景，它的推广应用必将产生显著的经济和社会效益。

（徐慧　华明珍　冯晓敬）

强心复脉饮的药效作用观察

强心复脉饮是一临床纯中药验方制剂，系在"麻黄附子细辛汤"基础上加味而成，临床用其治疗心动过缓性心律失常具有显著疗效，为阐明该方药的药理作用，我们利用动物实验观察其有关的药效作用，以期为临床应用提供基础研究的依据。

一、实验材料

1. 实验动物

实验用强心复脉饮系济南市中医医院提供，该制剂每毫升中相当于含生药1克，应用可根据需要将其用生理盐水稀释。心宝滴丸，广东汕头市中药厂生产，批号980119，将其研磨后以适当生理盐水稀释后应用。普萘洛尔（心得安）注射液，北京制药厂生产770607。盐酸异丙肾上腺素注射液，上海天丰药厂生产，批号911201。盐酸维拉帕米注射液，Germany Alemania生产，批号6962。

2. 实验仪器

KENZ-103心电图机，日本SUZUKEN公司；SJY-2000型记录仪，开封科教仪器厂；DAW-5型恒温肌槽，广东汕头医学教育仪器厂；SY-1型大鼠血压测定仪，天津市分析仪器厂。

3. 实验动物

实验用Wistar系大白鼠，昆明系小白鼠系山东中医药大学实验动物室提供；给药容量为大白鼠每公斤体重10毫升，小白鼠每公斤体重20毫升。

二、实验方法与结果

1. 强心复脉饮对正常清醒大鼠心率的影响

健康大鼠40只，雌性，体重180~210克，挑选心电图正常的动物随机分为3组。将动物用乙醚麻醉，背位固定于手术台上，稳定0.5h进行实验，调节心电图机，Ⅱ导联，$1mv=10mm$，纸速$50mm \cdot s^{-1}$，记录正常心电图，然后腹腔注射（1ml/100g）强心复脉饮或心宝，记录给药后5、10、20、30、40、50、60分钟的心电图，给药后动物心律无异常变化，心率变化见表1、图1。

表1 　　　　　　　　　强心复脉饮对正常大鼠心率的影响

组别	药前	药后						
		5'	10'	20'	30'	40'	50'	60'
强心复脉饮 （2.5g/kg）	413 ± 13	433 ± 12 *	435 ± 11 *	466 ± 33 *	460 ± 23 *	460 ± 20 *	450 ± 31 *	446 ± 42 *
强心复脉饮 （10g/kg）	407 ± 11	433 ± 10 *	480 ± 18 *	480 ± 25 *	480 ± 21 *	470 ± 10 *	464 ± 17 *	483 ± 15 *
心宝（50mg/kg）	393 ± 31	416 ± 27 *	410 ± 17	417 ± 25 *	410 ± 18	423 ± 25 *	423 ± 27 *	416 ± 36 *

＊P＜0.01，系指用药前后自身比较。

结果显示，两种剂量的强心复脉饮均可加快正常大鼠心率，且作用较快，作用维持时间大于1小时。

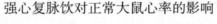

强心复脉饮对正常大鼠心率的影响

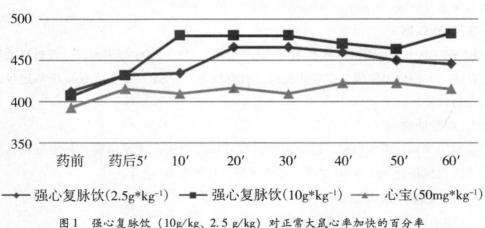

图1　强心复脉饮（10g/kg、2.5 g/kg）对正常大鼠心率加快的百分率

2. 强心复脉饮对离体大鼠心房的作用

健康大鼠性别不限，体重200克左右，头部击昏，颈总动脉放血，剖出心脏置于予冷充氧的洛氏液中（4℃），沿心脏冠状沟剪去心室，保留心房，以丝线结扎两端备用。调整恒温肌槽水浴，温度32℃±0.5℃，浴管内洛氏营养液为35毫升。将离体心房一端固定于浴管底部，另一端连接张力换能器；调整记录仪，组织予负荷为1克，纸速0.5mm·S⁻¹，信号衰减为2，增益为3，将心房收缩记录下来。组织稳定10分钟后，向浴管内滴加药物（注：浴管内给氧为1个气泡/秒）。

结论：异丙肾上腺素可加强大鼠离体心房的收缩；强心复脉饮（0.4－0.8ml）可

加强大鼠离体心房的收缩，该作用较慢且维持时间长；普萘洛尔（0.1mg）可以拮抗强心复脉饮兴奋心房的作用。

3. 强心复脉饮拮抗普萘洛尔致大鼠心动过缓作用的观察

健康雌性大鼠40只，体重160~180克，随机均分为4组。将动物以戊巴比妥钠40mg/kg腹腔注射麻醉，仰卧固定，常规连接心电图导联，记录动物标准Ⅱ导联，1cm=10mv，纸速50mm·s^{-1}，剔除心电图异常者。动物分别腹腔注射生理盐水、强心复脉饮及心宝，药后30分钟均尾静脉注射普萘洛尔5mg/kg，记录注后即刻及2、5、10、20分钟时心电图改变。实验过程中可见动物出现心动过缓现象，P-R间期出现改变，未出现完全性房室传导阻滞、期前收缩、二联律等，S-T段亦无异常表现；现将注射普萘洛尔后10分钟动物心率、P-R间期、R-R间期改变结果列于表2。

表2　　　　　强心复脉饮抗普萘洛尔致心动过缓作用结果

组别	剂量	正常心率（次/分）	普萘洛尔后		
			心率（次/分）	P-R间期（s）	R-R间期（s）
对照组	等容量	341±43	217±21（-36%）	0.103±0.021	0.283±0.021
强心复脉饮	2.5g/kg	330±19	225±23（-32%）	0.082±0.011*	0.270±0.031
强心复脉饮	10g/kg	364±41	302±39（-13%）	0.067±0.039*	0.223±0.032*
心宝	50mg/kg	334±45	239±68（-28%）	0.085±0.052	0.276±0.035

*$P<0.01$系与对照组比较，表中括号内数字为心率减少百分率。

结果表明，强心复脉饮（10g/kg）可明显对抗普萘洛尔所致的心率明显减慢，P-R间期及R-R间期延长，从而呈现加快心率及加速房室传导的效应。

4. 强心复脉饮拮抗维拉帕米致大鼠心动过缓作用的观察

健康雄性大鼠40只，体重150克左右，随机均分为4组。将动物腹腔注射戊巴比妥钠40mg/kg浅麻醉，仰卧固定，常规连接心电图导联，记录动物标准Ⅱ导联，纸速50mm·s^{-1}，去除心电图异常者。余者用于实验，首先记录动物正常心电图，随后动物分别腹腔注射生理盐水、强心复脉饮及心宝，0.5h后均尾静脉注射维拉帕米500μg/100g，给药后记录动物即刻，以及1、2、5、10、20分钟的心电图改变。实验中观察到动物给予维拉帕米后心率明显减慢，P-R间期延长，呈现房室传导阻滞现象，但同时没有出现其他类型的心律失常，S-T段亦无异常表现，给正常动物静注维拉帕米后20分钟左右，动物心电图基本可恢复正常。现将动物注射维拉帕米后5分钟其心率、P-R间期变化列于表3。

表3 　　　　　　　　　强心复脉饮抗维拉帕米致心动过缓作用结果

组别	剂量	心率（次/分）		P－R 间期（s）	
		正常	给药后	正常	给药后
对照组	等容量	396 ± 43	286 ± 34（－27.8%）	0.065 ± 0.007	0.092 ± 0.005
强心复脉饮	2.5g/kg	406 ± 16	264 ± 32（－35%）	0.065 ± 0.009	0.095 ± 0.007
强心复脉饮	10g/kg	410 ± 51	367 ± 41（－10.5%）*	0.067 ± 0.008	0.075 ± 0.008 *
心宝	50mg/kg	414 ± 23	337 ± 25（－18.6%）*	0.065 ± 0.008	0.078 ± 0.008 *

* 与对照组比较 $P < 0.01$，表中括号内数字为心率减少百分率。

实验结果表明，强心复脉饮（10g/kg）与心宝（50mg/kg）均可明显对抗维拉帕米（5mg/kg）所致心动过缓及 P－R 间期延长（不完全性房室传导阻滞），呈现加快心率及加速房室传导的效应。

5. 强心复脉饮对正常大鼠血压的影响

健康雄性大白鼠 24 只，体重 160 克左右，实验室条件下适应性饲养 4d 后用于测试。将动物用固定器加以固定，暴露其尾部，使用大鼠血压测定仪测定尾部血压（无损伤性测试），得其平均动脉压（MAP）。据此将动物随机均分为 2 组，分别予以强心复脉饮灌胃，每日 1 次，连续 9d；每 3d 重复测定动物血压 1 次，结果见表4。

表4 　　　　　　　　　强心复脉饮对正常大鼠血压的作用

组别	剂量（g/kg）	MAP（KPa， $\bar{x} \pm SD$）			
		正常	药后		
			3d	6d	9d
强心复脉饮	2.5	12.84 ± 0.36	13.06 ± 0.39	13.49 ± 0.73 *	13.30 ± 0.51 *
强心复脉饮	10	13.03 ± 0.42	14.11 ± 0.93	14.27 ± 1.44 *	14.09 ± 0.91 *

* 用药前后自身比较 $P < 0.01$。

结果显示，强心复脉饮可升高正常大鼠血压，该作用出现较慢，且作用强度有一定限度。

6. 小鼠常压耐缺氧实验

健康小鼠 40 只，体重 20 ± 1 克，雌雄各半，随机按性别均分为 4 组，分别灌胃生理盐水、强心复脉饮、心得安，容量 0.2ml/10g，药后 1h 进行实验。实验时将动物两只为一组置入 250ml 广口磨口瓶内（内置钠石灰 10g），记录动物在瓶内的存活时间，结果见表5。

表5　　　　　　　　小鼠常压耐缺氧实验结果 $\bar{x} \pm SD$

组别	剂量	缺氧存活时间（分）	P
对照组	等容量	20.4±6.2	–
强心复脉饮	2.5g/kg	15.6±1.4	<0.01
强心复脉饮	10 g/kg	16.9±1.5	>0.05
心得安	50m g/kg	27.7±7.4	<0.01

结果显示，强心复脉饮（2.5g/kg）可明显缩短小鼠常压耐缺氧存活时间。

7. 强心复脉饮急性毒性实验

健康小鼠20只，体重18～20克，雌雄各半，实验动物在实验室条件下观察饲养3d后进行实验，实验第1天动物灌胃100%强心复脉饮0.3ml/10g，6h给药1次，连续3次，此后连续观察7d。实验期间动物无死亡现象，动物反应、食欲、背毛、肛周皮肤等均未见异常情况。鉴于在灌胃情况下无法测出半数致死量，仅可大致推算小鼠对该方药口服耐受量为>90g生药·公斤体重-1，小鼠耐受倍数为>400。

三、小结

强心复脉饮系由人参、附子、麻黄、细辛等中药组成的方药。近代药理研究显示，这些药物对心血管系统具有明显的作用，其中附子麻黄中含有或具有多种拟肾上腺素样物质或效应，这些是它们产生心血管系统效应的物质基础之一。

实验结果显示，强心复脉饮可以明显加快正常大鼠的心率，最高可增加19%，且不会导致出现异常心律以及作用维持时间较长，大剂量（10g/kg）的作用优于小剂量（2.5g/kg），但两者无显著性差异（P>0.05）；该方药此效应显著强于心宝（P<0.05）。离体大鼠心房实验表明，强心复脉饮具有加强心肌收缩力的作用，但该作用有以下特点：①作用较缓慢且维持时间长；②作用强度有一定限度，药物浓度大于2.2310-2时则强心作用无明显增加；③β受体阻滞剂（普萘洛尔）预先应用可拮抗该方药作用，表明其强心作用与兴奋β受体有关。

我们应用两种动物模型来观察强心复脉饮拮抗心动过缓的作用。当给大鼠静注普萘洛尔（5mg/kg）后，其心率显著减慢，5分钟时心率减慢30%，P－R间期延长至0.103秒，R－R间期延长至0.283秒；当预先应用强心复脉饮（10g/kg）后，再使用普萘洛尔，其心率仅减慢13%，P－R间期及R－R间期缩短0.067秒及0.223秒，与对照组比较有显著性差异（P<0.01）；但小剂量（2.5g/kg）该方药作用较弱，仅可加快房室传导（P<0.01）；表明该方药在一定剂量下可拮抗β受体阻滞剂所致的心动过

缓及房室传导阻滞（不完全性）。维拉帕米作为一种钙拮抗剂，可以导致出现心动过缓及房室传导阻滞。大鼠应用维拉帕米后，其 P－R 间期由 0.065 秒延长至 0.092 秒，心率减慢 27.8%，预先应用强心复脉饮（10.0g/kg），心率仅有一定程度的减慢（－10.5%），P－R 间期为 0.075 秒，心宝（50mg/kg）的作用与此相仿，但小剂量强心复脉饮（2.5g/kg）作用无效。由此显示强心复脉饮中含有促钙内流的物质，可部分拮抗维拉帕米的作用，这可能与其加强心肌收缩力的作用有一定关系。

给正常大鼠连续灌服一定剂量的强心复脉饮（2.5g/kg，10.0 g/kg），可使动物血压逐渐升高，但该血压升高有一定限度；统计学检测显示，用药 6d 后血压升高出现显著性差异（P＜0.01，该系自身比较），表明该方药有升血压作用，但从血压净增值来看，大小剂量的强心复脉饮仅分别增加 1.24kPa（9.3mmHg）、0.65kPa（4.9mmHg），故而其临床价值如何难以判断，考虑到实验动物均为正常健康动物，不存有心血管系统的调节异常，故而该方药的升压作用对于循环系统功能低下的情况可能具有一定的积极治疗作用价值。

在小鼠常压耐缺氧实验中观察到，给动物应用强心复脉饮后，动物比较兴奋，活动增多，故而缺氧存活时间有所缩短，其中小剂量（2.5g/kg）组动物存活时间明显短于对照组（P＜0.01）。出现该作用原因可能有以下几方面：①该方药含有兴奋中枢的物质，导致活动增多而加重组织缺氧；②该方药的强心及加快心率的作用，随心肌耗氧增多；③该方药升高血压的潜在作用，有增加心脏负担的可能，但该方药升高血压的潜在作用，有增加心脏负担的可能，但该方药比作用提示临床应用该方药时应注意患者的心脏方面的反应。

急性毒性实验显示，给动物灌胃强心复脉饮达 90g 生药·kg^{-1}，仍未见动物急性中毒异常反应，经计算小鼠对该方药耐受倍数 ＞400；表明该方药急性毒性极小，目前临床所用剂量是比较安全的，是不会出现急性中毒反应的。

（山东中医药大学药理教研室　王树荣　高海　胥小鹏　孙秀平）

"复律膏"治疗缓慢性心律失常的临床研究

缓慢性心律失常是一种常见病、多发病，严重危害人体健康。近年来缓慢性心律失常的研究虽有增加，但缺乏有效，简便的治疗方法，因此需要采用更多，更有效的手段来达到治愈之目的。为此，我们选择了本课题，旨在探讨更为理想的治疗缓慢性心律失常的药物。缓慢性心律失常，中医辨证多是"本虚为主"，兼有血脉淤阻的标证，其病机多为阳气虚衰，心阳不足，气虚无力载血而血脉瘀滞，瘀血内停，脉道不畅，痹阻心阳，阳虚阴盛，血液运行缓慢而致。我们针对这一特点，自拟"复脉膏"温阳散寒，扶助心阳，化瘀行滞。复脉膏是我们多年来临床经验的总结，而且在以往的临床应用中，取得了满意的疗效。该方由麻黄、附子、细辛、血竭等药物组成。我们应用本方治疗 90 例（治疗组 60 例，对照组 30 例）取得了满意的疗效，现报告如下：

一、一般资料

1. 病例来源

自 1994 年元月至 1995 年 8 月共观察 90 例（其中治疗组 60 例，对照组 30 例），来源于济南市中医医院内科。

2. 性别、年龄

治疗组男性 32 例，女性 28 例，年龄 23～68 岁平均 45.6±6.5 岁；对照组男性 18 例，女性 12 例，年龄 22～67 岁，平均 47.1±3.8 岁。

3. 病程

治疗组最短半年，最长 10 年，平均 3.73±2.1 年；对照组最短半年，最长 10 年，平均 3.78±2.5 年。

二、观察方法

1. 分组方法

凡确诊为缓慢性心律失常的患者为观察对象。将其按 2：1 的比例随机分为治疗组 60 例，对照组 30 例，观察期间停用任何影响心律、心率、心电图、血脂、血液流变学的药物。

2. 统计分析方法

两组率或构成比之间差别的显著性检验用 Ridit 分析，两组均数的差别的显著性检验用 t 检验，统计计算均在 CASIO 计算器上进行。

3. 观察指标

观察患者症状，心律、心率、血压、心电图、血、尿常规，血脂、血液流变学、肝功能、血肌酐，治疗前后各检查一次，以及皮肤反应和不良反应。

4. 治疗方法

治疗组 60 例患者均口服心宝，每次 2 粒，每日 3 次，穴位外敷复律膏（复律膏由生麻黄、附子、细辛、血竭等药物组成，生药全部由济南市中医医院药房提供）。每穴涂药面积为 15×15mm，厚度为 5mm，含生药 5g，隔日换药一次。对照组 30 例，口服心宝，由广东药物研究所制药厂生产，批号 940705，每次 2 粒，每日 3 次。

5. 疗程

两组患者均以 10 天为一疗程，疗程结束时统计疗效。

6. 穴位选择

为心俞、乳根、膻中、内关，每次贴敷两个穴位，上述穴位交替使用。

心俞：足太阳膀胱经，第五胸椎棘突下，神道旁开 1.5 寸处，功能为宁心安神，调和营卫，主治惊悸、心痛、心悸、失眠、健忘等。

乳根：足阳明胃经，仰卧第五肋间隙，乳头直下取穴，可宣肺理气，通乳，主治胸痛、咳嗽、气喘等。

膻中：任脉，在前正中线上，两乳头之间，平第四肋间隙，功能为宽胸理气，降逆化痰，主治气喘、胸痛、心悸、心烦。

内关：手厥阴心包经，在腕横纹上 2 寸，掌长肌腱和桡侧腕屈肌腱之间，功能为宁心安神，理气止痛，主治心痛、心悸、胸胁痛，不寐。

7. 方药组成及分析

复律膏是在经方基础上加上三十多年临床经验的自拟方，由麻黄、附子、细辛、血竭组成。

麻黄：为麻黄科植物草麻黄，木贼麻黄或中麻黄的草质茎。性味辛、苦、温，入肺、膀胱经，功用为发汗、平喘、利水。现代药理研究认为麻黄碱有与肾上腺素相似的作用，它可使冠脉血管扩张，增加冠脉血流量。

附子：为毛茛科植物乌头的旁生根块。性味辛、甘、热，有毒，归心、脾、肾经。功用是回阳补火，散寒除湿。药物研究认为其主要成分消旋去甲乌头碱用，具有增加心肌收缩力，改善窦房结自律性，加速心律的作用。

细辛：为马兜铃科植物辽细辛，华细辛的带根全草。性味辛温，无毒，归心、肺、肾经。功用为祛风散寒，行水开窍。现代药理研究认为细辛中去甲乌药碱含量较高，它有明显缩短希氏束电图 A－H 间期的作用。

血竭：为棕榈科植物麒麟竭果实及树干中的树脂。性味甘、咸、平，归入心、肝经。功用为散瘀定痛、止血生肌。药物研究证实它也具有加强心肌收缩力，增快心率的作用。

总之，方中的附子大辛大热以振奋心阳、温补肾阳，心阳通、心气复则心血充盈，麻黄，细辛温经散热，宣通气血，血竭活血祛瘀以通心脉，四药合用具有温阳散寒，扶助心阳，化瘀行滞之作用，主治心阳不足，瘀血内停之证。

三、诊断及疗效评定标准

参照 1979 年 9 月上海全国中西医结合防治冠心病心绞痛及心律失常研究座谈会修订的标准。（略）

四．疗效分析

1．两组患者症状疗效比较

（1）症状总疗效比较，见表 1。

表 1　　　　　　　　　　　　两组患者症状总疗效比较

组别	显效	有效（%）	无效（%）	显效率（%）	总有效率（%）
治疗组（n=60）	28	27（45.0）	5（8.3）	46.7	91.7
对照组（n=30）	8	11（36.7）	11（36.7）	26.7	63.3

由表 1 可知，治疗组症状总有效率为 91.7%，显效率为 46.7%，对照组总有效率为 63.3%，显效率为 26.7%，两组比较，有显著性差别，$P < 0.05$。

（2）两组患者主要症状疗效比较，见表 2。

表 2　　　　　　　　　　　　两组患者主要症状疗效比较

症状	治疗组（n=60）					对照组（n=30）				
	n	显效	有效	无效	总有效率（%）	n	显效	有效	无效	总有效率（%）
心慌	50	21	24	5	90.0	26	6	10	10	61.5
胸闷	60	28	28	4	93.3	30	8	10	10	66.7
气短	58	28	28	5	91.3	28	7	11	11	60.7
头晕	59	27	27	5	91.5	27	8	9	10	62.9
乏力	60	28	27	5	91.7	29	8	12	9	68.9
失眠	51	20	25	6	88.2	27	6	10	11	59.3

2. 两组患者心律失常疗效比较

表3   两组患者心律失常疗效比较

组别	显效（%）	有效（%）	无效（%）	总有效率%
治疗组（n=60）	27（45）	27（45）	6（10）	90
对照组（n=30）	6（20）	11（36.7）	13（43.3）	56.7

由表3可知，治疗组心律失常显效率为45%，总有效率为90%，对照组显效率为20%，总有效率56.7%。两组相比，有显著性差异 $P < 0.05$。

3. 两组患者心电图疗效比较

表4   两组患者心电图疗效比较

组别	显效（%）	有效（%）	无效（%）	总有效率%
治疗组（n=60）	17（28.3）	25（41.7）	18（30）	70
对照组（n=30）	4（13.3）	9（30）	17（56.7）	43.3

由表4可知，治疗组心电图效率为28.3%，总有效率为70%，对照组显效率为13.3%，组比较有显著性差异，$P < 0.05$。

4. 治疗组血液流变学观察

表5   治疗组对血液流变学的影响

血液流变学（n=60）	全血黏度			血浆比黏度	红细胞压积
	2-	10-	100-		
治疗前	18.56±2.24	11.24±1.58	7.86±1.67	1.83±0.57	49.23±2.47
治疗后	16.74±1.87	10.63±1.44	6.38±1.73	1.67±0.59	46.97±2.30
P值	<0.01	<0.05	<0.05	<0.01	<0.01

由表5可知，治疗组对患者血液流变学异常有明显改善作用。治疗后与治疗前相比，其疗效有显著性差异，$P < 0.05$。

5. 缓慢性心律失常类型与疗效的关系

表6　　　　　　　　　　　　缓慢心律失常类型与疗效的关系

	治疗组（n＝60）					对照组（n＝30）				
	窦缓	Ⅰ°AVB	Ⅱ°AVB	Ⅲ°AVB	病窦	窦缓	Ⅰ°AVB	Ⅱ°AVB	Ⅲ°AVB	病窦
显效	19	6	1	0	1	5	1	0	0	0
有效	4	9	6	1	7	5	3	1	0	2
无效	0	0	0	4	2	2	4	2	2	3
合计	23	15	7	5	10	12	8	3	2	5

由表6可知，治疗组对窦性心律过缓，Ⅰ°、Ⅱ°房室传导阻滞，病态窦房结综合征的疗效较好，而对Ⅲ°房室传导阻滞的疗效欠佳。

五、不良反应

治疗组共观察60例病人，局部皮肤未见红斑、发疱及破损，全部病人于治疗前后查血常规、尿常规、肝功、肾功均未发现异常，亦未出现其他不良反应，说明此药对肝肾功能及造血系统无毒副作用。

六、典型病例

刘某某，男，38岁，因胸闷、乏力1年，加重1月前来就诊。1月前患者因劳累使胸闷、乏力加重，伴头晕，气短，有时心慌。查：BP 17/10kPa，心率52次/分，律整，未闻及病理性杂音，双肺未见异常。心电图示：窦性心动过缓。给予口服心宝，每次2粒，每日3次，穴位外敷复律膏，选用心俞、乳根、膻中、内关等穴位，隔日换药一次，每次选用两穴，上述穴位交替使用。经用上述药物治疗两个疗程患者上述症状消失，心电图恢复至大致正常，用药期间皮肤局部未见红斑，发疱及破损，亦未出现肝肾损害。

于某某，女，60岁，因心慌、胸闷5年，加重10天前来就诊。患者10天前因受凉出现心慌胸闷，周身乏力，有时头晕，气短，食欲不振，寐差梦多。查：BP 18/11kPa，心率60次/分，律整，未闻及病理性杂音，双肺未见异常。心电图示：Ⅰ°房室传导阻滞。血液流变学：全血黏度，血浆比黏度均高于正常。给予心宝2粒，日三次口服，穴位外敷复律膏，选用心俞、乳根、膻中、内关等穴位，隔日换药一次。治疗10天后胸闷、心慌较前明显减轻，继续治疗两个疗程，患者上述症状消失，血液流变学检查恢复正常。用药期间皮肤局部未见红斑，发疱，于治疗前后查肝功能，血肌酐均未见异常。心电图亦恢复至大致正常。

七、讨论

1. 中医对缓慢性心律失常的认识

古代中医文献无心律失常这一病名，根据其主要症状与异常脉象属于中医"胸痹"、"心悸"、"缓脉"、"结脉"、"代脉"等范围。张仲景在《金匮要略·胸痹心痛短气病脉证治》一篇中说："夫脉当取太过不及，阳微阴弦，即胸痹而痛。"《素问·调经论》中记载"寒则血凝泣"，《素问·举痛论》载"寒气……客于脉中则气不通"，《素问·逆调论》记载"是人多痹气也，阳气少，阴气多，故身寒如从水中出"。《医门法律·中寒门》说："胸痹心痛，然总因阳虚故阴得乘之。"《伤寒明理论·悸》篇说："其气虚者，由阳气内弱，心下空虚，正气内动而悸也。"以上均说明缓慢性心律失常病人不但有心气不足，心阳痹阻的症候，而大多还有脾肾阳虚症候，脾虚则气血生化无源，不能充盈血脉而心脉失养。肾阳不足则无力助心阳而不能推动气血运行，阳虚又不能温煦，故心阳愈虚而心阳痹阻愈甚。中医对缓慢性心律失常病因病机的认识，各家虽有不同，但不离外感六淫，内伤七情，病后虚损等因素引发，不外气血阴阳亏损，血瘀饮停之变，本病的发生与心脾肾关系密切，如蒙宏焕认为肾阳不足，脾阳则虚，脾失健运，乃治心阳不振，气血凝滞。王志一认为本病主要在心，病机主要是心肾阳虚，阳气失于散布，全身失于气血温养，所以心肾阳虚，是形成本病的病理基础。根据中医阳动阴静，气畅血行的理论，故我们在治疗上强调内服心宝以温补心肾，外敷复律膏以通阳散寒，活血化瘀。芦一平认为缓慢性心律失常以本虚为主，但又常兼血脉淤阻，故治疗以温阳益气，活血脉为基本大法，在温通心阳的同时，需温补脾肾，郑源庞等通过中药治疗缓慢性心律失常的多项指标观察，提出心肾同治，气血兼顾的主张。

2. 复律膏的组方分析与药理作用

复律膏由麻黄、附子、细辛、血竭等药物组成，方中的附子温补脾肾，扶助心阳，用麻黄、细辛辛温经散寒，宣通气血，用血竭活血化瘀，诸药温而不燥，走而不散，共奏温阳散寒，通经祛滞之效。现代药理研究证明：麻黄、附子、细辛、血竭均有加强心肌收缩力，增快心率的作用。附子中的有效成分消旋去甲乌药碱具有环状儿茶酚胺结构，是一种β受体兴奋药，它具有加强心肌收缩力，加速心率的作用。细辛中去甲乌药碱含量最高，它具有加强心肌收缩力，加速心率的作用，细辛中去甲乌药碱含量最高。实验与临床证明去乌碱具有与异丙基肾上腺素相似的作用，用明显缩短希氏束电图 A－H 间期作用，说明了去甲乌药碱对房室结部位有作用。至于本方中之麻黄所含主要成分麻黄碱与肾上腺素作用相似。

实验研究证明，复律膏对凡拉帕米所致的缓慢性心律失常具有一定的对抗作用，可明显对抗其所致的心动过缓；复律膏对β受体阻滞剂普萘洛尔所致的心动过缓，具有显著对抗作用，复律膏中药物（如麻黄、附子等）的有效成分多为直接的或间接的肾上腺素受体激动剂（如麻黄碱、伪麻黄碱、去甲乌药碱、氯化钾基多巴胺等），它们可明显对抗肾上腺素受体拮抗剂的作用。实验显示复律膏可显著对抗垂体后叶素所致的实验性微循环障碍，具有明显改善微循环的作用。该作用对于改善心肌组织的血液供应，改善心肌细胞的电生理特性（自律性、传导性、兴奋性），发挥方药的抗心动过缓的作用。

八、结论

我们用心宝口服，外敷复律膏治疗缓慢性心律失常 60 例，并同口服心宝的疗效作了对照。结果症状总有效率为 91.7%，显效率为 46.7%；心律失常总有效率为 90%，显效率为 45%；心电图总有效率为 70%，显效率为 28.3%，与对照组比均有显著性差异，$P < 0.05$。本方对窦性心律过缓、Ⅰ°房室传导阻滞、Ⅱ°房室传导阻滞、病态窦房结综合征的疗效较好，而对Ⅲ°房室传导阻滞的疗效欠佳。

缓慢性心律失常中医辨证多属阳气虚衰，心阳不足，气虚无以载血而血液凝滞，瘀血内停，肠道不畅，痹阻心阳，阳虚寒盛，血液运行缓慢而致病，遵循"寒者温之，虚者补之"的治疗大法，我们自拟了"复律膏"温阳散寒，扶助心阳，化瘀行滞。

复律膏由麻黄、附子、细辛、血竭等药物组成，方中的附子大辛大热以振奋心阳，温补肾阳，心阳通、心气盛则心血充盈，麻黄、细辛温经散寒，宣通气血，血竭活血化瘀以通心脉。实验研究证明：复律膏对凡拉帕米所致的缓慢性心律失常具有一定的对抗作用，对 β 受体阻滞剂普罗奈尔所致的心动过缓，具有显著的对抗作用，本方及药物中含有 Higenmine，其具有一定消除或减轻部分房室传导阻滞的作用，它还可显著对抗垂体后叶素所致的实验性微循环阻碍，具有明显改善微循环的作用。

查新报告显示，国内外尚未见出与该课题完全相同的组方的穴位外敷治疗缓慢性心律失常的临床观察的研究文献报道。

在临床研究过程中，治疗组共观察 60 例病人，局部皮肤未见红斑、发疱及破损，亦未出现肝、肾功能和造血系统的损害。复律膏疗效确切、可靠，使用安全、方便、灵活，有广泛的临床应用前景。

（华明珍　徐慧　郭立华　戚宏）

滋阴活血法对冠心病快速性心律失常的临床与实验研究

滋阴活血法治疗冠心病快速性心律失常的临床与实验研究技术报告

我们于 1995 年承担山东省中医药管理局科研课题"滋阴活血法治疗冠心病快速性心律失常",经课题组近三年的共同协作完成了预定的临床及实验研究工作,现报告如下:

一、处方来源

定心片的处方来自济南市中医医院内科华明珍教授的经验方（主要成分有何首乌、黄精、三七、元胡、当归、珍珠粉、菖蒲、苦参、淫羊藿等）。华明珍教授在多年的临床实践中发现,冠心病快速性心律失常多表现为胸痛、心慌、胸闷、心烦、口干、头晕、失眠、腰痛,并见舌质暗、苔少或少津等病证,属肾阴亏虚,脉络瘀阻,心脉不畅,心神不宁,采用滋阴活血、宁心安神的治法,临床疗效显著。在此原则指导下,经过 30 年探索与药物筛选,最后选择出疗效高、无毒副作用的处方,经多次临床实验证实,本方具有明显的效果,并运用现代工艺制成定心片。

二、临床研究

我们于 1995~1998 年共观察了冠心病快速性心律失常中医辨证属肾阴亏虚、瘀血阻络的病例 100 例,为客观评价疗效,随机将患者分为观察组（定心片）70 例、对照组（养心氏组）30 例,研究结果如下。

1. 心绞痛总疗效

观察组:显效率 36.4%,总有效率 92.7%。

对照组:显效率 19.1%,总有效率 66.7%。

观察组与对照组疗效有明显差异（$P < 0.05$）,观察组疗效明显优于对照组。

2. 心律失常总疗效

观察组:显效率 37.1%,总有效率 81.4%。

对照组:显效率 10.0%,总有效率 43.3%。

观察组与对照组疗效有显著性差异（$P < 0.01$）,观察组疗效明显优于对照组。

3. 症状总疗效

观察组:显效率 51.4%,总有效率 90.9%。

对照组:显效率 23.3%,总有效率 70.0%。

观察组与对照组疗效有显著性差异（P＜0.01）。

4. 24 小时动态心电图疗效分析

观察组可明显减少 ST 段的降低数值和平均持续时间，并能减缓总心率、平均心率，显著改善持续性房颤、早搏、窦性心动过速等异常状态，说明定心片能改善患者的心肌缺血状态和能纠正快速性心律失常。

5. 毒副作用观察

观察组在治疗期间未见有其他不良反应，血、尿常规及肝、肾功能检查亦未发现异常变化，证明定心片无毒副作用。

三、实验研究

1. 药效学研究

（1）定心片可明显改善垂体后叶素所致大鼠急性心肌缺血的心电图指标。

（2）定心片可减少大鼠左冠状动脉前降支结扎所致大鼠心律失常及急性心肌缺血的发生率。

（3）定心片对氯仿所致小鼠室颤具有保护作用。

（4）定心片对氯化钡所致小鼠快速性心律失常具有保护作用。

2. 急性毒性试验

经小鼠灌胃定心片 18.89g/kg·d，观察小鼠一般状况良好，连续观察 7 天，动物无一死亡，相当于临床 60kg 患者每公斤体重日用量的 360 倍以上，证明本品安全无毒。

总之，本课题的胜利完成，其学术意义在于丰富了冠心病快速性心律失常的治疗学内容，为冠心病快速性心律失常的辨证论治研制服用方便、疗效可靠的中成药用于临床实践有较高的实用价值。它的推广应用，必将产生显著的社会效益和经济效益。

定心片处方来源及组成方义解析

定心片融合了华明珍教授多年的临床经验，由首乌、黄精、元胡、三七、当归、珍珠粉、苦参、菖蒲、淫羊藿、甘草组成。方中何首乌、元胡为君，《本草正义》曰："首乌，专入肝肾、补养其阴……。"《开室本草》谓首乌"止心痛"，《药品化义》认为首乌能"益肾"、"通经络"。《雷公炮炙论》曰："治心痛欲死，速觅元胡。"《纲目》曰："延胡索，能利血中气滞、气中血滞……。"因此，何首乌、元胡具有滋补肾阴、活血化瘀、通络止痛之功。臣以黄精、三七、当归、珍珠粉、苦参、淫羊藿，助首乌、元胡滋肾活血、安神定悸。其中黄精益气养阴，三七活血化瘀止痛。《五秋药解》载三七"和营止血，通脉化瘀"。当归补血活血、行气止痛，《本草求真》说："当归能通心而生血"。珍珠粉可安神宁心，《本草汇言》载之"镇心、定忠、安魂……"。苦参清热燥湿，《本草从新前集》曰："苦参专治心经之火……。"淫羊藿补肾助阳，在大队滋阴药中伍以小量温阳之品，可生发肾气，即可使"阴得阳助，生化无穷"；又可使气旺血荣，气行血行。佐以菖蒲化湿开胃、宁心安神，以防滋阴之品，滋腻滞气，有碍脾胃运动，《本草从新》载之"开心孔，利九窍。"《本草纲目》曰菖蒲："能治卒患心痛。"《重庆堂随笔》指出："菖蒲舒心气，畅心神，怡心情，益心志，妙药也。"甘草调和诸药为使。全方气血阴阳兼顾，补而不腻，静中有动，共奏滋阴活血、行脉止痛、安神定悸之功。

滋阴活血法治疗冠心病快速性心律失常临床研究报告

冠心病的患病率和死亡率近年来呈上升趋势，而快速性心律失常是冠心病的常见病证。本研究从病机角度入手，选取冠心病快速性心律失常中医辨证属于"肾阴亏虚，瘀血阻络"型，并以滋阴活血，宁心安神为治则制成"定心片"，给予定心片治疗者为观察组，养心氏治疗者为对照组。结果表明：观察组对心绞痛的总疗效以及症状的改善明显优于对照组（$P < 0.05$）。观察组与对照组治疗心律失常的总疗效比较有非常显著差异（$P < 0.01$），观察组疗效明显优于对照组。此外，观察组具有较明显的改善血脂、血黏度及心肌缺血的作用。

一、病例选择

1. 诊断标准

（1）西医诊断标准。

参考 WHO《关于缺血性心脏病的命名和诊断标准》以及 1979 年全国中西医结合防治冠心病、心绞痛、心律失常研究座谈会的修订标准。

（2）中医诊断标准。

根据 1980 年全国冠心病辨证论治研究座谈会关于《冠心病（心绞痛、心肌梗塞）中医辨证试行标准》以及赵金铎主编《中西医症状鉴别诊断学》而定（人民卫生出版社 1994 年 3 月第一版）。主证：胸痛、心慌、胸闷、心烦、头晕、失眠、盗汗、口干、腰酸，舌苔暗红或有瘀斑，少苔或少津，脉沉细、数或促。

2. 观察病例标准

（1）纳入病例标准：

①符合上述西医诊断标准；

②符合上述中医胸痹、心痛、心悸，肾阴亏虚、瘀阻络脉的辨证标准；

③停用各种抗心律失常药物 2 周以上。

（2）排除病例标准：

①急性心肌梗塞、严重心、肝、肾功能不全者，严重贫血、甲状腺功能亢进、电解质紊乱及药物所致的快速性心律失常。

②观察期间不能停服其他抗心律失常药物者。

③室性心动过速者。

二、观察办法

全部观察病例共 100 例，采用随机方法分为观察组和对照组，其中观察组 70 例，对照组 30 例，分别口服定心片和养心氏进行治疗，制定统一观察表，按要求认真填写，用 t 检验、卡方检验进行统计学处理。

三、给药方法及疗程

观察组：定心片（由济南市中医医院制剂科提供，规格 0.25g/片，30 片/瓶），口服每次 5 片，每日 3 次。

对照组：养心氏（青岛中药厂出品，批号 950116），口服每次 4 片，每日 3 次。

疗程：4 周为 1 疗程，共观察 1 个疗程。

四、观察指标

1. 安全性指标观察

（1）一般体检项目。

（2）血、尿常规。

（3）肝、肾功能。

（4）不良反应。

2. 疗效观察

（1）治疗前后症状、舌脉变化。选用阴虚血瘀型冠心病快速性心律失常病人，常见症状：胸痛、心悸、胸闷、心烦、口干、头晕、失眠、腰酸及舌象、脉象共 10 项进行观察。分别于治疗前、治疗第 1 周、第 4 周逐项询问记录，舌脉的变化用文字描述，症状的变化采用 3 分（重度）、2 分（中度）、1 分（轻度）、0 分（无症状）。参考卫生部药政局《新药（中药）治疗老年病临床研究指导原则》（《中国中医药学报》1980，4（3）：74）中规定。治疗前后心绞痛发作情况的变化。

（2）治疗前后硝酸甘油用量的变化。

（3）治疗前后心率、心律、血压等体征的变化。

（4）常规心电图：治疗前、治疗第 2、4 周各记录 1 次。

（5）24 小时动态心电图：于治疗前、后各检查 1 次，观察总心率、平均心率、心律及 ST-T 的变化。

五、疗效评定标准

1. 心绞痛症状疗效评定标准

参照全国中西医结合防治冠心病、心绞痛、心律失常研究座谈会修订标准，1979 年 9 月上海。（略）

2. 心律失常疗效评定标准

参考同上。

3. 中医症候总疗效判定标准

参照《中药新药临床研究指导原则》第二辑。（略）

4. 中医单项症状疗效判定标准

（1）显效症状消失或症状改善在 2 级以上。

（2）有效症状改善 1 级而未消失。

（3）无效症状无变化。

六、一般资料

1. 病例来源

病例来源于济南市中医医院门诊及病房，见表 1。

表 1

	门诊（例）	病房（例）
观察组	44	26
对照组	17	13

两组在病例来源上无明显差异（P＞0.05）。

2. 性别分布

两组在性别分布上比较见表 2。

表 2　　　　　　　　　　　　性别组成

	男（例）	女（例）
观察组	39	31
对照组	18	12

两组在性别分布上无明显差异（P＞0.05）。

3. 年龄分布

两组在年龄分布上比较见表 3。

表 3　　　　　　　　　　年龄分布　（例）

组别	40～60 岁	60 岁～	最小年龄（岁）	最大年龄（岁）	平均年龄（岁）$x \pm s$
观察组	33	37	43	92	60.12±15.3
对照组	18	12	45	80	56.32±13.7

两组在年龄分布上比较无明显差异（P＞0.05）

4. 病程分布

两组在病程分布上比较见表4。

表4　　　　　　　　　　　　　病程分布

组别	＜1年	1年~	5年~	10年~	最短病程（天）	最长病程（年）	平均病程（年）x±s
观察组	18	29	16	7	9	31	5.28±6.32
对照组	8	12	6	4	7	18	4.27±5.53

两组在病程分布上比较无明显差异（P＞0.05）。

5. 主症分析

两组在主症程度上比较见表5。

表5　　　　　　　　　　　　　症状比较

症状	观察组						对照组					
	合计	0无	1轻	2中	3重	X±s	合计	0无	1轻	2中	3重	X±s
胸痛	70	15	20	26	9	1.67±0.91	30	9	7	9	5	1.70±0.84
心慌	70	14	20	23	13	1.63±0.86	30	1	11	14	4	1.70±0.75
胸闷	70	17	17	23	13	1.60±0.94	30	5	9	8	8	1.63±1.07
心烦	70	18	20	19	13	1.57±0.98	30	4	7	9	10	1.84±1.05
口干	70	23	17	20	10	1.25±1.02	30	4	9	8	5	1.33±1.06
头晕	70	27	15	19	9	1.22±1.01	30	7	10	7	6	1.40±1.07
失眠	70	22	18	9	11	1.35±0.97	30	3	11	10	6	1.33±1.12
腰酸	70	22	18	17	13	1.48±1.02	30	8	10	8	4	1.27±1.01

两组在主症程度上比较无显著性差异（P＞0.05）。

6. 舌、脉象分布

两组在舌象、脉象的分布上比较见表6。

表6　　　　　　　　　　　两组舌象、脉象分布

组别	舌象			脉象	
	舌质暗苔少	舌质暗少津	其他	沉细弦	促数
观察组	29	32	9	27	35
对照组	11	16	3	11	16
		$X^2=1.32$ P＞0.05			$X^2=2.531$ P＞0.05

两组在舌象、脉象的分布上比较无显著性差异（P>0.05）

7. 心律失常类型分布

两组在心律失常类型分布上比较见表7。

表7　　　　　　　　　　　　　**两组心律失常类型分布**

组别	早搏		房颤		发作性室上速
	室早	房早	发作性	持续性	
观察组	25	21	6	4	5
对照组	12	7	3	2	2

两组在心律失常类型分布上比较无显著性差异（P>0.05）

8. 心律失常的程度分布

两组在心律失常程度分布上比较见表8。

表8　　　　　　　　　　　　　**两组心律失常程度分布**

程度	组别	合计	早搏	房颤	阵发性室上速	窦性心动过速	X^2	V
轻	观察组	26	16	3	2	3	1.702	4
	对照组	11	7	2	1	1		
中	观察组	29	18	4	2	5	2.719	4
	对照组	14	9	2	1	2		
重	观察组	15	1	3	1	1	1.432	4
	对照组	5	5	1	0	1		

两组在心律失常程度分布上比较无显著性差异（P>0.05）。

9. 心绞痛程度分布

两组心绞痛程度上比较见表9。

表9　　　　　　　　　　　　　**心绞痛的程度分布**

组别	合计	轻	中	重
观察组	55	29	26	9
对照组	21	8	9	4

两组心绞痛程度分布上比较无显著性差异（P>0.05）。

七、治疗结果分析

1. 心绞痛变化

滋阴活血法治疗阴虚血瘀，心神不宁型冠心病心绞痛疗效比较见表10。

表10 心绞痛疗效的变化

组别	例数	显效	有效	无效	加重	显效率（%）	总有效率（%）
观察组	55	20	31	4	0	36.3	92.7
对照组	21	4	10	5	2	19.1	66.7

滋阴活血法治疗阴虚血瘀，心神不宁型冠心病心绞痛疗效明显，其显效率、有效率与对照组比较有显著性差异（P＜0.01）

2. 快速性心律失常总疗效变化

两组快速性心律失常总疗效比较见表11。

表11 快速性心律失常总疗效分析

组别	例数	显效	有效	无效	显效率（%）	总有效率（%）
观察组	70	26	31	13	37.1	81.4
对照组	30	3	10	17	10	43.3

两组快速性心律失常总疗效比较有显著性差异（P＜0.01）。

3. 症候疗效分析

两组对阴虚血瘀，心神不宁型冠心病快速性心律失常症候疗效比较见表12。

表12 症候疗效分析

组别	例数	显效	有效	无效	显效率（%）	总有效率（%）
观察组	70	36	27	7	51.4	90.0
对照组	30	7	14	9	23.3	70.0

观察组对阴虚血瘀，心神不宁型冠心病快速性心律失常症候改善明显优于对照组（P＜0.01）。

4. 单项症状分析

两组单项症状疗效比较见表13。

表13 单项症状疗效分析

症状	观察组					对照组				
	例数	显效	有效	无效	总有效率（%）	例数	显效	有效	无效	总有效率（%）
胸痛	55	20	31	4	92.7	21	4	10	7	66.7
心慌	56	30	18	8	87.5	29	5	14	10	65.5
胸闷	53	28	20	5	90.5	25	7	11	7	72
心烦	52	25	21	6	88.5	26	6	11	9	65.4

（续表）

症状	观察组					对照组				
	例数	显效	有效	无效	总有效率（%）	例数	显效	有效	无效	总有效率（%）
头晕	43	28	10	5	88.4	23	5	9	9	60.8
失眠	48	19	22	7	85.4	27	8	9	10	62.9
口干	47	23	18	6	87.2	26	7	10	9	65.4
腰酸	48	24	18	6	87.2	22	6	7	9	59.1

滋阴活血法对阴虚血瘀，心神不宁型冠心病快速性心律失常的临床症状有较好的改善作用，疗效明显优于对照组（$P < 0.05$）。

5. 24 小时动态心电图分析

两组 24 小时动态心电图分析比较，见表 14、15、16。

表 14　　　　24 小时动态心电图房颤及窦性心动过速疗效（$x \pm SD$）

组别		记录时间（h）	总心率（次/24h）	平均心率（次/分）
观察组 n = 19	疗前	24.01 ± 0.68	159877 ± 21978	108.4 ± 10.32
	疗后	23.55 ± 0.81	123170 ± 26531	86.5 ± 16.32
	P	> 0.05	< 0.01	< 0.01
对照组 n = 9	疗前	24.12 ± 0.43	15673 ± 25763	103.7 ± 8.97
	疗后	23.58 ± 0.31	139769 ± 22371	95.6 ± 16.32
	P	> 0.05	> 0.05	> 0.05
P'		> 0.05	< 0.01	< 0.01

注：P 为治疗前、后比较，P' 为观察组于对照组比较（下同）。

表 15　　　　　　24 小时动态心电图的早搏疗效（$x \pm SD$）

组别		记录时间（h）	早搏次数（次/h）
观察组 n = 41	疗前	24.05 ± 0.66	429 ± 297.8
	疗后	24.03 ± 0.58	212 ± 208.3
	P	> 0.05	< 0.01
对照组 n = 19	疗前	24.01 ± 0.55	417 ± 279.7
	疗后	24.07 ± 0.36	318 ± 217.5
	P	> 0.05	> 0.05
P'		> 0.05	< 0.01

表 16   24 小时动态心电图 ST 段的变化（x ± SD）

组别		记录时间（h）	ST 段降低（mm）	平均持续时间（min）
	疗前	24.03 ± 0.45	1.82 ± 0.64	387.7 ± 153.2
降低观察组 n = 70	疗后	24.01 ± 0.31	1.2 ± 0.47	241.7 ± 92.6
	P	> 0.05	< 0.05	< 0.05
	疗前	24.12 ± 0.48	1.79 ± 0.53	375.2 ± 131.1
对照组 n = 30	疗后	23.96 ± 0.31	1.53 ± 0.66	346.6 ± 125.3
	P	> 0.05	> 0.05	> 0.05
	P'	> 0.05	< 0.05	< 0.05

滋阴活血法改善 24 小时动态心电图总缺血时间，最大 ST 段压低幅度以及对纠正快速性心律失常的作用均有明显减少，与对照组比较有显著性差异（P < 0.01）。

6. 心绞痛疗效与其病情程度的关系

心绞痛疗效与其病情程度的关系见表 17。

表 17   心绞痛疗效与其病情程度的关系分析

类型	例数	显效（%）	有效（%）	无效（%）	总有效率（%）
轻	20	9	11	0	100
中	26	10	14	2	92.3
重	9	1	6	2	77.8

通过对观察组心绞痛疗效与其病情程度间进行比较，发现其间差异具有显著性意义（P < 0.05），经 Ridit 分析，滋阴活血法对轻、中度心绞痛疗效较好。

7. 心绞痛分型与疗效的关系

心绞痛分型与疗效的关系见表 18。

表 18   心绞痛分型与疗效的关系分析

类型	例数	显效（%）	有效（%）	无效（%）	总有效率（%）
轻	26	15	10	3	88.6
中	29	5	18	6	79.3
重	15	1	4	10	33.3

滋阴活血法对稳定型心绞痛和不稳定型心绞痛疗效无显著性差异（P > 0.05）。对稳定型和不稳定型心绞痛疗效均显著。

8. 心律失常疗效与其类型的关系

心律失常疗效与其类型的关系比较见表19。

表 19　　　　　　　　　　　心律失常疗效与其类型的关系

类型	例数	显效（%）	有效（%）	无效（%）	总有效率（%）	R
室早	25	9	11	5	80.0	0.376
房早	21	5	12	4	80.9	0.351
发作性房颤	6	1	3	2	66.6	0.571
持续性房颤	4	1	1	2	50.0	0.648
阵发性室上速	5	1	2	2	60.0	0.579
室性心动过速	9	2	5	2	77.7	0.502

通过对观察组心律失常类型与其疗效的分析，表明滋阴活血法对室早、房早、房颤、阵发性室上速、窦性心动过速的疗效无明显差异（$P > 0.05$）。

9. 心律失常疗效与其病情程度的关系

心律失常疗效与其病情程度的关系比较见表20。

表 20　　　　　　　　　　心律失常疗效与其病情程度的分析

类型	例数	显效（%）	有效（%）	无效（%）	总有效率（%）
轻	26	15	10	3	88.6
中	29	5	18	6	79.3
重	15	1	4	10	33.3

通过观察组心律失常疗效与心律失常病情程度的关系分析，表明其差异有显著性意义（$P < 0.01$），经 Ridit 分析，滋阴活血法对轻、中度心律失常疗效较好。

10. 舌象、脉象疗效比较

舌象、脉象疗效比较，见表21、22。

表 21　　　　　　　　　　　舌象疗效分析

| 组别 | 治疗前 | 治疗后 | | 治疗前 | 治疗后 | |
	舌质暗苔少	舌质红苔薄	舌质暗苔少	舌质暗少津	舌质红苔薄	舌质暗少津
观察组	29	25	3	32	36	6
对照组	11	4	9	16	4	8
		$X^2 = 22.6 \ P < 0.01$			$X^2 = 9.84 \ P < 0.01$	

表22 脉象疗效分析

组别	治疗前		治疗后	治疗前	治疗后	
	沉细无力	沉细	正常	促或数	促或数	正常
观察组	27	4	23	35	6	29
对照组	11	9	2	16	12	4
	$X^2 = 6.67 < 0.01$				$X^2 = 6.84 P < 0.01$	

两组舌、脉象疗效比较差异有显著性意义（$P < 0.01$），表明滋阴活血法对阴虚血瘀、心神不宁型冠心病的舌、脉有较好的改善作用。

11. 40 例观察组患者治疗前、后血脂、血流变的改变

40 例观察组患者治疗前、后血脂、血流变的改变，见表23、24。

表23 40 例观察组患者治疗前、后血流变的改变（$x \pm SD$）

项目	全血黏度（cP）	血浆比黏度（cP）	纤维蛋白原（g/l）	细胞压积（%）
治疗前	7.34 ± 1.54	1.82 ± 0.43	4.54 ± 0.38	49.52 ± 3.08
治疗后	6.29 ± 1.77	1.68 ± 0.36	3.81 ± 0.29	46.89 ± 2.43
t	3.63	2.98	3.58	3.27
P	$P < 0.01$	$P < 0.01$	$P < 0.01$	$P < 0.01$

表24 观察组治疗前、后血脂的变化（$x \pm SD$）

项目	TG（mmol/l）	CHO（mmol/l）
治疗前	2.57 ± 0.48	6.89 ± 1.97
治疗后	1.96 ± 0.51	5.41 ± 1.56
t	3.07	3.31
P	$P < 0.01$	$P < 0.01$

观察组治疗前后血脂、血流变比较有显著性差异（$P < 0.01$），滋阴活血法对冠心病快速性心律失常的血脂、血流变有明显的改善作用。

12. 毒副作用观察

观察组70 例患者均未出现上腹部不适、恶心呕吐、腹泻等症状，其中对40 例患者进行了治疗前、后，血、尿常规及肝、肾功能的检查也未发现异常改变。

八、典型病例

例1 某女，53 岁，1996 年10 月12 日因心前区疼痛，伴心慌、胸闷12 小时入院。以往有冠心病史2 年，平素自服消心痛、活心丹等药，近几天来感心前区疼痛发

作次数频繁，每日 1~2 次，夜间发作明显，持续 3~5 分钟。本次因劳累发病，症见胸
闷疼痛、心慌、烦躁不安、恶心多汗、腰酸耳鸣，纳呆眠差，便调，舌质暗，少苔，
脉细数。心率 106 次/分，律整。心电图示：ST 段 V3 - V5 下移 0.1mv~0.15mv，窦性
心动过速。中医诊断：胸痹、心悸（心肾阴虚，脉络瘀阻），西医诊断：冠心病（心绞
痛，心律失常）。给予定心片 5 片/次，日三次口服，服药 2 周，心慌消失，心前区疼
痛发作次数渐减。4 周后，胸痛、胸闷诸证已平，复查心电图：大致正常。

　　例 2　刘某，男，62 岁，因心慌发作 1 年余，于 1992 年 7 月 7 日就诊。患者因情
绪不畅而发病，现感心慌不安，胸闷，时感心前区隐痛不适，心烦口干，头晕乏力，
夜眠多梦，舌质暗，边有瘀斑，脉促细。BP 21/12kPa，心率 89 次/分，心律不齐，早
搏 13 次/分。心电图示 T 波 V3 - V5 倒置，频发室早，时呈二联律；24 小时动态心电
图，描记时间 23 小时 53 分，室性期前收缩总数 1948，时呈二联律。中医诊断：胸痹，
心悸（阴虚血瘀，心神不宁），西医诊断：冠心病，心律失常。予以定心片 5 片/次，
口服日三次，服药 2 周，症状好转。4 周后复查 24 小时动态心电图，记录时间 23 小时
45 分钟，室早 179 次，继服定心片，以巩固疗效。

九、讨论

　　冠心病快速性心律失常包括过早搏、心动过速、扑动、颤动，临床症状多胸痛、
心慌、胸闷、头晕、脉失常度，属中医胸痹、心痛、心悸、怔忡等病症范畴。本病多
发于 40 岁以后及女性绝经以后，随着年龄增长及衰老过程，其发病率随之增多。因
此，冠心病的发生与年龄衰老有密切关系。人的衰老决定于肾气的盛衰，《内经》指出
"年四十而阴气自半也"，又言"丈夫……五八肾气衰""女子……七七任脉虚，太冲
脉衰少，天癸竭，地道不通，故形坏而无子"。所以中年以后，人体肾气逐渐衰退，冠
心病多发于肾的衰退期，因此，肾虚是冠心病的重要易患因素，正如《内经》曰："肾
病者……虚则胸中痛。"《冯氏锦囊》曰："虚劳肾虚之人胸膈多有隐痛。"张景岳谓：
"凡治怔忡惊恐者，虽有心、脾、肝、肾之分，然阳统乎阴，心本乎肾，所以上不宁
者，未有不由乎下，心气虚者，未有不固乎肾。"另外《杂病源流犀烛·怔忡源流》
说："怔忡心血不足病也。"《丹溪心法》指出："怔忡者血虚，怔忡之时，血少者多，
阴血亏损，心失所养，不能藏神，神不安而志不宁，发为本证。"故冠心病快速性心律
失常常与肾阴亏虚关系密切，肾为先天之根，五脏之源，肾虚为气滞血阻．脉络不通
之根本，肾虚则五脏虚，心之阴阳不足，气虚血则无力，瘀阻脉络形成心血瘀阻。元
气者，肾气也，为肾精所化，"一旦元气既虚，必不能达于血管，血管无气，必停留血
瘀"。《医学衷中参西录》亦指出："或纵欲过度，气血亏损，流通于周身者，必然迟
缓，血即因之而瘀。"可见肾虚必兼血瘀。大量临床实践表明：胸痛、心慌、胸闷、心
烦、头晕、口干、失眠、舌暗少苔，脉促或数、沉细等，皆是冠心病快速性心律失常

197

的症状，当属肾阴亏虚，瘀血阻络所致，因此，肾阴亏虚，瘀血阻络是冠心病快速性心律失常的主要病机。

临床观察 100 例患者，随机分为观察组和对照组，观察组 70 例，对照组 30 例，观察结果全部数据经统计学处理。结果：观察组心绞痛总有效率为 92.7%，对照组心绞痛总有效率为 66.7%，观察组与对照组疗效有显著性差异（P < 0.05），观察组对心绞痛疗效优于对照组；观察组纠正心律失常总有效率为 81.4%，对照组为 43.3%，观察组疗效明显优于对照组（P < 0.01）；观察组改善症状总有效率 90.0%，对照组为 70.0%，观察组疗效优于对照组（P < 0.05）。进一步研究显示：观察组对单项症状疗效优于对照组，差异有显著意义（P < 0.05）；另外观察组对各种类型的快速性心律失常均有较好疗效，观察组治疗前后比较，治疗后可明显改善 24 小时动态心电图缺血状态，与治疗前比较有显著性差异（P < 0.05）。此外，滋阴活血法具有改善血脂、血黏度的作用。

上述研究及观察表明：滋阴活血法治疗心绞痛，临床疗效较好。滋阴活血法对各种快速性心律失常均有较好的疗效。滋阴活血法能较好地改善中医胸痹、心慌的各种症状。滋阴活血法能改善心电图的缺血状态。滋阴活血法可改善血脂、血黏度。

（戚宏　华明珍　赵旭涛　刘颖　徐萌）

滋阴活血法治疗冠心病心律失常的主要药效学实验

冠心病快速性心律失常在中医属"胸痹、心悸、怔忡"范畴，临床分型颇多，其中，"肾阴亏虚，瘀血内阻"是常见病机，定心片由山由何首乌、黄精、元胡、三七、珍珠粉、当归、菖蒲、苦参、淫羊藿、甘草等中药组成。具有滋阴活血，安神定悸的功效，临床用于治疗阴虚血瘀型冠心病快速性心律失常，疗效确凿，为证实其药效，我们在改善心肌缺血、抗心律失常、耐缺氧等方面进行了较系统的研究，现将主要药效学研究结果报告如下。

一、实验目的

观察定心片与功能主治有关的主要药效学指标。

二、实验药物

定心片，系中药复方制剂（不含毒性药材，无十九畏，十八反配伍），含生药 2.1 克/片，批号 950216。

三、实验动物

昆明种小鼠，山东中医药研究所动物室提供，合格证号：鲁动质字：950104。Wistar 种大鼠，山东医科大学动物室提供，合格证号：鲁动质字：950102。

四、实验方法与结果

1. 抗氯仿所致小鼠快速性心律失常

20 ~ 22g 小鼠56 只，雌雄兼用，按性别、体重随机分为4组，分别给予定心片1.0g/kg、0.5g/kg，阳性对照药盐酸利多卡因15mg/kg ig.（给药容量与给药组相同），连续给药3 天，末次给药90min（阳性对照药为60min），将小鼠置含2ml 氯仿600ml 烧杯（倒置）内，每次换小鼠时加入氯仿0.5ml，待小鼠吸入氯仿呼吸停止，立即取小鼠直接开胸，观察心脏活动节律，记录各组小鼠心室颤动动物数，X^2 检验进行统计学比较，结果如下表1。

表 1　　　　　　　　　　定心片抗氯仿致小鼠心室颤动作用

组别	鼠数	室颤数	室颤率（%）	P 值
阳性对照	14	11	78.57	
定心片 0.5g/kg	14	4	28.57	<0.01
定心片 1.0g/kg	14	3	21.43	<0.01
利多卡因 15mg/kg	14	2	14.28	<0.01

实验证实：定心片对氯仿所致小鼠快速室性心律失常有明显的拮抗作用，降低其发生率。

2. 对小鼠耐缺氧时间的影响

18～20g 小鼠 60 只，雌雄兼用，随机分为 4 组，药物组（1.0g/kg、0.5g/kg）和阴性对照组给药同 1，阳性对照组改为人参皂苷片 500mg/kg ig.（吉林爱辉制药厂产品批号 961106）。给药都为 3 天，末次给药 90min，将小鼠放入装有 15g 钠石灰的 150ml 磨口瓶内，瓶口由凡士林涂抹后盖严。观察小鼠在瓶内存活时间，由 t 检验进行组间统计比较，结果如表 2。

表 2　　　　　　　　　　定心片对小鼠耐缺氧时间的影响

组别	鼠数	存活时间 min（x ± SD）	P 值
阳性对照	15	18.19 ± 3.56	
定心片 0.5g/kg	15	19.97 ± 3.89	
1.0g/kg	15	21.61 ± 3.10	< 0.05
人参皂苷 500mg/kg	15	22.74 ± 3.24	< 0.01

由实验可知定心片在 1.0g/kg 剂量对小鼠耐缺氧时间具有明显的延长时间，证明定心片对小鼠心肌缺血具有一定的保护作用。

3. 对垂体后叶素所致大鼠急性心肌缺血的保护作用

200～250g 大鼠，雌雄兼用，随机分为 4 组，分别给予定心片 0.7g/kg，0.35g/kg，阴性对照组给予 1ml/100g 水 ig.（灌胃体积均相同），阳性对照组给予养心氏 1g/kg ig.，连续给药 3 次，每日 1 次。末次给药 90min，大鼠由 900mg/kg 乌拉坦肌注麻醉，记录正常心电图后；静脉给予垂体后叶素 6u/kg，记录注射后 30s，1min，3min，5min 心电图 II 导联，观察比较各大鼠心率、ST 段、T 波变化，统计心率、ST 段较正常心电图的变化值、T 波变化值，结果如表 3－5 所示。

表 3　　　　　　　　　　定心片对垂体后叶素所致大鼠急性心肌缺血心率的影响

组别	鼠数	心率(x ± SD)				
		正常	注射后 30s	1min	2min	5min
水对照	14	467.16 ± 44.21	357.92 ± 3.44	328.61 ± 61.19	321.33 ± 63.33	386.74 ± 55.73
定心片 0.7g/kg	10	476.23 ± 44.58	391.25 ± 64.38 *	396.2 ± 44.58 * *	383.3 ± 59.55 * *	398.7 ± 50.57 * *
定心片 0.35g/kg	10	468.57 ± 38.05	364.29 ± 62.19	382.8 ± 41.92 * *	377.5 ± 40.97 * *	361.1 ± 19.55 * *
养心氏	10	469.21 ± 42.31	368.24 ± 51.31	388.2 ± 38.24 * *	369.36 ± 40.2 *	350.24 ± 28.96

注：与水对照组比，＊示 P＜0.05，＊＊示 P＜0.01。

由上表可见，注射垂体后叶素大鼠心率明显变慢，P 均小于 0.001。给予定心片和养心氏组大鼠，其心率在给予垂体后叶素后 1～5min 内可以明显拮抗垂体后叶素的减慢心率的作用，其心率与水对照组比明显加快。

表4　　　　定心片对垂体后叶素所致大鼠急性心肌缺血心电图 ST 的影响

组别	鼠数	给垂体后叶素平均上抬高度（mm）			
		30s	1min	2min	5min
水对照	14	0.90 ± 0.43	0.87 ± 0.54	1.11 ± 0.64	1.08 ± 0.37
定心片 0.7g/kg	10	0.68 ± 0.29	0.67 ± 0.43	0.41 ± 0.31 ＊＊	0.54 ± 0.27 ＊＊＊
定心片 0.35g/kg	10	0.78 ± 0.45	0.78 ± 0.48	0.60 ± 0.52 ＊	0.99 ± 0.43 ＊＊
养心氏	10	0.67 ± 0.34	0.72 ± 0.41	0.62 ± 0.46	0.57 ± 0.41 ＊＊

注：与对照组比，＊示 P＜0.05，＊＊示 P＜0.01，＊＊＊示 P＜0.001。

实验结果证实：定心片对垂体后叶素所致大鼠急性心肌缺血引起的心电图 ST 段的上抬有明显的改善作用，可降低其抬高高度，说明定心片具有对抗心肌缺血或增加冠状动脉供血的药效作用。

表5　　　　定心片对垂体后叶素所致大鼠急性心肌缺血心电图 T 波改变的影响

组别	鼠数	T 波变化值			
		30s	1min	2min	5min
水对照	14	1.07 ± 0.51	1.24 ± 0.49	1.43 ± 0.17	1.44 ± 0.71
定心片 0.7g/kg	10	0.44 ± 0.38 ＊	0.57 ± 0.32 ＊＊	0.57 ± 0.23 ＊＊	0.56 ± 0.21 ＊
0.35g/kg	10	0.59 ± 0.51 ＊	0.58 ± 0.42 ＊＊	0.73 ± 0.32 ＊	0.66 ± 0.25 ＊＊
养心氏	10	0.57 ± 0.17 ＊	0.60 ± 0.47	0.87 ± 0.41 ＊	0.72 ± 0.42 ＊＊

注：与水对照组比，＊示 P＜0.05，＊＊示 P＜0.01，＊＊＊示 P＜0.001。

实验证实：定心片可以明显减轻垂体后叶素所致大鼠急性心肌缺血的心电图 T 波变化，说明定心片具有抗急性心肌缺血的作用。

4. 对氯化钡诱发大鼠快速性心律失常的影响

大鼠分组给药同 3，阳性对照组改为实验前 30min 给予盐酸奎尼丁 25mg/kg iv.（尾静脉给药），实验组和水对照组给药同 3，末次给药 90min，大鼠由 900mg/kg 乌拉坦麻醉，由 II 导心电示波器观察正常大鼠心率、心律，10min 后由股静脉给 1% 氯化钡 5mg/kg，观察各大鼠心律失常出现时间、持续时间、发生率。

表6　　　　　　　　　定心片对氯化钡诱导的大鼠心律失常的拮抗作用

组别	鼠数	心律失常出现时间（秒）	持续时间（分）	发生率
阳性对照	11	10.33 ± 8.35	13.38 ± 5.88	100%
定心片 0.7g/kg	10	21.34 ± 6.25 * *	4.26 ± 2.17 * * *	60%
定心片 0.35g/kg	10	12.63 ± 8.33	8.29 ± 5.85	100%
奎尼丁 25mg/kg	10	32.14 ± 7.23	6.21 ± 3.14	80%

注：与水对照组比，＊示 $P < 0.05$，＊＊示 $P < 0.01$，＊＊＊示 $P < 0.001$。

实验证实：定心片具有明显的拮抗氯化钡诱导的大鼠快速性心律失常发生率，表现出良好的抗快速性室性心律失常的作用。

5. 定心片对大鼠左冠状动脉前降支所致心律失常的影响

大鼠分组给药同4，阳性对照组亦同4，实验组和水对照组给药3次，每天一次，末次给药90min，阳性对照组注射奎尼丁30min，由乌拉坦麻醉，气管插管，连接人工呼吸机，呼吸频率为60次/min，记录正常心电图，由左侧第4肋间打开胸腔，剪开心包，方法同1，于左冠状动脉前降支下置0号缝合线，记录心电图，选心电图正常者结扎前降支，心电示波器观察记录心电图（均为Ⅱ导联），观察结扎后15min心律失常发生率、病理性Q波出现率、急性心肌缺血 ST – T 发生率。X^2 检验进行统计学处理，结果如表7所示。

表7　　　　　　定心片对结扎大鼠左冠状动脉前降支所诱发的心律的影响

组别	鼠数	心律失常发生率（%）	病理Q波出现率（%）	ST – T 改变发生率（%）
水对照	12	100	83.33	75
定心片 0.70g/kg	10	40 *	40 *	30 *
定心片 0.35g/kg	10	50 *	50 *	40 *
奎尼丁 25mg/kg	10	30 * * *	20 * *	30 *

注：与水对照组比，＊示 $P < 0.05$，＊＊示 $P < 0.01$，＊＊＊示 $P < 0.001$。

实验结果说明，定心片明显减少大鼠左冠状动脉前降支结扎所诱发的心律失常发生率，并减少其急性心肌缺血性心电图的发生率。

五、小结与评价

通过药效学实验证实：定心片具有明显的抗快速性室性心律失常和抗心肌缺血的作用。这些药效作用对于治疗冠心病患者的心律失常（心悸），胸闷等症状都是有益的。药效学的结果证明了本品是良好的治冠心病快速性心律失常的药物，本实验为其临床疗效提供了药效学依据。

（山东省中医药研究所　李贵海　张希林）

定心片急性毒性试验最大耐受量测定

一、摘要

实验证实给予小鼠定心片每日 18.9g/kg，对小鼠无明显毒性作用，其最大耐受量 > 18.9g/kg。证明本品毒性较低，临床应用量安全。

二、试验目的

定心片的急性毒性观察与评价。

三、材料

1、受试药物：定心片由济南市中医医院提供，为中药复方制剂，0.25g/片，含生药2.1g/片，批号：950216，无十八反、十九畏配伍，不含毒性药材。

2、受试动物：昆明种小鼠，山东中医药研究所动物室提供，合格证号：950104。

四、方法和结果

预试验小鼠给予 12.6% 的混悬液 0.1mg/kg ig.，24 小时 10 只小鼠无一死亡。故本品难测定 LD50，按中药毒理常规要求，进行最大耐受量测定，20 只小鼠给予 12.6% 的本品混悬液 0.3mg/10g ig.，24 小时给药 3 次，一日给药量达 18.9g/kg，并与 20 只同等量水的小鼠进行比较，观察 7 天。结果两组小鼠无一死亡，对小鼠一般状况、活动、进食及体重均无明显影响，两组小鼠给药前和给药 7 天后体重如下表所示：

对体重的影响

组别	药前（x ± SD）	药后 7 天（x ± SD）	P
水对照	19.21 ± 0.64	21.84 ± 1.63	
药物	19.04 ± 0.51	21.63 ± 1.74	> 0.05

五、评价

给予小鼠本品 18.9g/kg·d ig.，对小鼠无明显毒性作用，其给药量已达到临床（0.25g×15 片 = 3.75g/人、日，约为 0.075g/kg）250 倍，提示临床所用治疗量为安全用量。

（山东中医药研究所　李贵海　张希林）

"温通利胆法"治疗急、慢性胆囊炎的临床研究

"温通利胆法"治疗急、慢性胆囊炎的临床研究技术报告

胆囊炎是目前我国常见病之一，发病率很高，而且随着人们生活水平的提高有逐渐上升趋势，严重危害人民健康。

多年来在中医药治疗胆囊炎的研究方面，已经形成理、法、方、药一整套理论，强调湿热、热毒辨证，着重苦寒通下、清热利胆，取得良好临床效果。但近年来人们已经注意到苦寒通下的弊病和对胆囊炎病人所造成的恶性循环，而且临床试验提出了"胆囊浓缩、收缩功能不良是脾阳虚的重要客观指标"，正是根据这一论据和胆囊炎患者普遍存在的胆汁分泌不足，胆囊排泄能力降低的基本病理改变，我们首先提出"温通利胆法"治疗急、慢性胆囊炎以扶正固本、标本兼顾。

在课题设计中，我们尝试了内服，外用各种给药途径，考虑到胆囊炎患者的证型特点，并在外敷法取得可靠疗效的前提下，我们拟定了穴位外敷的方法，通过对药物的筛选和临床观察，我们以《急救仙方》中海马拔毒膏为基础方，化裁制定了"温通散"的药物组成，使其具备温、通、香、窜之功能，经临床100例观察（含对照组30例），总有效率达91.42%，临床效果良好。现总结如下：

一、一般资料

1. 资料来源

自1992年2月至1993年10月，收治急、慢性胆囊炎患者100例，其中"温通利胆"法之代表方剂——温通散穴位外敷组70例，对照组30例，所有病人均来源于济南市中医医院门诊病房。

2. 性别、年龄

两组病人的性别、年龄特点见表1。

表1   两组病例的性别、年龄分布

		性别		年龄（岁）			
	n	男	女	<20	20－30	31－40	41－50
温通散组	70	26	44	2	8	24	17
%		(37)	(63)	(3)	(11)	(34)	(24)
对照组	30	14	16	1	4	15	6
%		(47)	(53)	(3)	(13)	(50)	(20)

温通散组中年龄最小者 12 岁，最大者 62 岁；对照组中年龄最小者 18 岁，最大者
60 岁。

3. 病程

两组病程比较见表 2。

表 2　　　　　　　　　　　病例病程比较（年）

	n	<0.5	0.5－1	1－5	>5
温通散组	70	8	12	35	15
%		（11.4）	（17.2）	（50）	（21.4）
对照组	30	3	7	15	5
%		（10）	（23.8）	（50）	（16.7）

4. 疾病种类

两组病例病种特点见表 3。

表 3　　　　　　　　　　　两组病例病种特点

	温通散组%	对照组%
慢性胆囊炎	52（74）	24（80）
慢性胆囊炎急性发作（或急性胆囊炎）	18（26）	6（20）
伴乙肝表面抗原阳性者	16（22.85）	2（6.6）
伴胆石症	7（10）	5（16.6）

二、观察方法

1. 分组方法

将所有病例随机分为两组，Ⅰ组为温通散穴位外敷组，Ⅱ组为对照组采用利胆片
口服。

2. 用药方法

"温通散"由雄黄、海马、干姜、肉桂、大黄等药物组成，生药全部由济南市中医
医院药房提供，将上药共为细末，过 120 目筛，加适量核桃油、羊毛脂及 1% 氮酮溶
液，充分搅拌后备存，使用时装入橡胶围圈中直接贴敷"日月穴"及"胆俞穴"，每
穴涂药面积为 10×10mm，厚约 3mm，含生药 3g，隔日换药 1 次，每次贴敷两个穴位。
对照组全部使用青岛中药厂生产的利胆片，批号 911143，每次 4 片，每日 3 次。

3. 疗程

每 7 天为一疗程，至少观察 1 个疗程，一般观察 2~3 个疗程。

4．观察指标

采用观察治疗前后临床症状和胆囊收缩功能等项内容。不良反应主要观察皮肤反应，全身反应及血象。

三、诊断及疗效标准

诊断及疗效标准全部采用"全国中西医结合治疗胆系疾患"会议所制定《中西医结合治疗胆道疾病诊疗标准》

1．诊断标准（略）

2．疗效标准

治愈：症状体征完全消失，体温正常、化验正常。

好转：症状缓解，体温化验正常或近似正常，但有轻度体征者。

无效：症状体征无变化或中转手术者。

四、疗效分析

1．综合疗效（见表4）

表4 综合疗效

	n	治愈	好转	无效	总有效率
温通散组	70	19	45	6	91.42
%		(27.14)	(64.28)	(8.57)	
对照组	30	10	16	4	86.67
%		(33.33)	(53.33)	(13.33)	

$X^2 = 0.529$，$P > 0.05$，无显著性差异，两组疗效相似。

2．止痛效果（见表5）

表5 止痛效果分析

	n	完全止痛	部分止痛	无效	有效率
温通散组	70	36	26	8	88.57%
%		(51.43)	(37.14)	(11.42)	
对照组	30	4	10	16	46.66%
%		(13.33)	(33.33)	(53.33)	

$X^2 = 22.22$，$P < 0.01$，有非常显著的意义。

温通散的止痛效果明显优于对照组，对完全止痛的40例病例分析，"温通散"组中36例，最短止痛时间3小时，最长止痛时间78小时，平均止痛时间18小时，对照组中4例，最短止痛时间14小时，最长止痛时间96小时，平均止痛时间64小时。

3．退热作用（见表6）

表6 退热效果分析

	n	有效	无效	有效率
温通散组	21	13	8	61.9%
对照组	8	5	3	62.5%

$X^2 = 0.087$，$P > 0.05$，两组无差别，温通散组退热作用与对照组相似。

4. 改善上消化道症状

观察上消化道症状包括恶心、厌油、嗳气等症状，两组病例改善上消化道症状的作用分析见表7。

表7 改善上消化道症状作用分析

	n	有效	无效	有效率
温通散组	49	35	14	71.42%
对照组	24	14	10	58.33%

$X^2 = 1.25$，$P > 0.05$，无显著性差异，两组对改善上消化道症状的作用疗效相似。

5. 改善大便秘结、致稀便作用（见表8）

表8 治疗便秘致稀便的作用分析

	n	有效	无效	有效率
温通散组	47	11	36	23.4%
对照组	21	16	5	76.19%

$X^2 = 16.29$，$P < 0.01$，有显著性差异，对照组的通便作用显著优于温通散组。

6. 胆囊收缩功能比较

本试验采用空腹B超及口服33% $MgSO_4$ 30分钟后B超所记录的胆囊体积进行比较，将参试病例分为二组，Ⅰ组为胆囊收缩体积小于30%，标志胆囊收缩功能不良者，Ⅱ组为胆囊收缩体积大于30%，标志胆囊收缩功能良好者。

（1）胆囊收缩功能不良者，治疗后胆囊收缩功能改变，见表9。

表9 治疗前胆囊收缩体积小于30%者，治疗后比较

	治疗前收缩体积	治疗后收缩体积		有效率
	<30% 例数	>30% 例数	<30% 例数	
温通散组	19	17	2	89.47%
对照组	8	4	4	50%

$X^2 = 5.08$，$P < 0.05$，有显著性，说明对原胆囊收缩功能不良者，温通散提高胆囊收缩能力的作用优于对照组。

（2）胆囊收缩功能良好者，治疗前后胆囊收缩功能改变见表10。

表10 治疗前胆囊收缩体积 >30% 者，治疗后比较

	治疗前收缩体积	治疗后收缩体积		有效率
	>30% 例数	增大者例数	减小者例数	
温通散组	51	41	10	80. 39%
对照组	22	16	6	72. 72%

$X^2 = 0.53$，$P > 0.05$，无显著性，说明对于胆囊收缩功能良好者，温通散组和对照组提高胆囊收缩功能的作用相似。

7. 治疗前后空腹 B 超下胆囊体积变化（见表11）

表11 治疗前后空腹 B 超下胆囊体积比较

	n	治疗后 – 治疗前胆囊体积	
		均数	标准差
温通散组	70	0.9089	2.1137
对照组	30	0.5010	2.2771

（1）温通散组显著性检验：

$t_1 = 3.59$，$P_1 < 0.01$，说明温通散组治疗后胆囊体积增大具备显著性。

（2）对照组的显著性检验：

$t_2 = 1.2051$，$P_2 > 0.05$，说明对照组治疗后胆囊体积有增大趋势，但不具备显著性。

（3）两组间显著性检验：

$t_3 = 0.106$，$P_3 > 0.05$，说明温通散组胆囊体积增大与对照组增大之间无显著性。

8. 不良反应观察

温通散组观察 70 例病人局部皮肤未见红斑，发疱及破损，3 例病人敷药部位有瘙痒感，皮肤潮红，2 例对橡皮胶布过敏，1 例为贴敷时间过长。持续 72 小时所致，未见全身不良反应，白细胞计数及肝功检查均未出现异常。对照组 30 例亦未见全身不良反应，白细胞计数、肝功能检查无异常。

典型病例：

例1：患者曲某某，女，36 岁，检验师，因发热伴右胁疼痛 3 天，于 1992 年 3 月

24 日就诊。患者发热，体温 38.3℃，伴有右胁疼痛，厌食，恶心，便秘。实验室检查：白细胞 WBC11.1×10⁹/m³，N89%，L11%，肝功正常，表面抗原阴性，r–GT112 单位，腹部 B 超示：急性胆囊炎，胆囊收缩功能良好。经胆俞，日月穴外敷温通散，8 小时后完全止痛，72 小时后体温恢复正常。连续贴敷 3 个疗程，B 超及实验室检查完全恢复正常而痊愈，随访半年未复发。

例 2：患者孙某某，女，25 岁，因反复发作右胁疼痛伴厌油 3 年，加重 2 天，于 1993 年 7 月 10 日就诊。患者右胁疼痛向右肩放射，伴厌油恶心，二便正常。经十二指肠引流检查：A 管，白细胞 ++，B 管，脓细胞 +++，C 管，脓细胞 +。空腹 B 超：慢性胆囊炎，胆囊收缩功能不良（<30%），经胆俞、日月穴位外敷温通散 24 小时后疼痛消失，上消化道症状改善。连续贴敷 3 个疗程，经 B 超检查：胆囊收缩功能明显提高（>50%），但患者未再接受十二指肠引流检查。

五、讨论

温通利胆法治疗急、慢性胆囊炎的临床研究，是根据胆囊炎患者普遍存在的胆汁分泌不足，胆囊收缩功能明显降低这一基本病理改变而设计的。针对胆囊机能不足，我们打破了多年来治疗胆囊炎清热利胆的治疗通则，重视温通利胆，以增加胆汁分泌，提高胆囊收缩能力，自拟温通散穴位外敷治疗急、慢性胆囊炎 70 例，有效率达 91.42%，对照组 30 例，口服利胆片，有效率达 86.67%，两组疗效相似。在两组对照中，温通散有显著的止痛作用，而且导泻作用明显低于对照组，通过对病人 B 超下胆囊形态的观察，证明温通散有增加胆汁分泌，提高胆囊收缩能力的作用，尤其对于胆囊收缩功能不良者，胆囊收缩能力的提高更具显著性。

温通散是根据《急救仙方》中海马拔毒膏化裁而来，由雄黄、海马、干姜、肉桂、大黄等药组成，具有温阳健脾，利胆通瘀，消癥块、疗肿毒的作用，选择中药精品，使雄黄温阳拔毒，除湿止痛，配以干姜、肉桂温通逐湿，去恶养新；海马为壮阳精品，又具消癥块，疗肿毒之功，大黄利胆化瘀，又缓诸药温热之峻补，诸药合用，具备温、通、香、窜之功能，达到温通利胆的目的，正如《理瀹骈文》所曰："外治之理即内治之理，外治之药即内治之药，所不同者法耳。"

由山东中医学院药理教研室王树荣副教授完成的温通散动物试验表明：温通散在口服情况下对动物急性毒性极微，对完整皮肤刺激作用轻微，对破损皮肤有较明显的刺激作用；该药无致过敏作用；局部外用具有非特异性镇痛作用、抗炎作用以及显著改善微循环作用，温通散可明显增加胆汁流出量；并可轻度兴奋胆道平滑肌。动物试验的结论完全支持临床结果。

经山东省医学情报研究所对课题水平进行查新评定，检索 1988.1～1993.10 中外文资料，采用主题法检索，未检出关于"温通利胆"法治疗急、慢性胆囊炎的临床研究的类似研究文献报道。

温通散穴位外敷治疗急、慢性胆囊炎取得良好效果、为"温通利胆法"治疗急、慢性胆囊炎提供了有力的依据，采用穴位外敷治疗胆囊疾病，达到内病外治的目的，为治疗胆囊炎提供了新思路，新方法，在治则上有所创新，避免了内服药物的不良反应，因此"温通利胆法"治疗急、慢性胆囊炎的临床研究将填补国内研究的一项空白。

（华明珍　马宁　戚宏　杨兴林　顾沪光）

访谈讲话篇

勤奋耕耘，培养跨世纪中医人才

各位领导，各位专家，同志们：

1995 年我荣幸地被确定为全省中医带徒指导老师，心情无比激动，至今已经一年了，我向关心支持中医事业的各级领导，对于本人的信任及给予的荣誉表示衷心的感谢！通过一年的带徒工作，在临床，教学，科研工作上有了一定的收获和成绩，现将本人的体会汇报如下：

一、领导重视、政策落实是师承工作的保障证

党和国家十分重视中医药工作，为促进中医事业的发展制定了一系列方针政策，邓小平同志曾指出："特别是要为中医创造良好的发展与提高的物质条件"。党中央要求把中医和西医摆在同等重要的地位。1990 年全国首批师承工作圆满结束，我省中医药事业发展很快，中医药专家学术经验继承工作开展得富有成效，培养了一批合格继承人，为保障人民健康，促进经济和社会发展做出了积极贡献。省政府、省卫生厅、中医药管理局领导特别重视中医继承工作，95 年又批准全省 51 名指导老师，73 名学术继承人，这是为继续深入开展老中医专家学术经验继承工作，进一步加强我省中医药学科建设，提高中医药学术水平，培养更多的学科带头人和跨世纪人才的一重大举措。从 1995 年 3 月 14 日全省拜师大会之后，我院立即组织师承工作班子，由领导挂帅专人管理，制定计划实行分散跟师，集中学习，统一管理的办法。落实安排好工作学习，创造良好的带教条件，设置专门的诊室，订阅专门杂志。所以一年来，师承工作井井有条地进行，而且初步见到成效。

二、言传身教，精心传授

本人内科临床 30 余载，一直从事心血管病内科急危重症的临床工作，积累了一些经验，而且在育人中，一直主张严格要求。时代即将跨入 21 世纪，在这世界科技迅猛发展，新旧世纪交替之际，我们应增强振兴中医事业的责任感和紧迫感。培养跨世纪人才，不是说说就算了的，自己精心培养，毫无保留地把自己的经验传授给学生，希

望青出于蓝而胜于蓝，做到边临床边讲解，查房，讨论病历，提出问题，查文献，把自己在心血管方面的心得体会，经验用药传授给她们，让她们尽快掌握。启发她们搞科研的积极性，提出课题让她们去查资料，论证，总结资料。在这一年里完成一项科研课题，达国内领先水平。带教前一项课题1995年获山东省科委科技进步三等奖，本市科委科技进步二等奖，今年将申报两项课题，使自己在治疗心律失常的方药方面形成系统化，有所突破。

在带徒开始就重视医德教育，做到授医先育人，首先学习"大医精诚"谨遵古训，做一个全心全意为人民服务的好医生，师承工作的顺利进行，必须树立良好的医德医风。

三、刻苦钻研，继承人初见成效

在一年里，她们刻苦钻研，努力工作，平时注意耳濡目染，细心揣摩，按照学习计划，除正常工作外，多加班加点，写工作日志，搞科研，撰写论文，总结老师经验，完成科研一项，审报一项，准备审报一项。发表文章：国家级3篇，省级4篇，参与著书立说4部，参加全国和省级学术会议各一项，写带教日记220余篇达4万余字，半月志48篇，约4万余字，出色地完成了一年的带教任务，在医、教、研各个方面都有很大提高，其中一人破格审报副主任医师。

四、师生互敬互助，教学相长

在一年带教工作中，师生互敬互助，关系融洽，密切了师生关系，她们对我很尊重，生活上也互相照顾，互相关心。我去年做手术，两位徒弟守候左右，我很受感动，并很快康复出院。徐慧任科行政主任，工作忙，除完成本职工作，还领导科里创造良好的效益，我经常给予她大力支持。戚宏大夫的丈夫在天津大学读博士，自己带孩子，还要完成自己工作，又要跟师学习，时间很紧张，作为老师我主动帮助她，安排好工作、学习，而且照顾好孩子，而戚大夫从来没有因自己家事而耽误学习，有时下夜班也跟师到门诊。在学习生活中我们互相帮助，共同提高。

五、今后高标准，严要求，争取更大的成绩

虽然一年来完成了预期任务，但要达到师承的各项要求，还距离很大，今后要更深入的学习，提高理论水平，积极吸取现代医学的科学手段，把自己的经验总结好，完成课题，大胆创新，做到"继承而不泥古，创新而不离宗"。通过师承工作自己也有突破，带领学生完成任务，做到德才兼备，为真正成为跨世纪的学科带头人而努力。

（全省继承工作经验交流会发言）

加强科学研究振兴中医药事业

各位领导、各位专家：

　　在全国人民认真贯彻实施"九五"计划和 2010 年远景目标的大好形势下，在邓小平同志建设有中国特色社会主义理论指引下，党中央国务院颁布了关于发展科研工作的各项具体方针和政策，科教兴国、科教兴鲁、科教兴市、科教兴医、科教兴院已深入到了广大科技工作者和全体医务工作者的实际行动之中，科技工作在实施"九五"计划的关键年，在这春光明媚的大好时光里，生机盎然，蓬勃地发展起来。济南市卫生系统科技大会适时召开了。借此机会进一步聆听领导的指示，与同行们交流经验，切磋技艺、互相学习、取长补短，共同为振兴发展卫生科技事业献计献策，我感到无上的荣幸。近几年来，在各级党委关心下，在省、市局科研主管领导的支持与指导下，经我与课题组全体同志的共同努力，先后完成了省科研课题四项，经专家评审鉴定均达到国内领先水平，其中一项获山东省科技进步三等奖，济南市科技进步二等奖，一项获山东省医药管理局二等奖，一项课题正在上报成果待批。这些成果获得了省、市领导的支持与肯定。这些成果的取得除课题组全体同志努力外，与各级领导的关心与支持分不开的。现将自己在科技工作中的情况向各位领导和同志们汇报如下：

一、领导的关心与支持，是科研工作的保证

　　邓小平同志提出"科学技术是第一生产力"，党中央、国务院为发展科教事业制定了一系列的方针与政策；依靠科学技术发展力。我国卫生行政主管部门提出科教兴医，科教兴院，振兴发展中医药事业，制定课题相应的措施，为卫生事业的发展提供了可靠的保证，也是广大医务人员科研工作的推动力。我从事中医工作多年，在党的教育和培养下，为卫生事业的发展，为振兴中医药做了一些工作，最近又被省卫生厅，省人事局及省中医药管理局定为全省名老中医继承工作的带教指导教师，在长期的临床实践中积累了一定的经验，收到了一定的临床疗效。如何应用中医中药更好的防病治病，更好地满足人民群众对中医药的需要，是我终生奋斗的事业与目标。但如何搞好科研，改进中医药剂型方面，虽做过尝试，但总感到畏难，在这种情况下，在局科教处及院领导的鼓励与支持下，在省科委、市科委、省中医药管理局、市局领导的关心下，克服了畏难情绪，树立了信心，积极争取与撰写科技报告，把自己的临床经验转化为科研成果，使其更加科学化，更加规范化。如"温阳利胆法治疗急慢性胆囊炎的临床研究"在省科委组织的课题答辩中，能运用自己所学系统中医理论结合现代医学

知识，就课题的可行性做了明确的阐述，又结合自己的临床经验与该方的治则，药物筛选及疗效等技术性问题，都给专家做了明确的答复，因而通过了答辩，课题得以实施。这是我第一次获准的省科委课题，我异常得高兴，满怀信心的组织实施。在科研过程中，省科委及局领导多次关心与支持，我们医院适逢创"三级甲等中医医院"及"全国示范中医医院"的大好时机，院里领导及科教科同志，按照科研计划，定期检查指导，解决研究中的问题，协调各方面的关系，使我们的课题顺利地完成临床资料，药理学实验及制备工艺的全过程，按期完成任务，并顺利通过鉴定，达到了国内领先水平，获得了济南市科技进步二等奖、山东省科技进步三等奖的好成绩。这成果的取得使我们医院在省级成果实现了"零"的突破，为医院增了光，也为我们自己争得了荣誉。我们课题组全体同志认为这是各级领导支持与关心的结果，是我们科研工作的保证。

二、科研人员的技术素质是科研的关键

科研是第一生产力，科研的成果是知识的积累与升华，科研人员必须有科研的素质，要有踏实的技术水平与临床经验。中医学是一门以临床医学为主的科学，要搞中医学的研究，就要精通中医理论，以此为依据，结合现代科学知识，努力挖掘，加以提高。我们课题组的同志都具有一定的文化水平和多年的临床经验，近几年来通过外出进修，为自己的科研工作积累了丰富的资料，开拓了思路，提高了自己的临床实践能力，其他同志也经常参加各种学术交流会，积极钻研业务，功底是比较好的，因此我们这些同志在干中学习，在干中提高，使自己的临床经验很快升华为成果，这是与课题组的科研素质分不开的，因此要搞好科研，必须提高素质。

三、要有求实创新，无私奉献的科学精神

搞科研就是要创新，但一定要实事求是，要经得起实践的检验。绝不能马马虎虎，敷衍了事。要有严格的科学态度和无私奉献的精神。众所周知，目前我们搞科研有一定的困难，譬如科研经费不足，资金短缺，我们大多数在临床工作中不专职搞研究，因此大量的工作需在正常工作之后搞，要查阅资料，要整理材料。完成临床观察，搞好工艺制备等都要利用业余时间搞，要不辞劳苦，要先在自己身上做实验然后再到病员身上，既要提倡奉献精神，也要有严谨的科学态度。例如：我们课题的组方是经多方筛选，又是外用，用传统的方法不行，改用核桃油，但临床发现其渗透力不大，影响药物的吸收，经多方研究，加氮酮，其渗透力加强，促进药物吸收。在临床实验时，为观察是否对皮肤刺激，课题组同志自己先试用，确定无副作用时，才用于病人。在选用穴位时，也是在中医理论经络学说的指导下，有4~5个穴位筛选到2~3个穴位，也是在课题组同志亲自试过后，再用到病人身上，这样既方便病人也经济实惠，在病人使用过程中要定期回访，以观察药物疗效。所以我们认为要搞好科研，要出成果，

就不要计较个人的工作时间，要敢于创新，敢于实践，要有奉献精神。

四、团结一致，齐心协力，在困难中前进

科教兴国，科教兴院，振兴发展中医工作已深入人心，科研工作已蔚然成风，科研成果硕果累累。但就目前我国的国情仍不能满足科研工作的需要，如人才、资金、实验室条件等都不具备，所以现阶段搞科研确实难度很大，获得成果难度更大，当站在领奖台上领奖的时候，每一位获奖者都发自内心的高兴与激动，但也难以掩盖内心的酸甜苦辣，毕竟是获得了党和人民的承认。在实际中，也会遇到有些同志对于科技是第一生产力认识不足，甚至还会遇到别人的冷讽热潮、冷言讽语……这只是在现阶段认识上的问题，作为科研工作者来讲，要坚定信心，团结一致，齐心协力，协调各方面的关系，调动一切有利因素，为振兴发展卫生事业，克服重重困难，勇往直前。

总之，在近几年里，在各级领导的关心支持下，经课题组全体同志努力取得了一定的成绩，但这仅仅是开始，今后任务更重，为发展卫生事业，振兴发展中医事业还有很多工作要做，作为一名老中医工作者，要挖掘祖国医学宝库，使其更好的为人民健康服务，为中医的现代化做出贡献。

（济南市科教兴医大会）

我在瑞士

一、瑞士概况

瑞士是欧洲中部的一个多山国家，阿尔卑斯山横跨瑞士中部，海拔 5000 多米的少女峰就坐落在瑞士境内。国土面积为 41293 万平方公里，人口约 636 万人，是一个联邦制的国家，资源虽不丰富，但经济发达，社会繁荣，人民生活水平高。有四种语言为官方公用语言（德语、法语、意大利及罗曼什语），是一个文明又美丽的国家，首都设在伯尔尼。

二、中医在瑞士的情况

瑞士很早就有中医传统的针灸及药物，但直到 1997 年才被"医疗保险"所接收，正式纳入医疗保险范畴。国民的医疗费用可以从医疗保险中支付，尤其是针灸、推拿易于接受。国内近几年内派往瑞士的中医人员剧增，在瑞士的各大城市都有大小不同规模的中医诊所及治疗中心。据我所知，国家中医药管理局外事中心派往 5~6 个城市，其他还有北京、河南、安徽、山东、广东、大连、昆明等地的中医药管理机构也派出中医药专家到瑞士各地诊所及诊疗中心，应用中医药的治疗手段为瑞士患者服务。

另外，因瑞士欢迎中医中药，还派出当地医务人员到中国学习中医；返国后，在不同的地区开展中医药的临床治疗，举办不同形式、不同规模的中医学习班及学术研究会，传授中医的传统的诊法及治疗手段，为中医在瑞士的发展起到了促进作用，使中医药更好地为当地病患服务。

三、医疗工作情况

我于 2000 年受山东省卫生厅外事办及省中医学会的派遣赴瑞士巴顿传统医学中心开展中医医疗技术合作。经一年的努力工作，圆满地完成任务。

在瑞士工作期间，承蒙各级领导的关心与支持，与瑞士巴顿传统医学中心瑞方密切合作，尤其是省卫生厅领导亲自赴瑞士对我们进行慰问，身在他乡，倍感领导的关怀，这为完成任务，开展工作，提供了组织保证。在瑞士开展中医药服务工作一年中，能严格地遵守纪律，服从当地的法规、法律的要求，严格按照合同协议进行工作，以良好的服务态度和精湛的医疗技术，受到患者的好评及传统中心的赞许。

在瑞士巴顿传统医学中心工作，其规章制度非常严格，如要求每位医生诊治一位患者需 30 分钟以上，包括望闻问切四诊、辨证施治、处方用药、针灸推拿等治疗。病人进诊室要向病人问好，治疗结束要送病人出诊室。诊治全过程要热情，认真书写病历，处方要用中文及拉丁文对照，针灸用针及诊治床上的检查用品都是一次性的，诊室每天要消毒……这一切都要严格地执行，以防交叉感染。

在瑞士开展中医工作，作为一个中医的全科医生，对内、外、妇、儿科的各种疾病诊治患者大约 3000 余人次，其中有白人、黑人、黄种人，其国籍有瑞士、法国、德国、非洲、西亚、印度及中国人，年龄跨度从 3 岁的小孩到 84 岁的老人。我们给予中药（免煎制剂）、针灸、推拿等治疗。瑞士喜欢中医疗法，他们认为是"自然疗法"，相信中医；由于我们诊治严谨，辨证施治得当，取得了很好的疗效。在临床治疗的病种很多，有呼吸系统疾病、消化系统疾病、内分泌系统疾病、风湿性疾病、骨关节疾病等，还有更年期综合征、过敏性疾病，应用中药及针灸治疗皆取得很好疗效。例如一名小儿，3 岁，患过敏性哮喘，从伯尔尼乘火车来诊，给予针灸治疗，隔日一次，共针 3 次，孩子就不喘了，其母亲非常高兴，多次感谢。又如一老妇人，腰腿行走不便，扶拐杖来就诊，经用针灸一次，第二天就不用拐杖了，共针灸三次，能行走自如，收到很好的疗效。

在瑞士除医疗外，还带当地学习中医的医生，给他们讲中医发展史、诊断要点、辨证施治、处方用药、针灸取穴等。在这期间，受瑞士中医妇科学会邀请，做学术报告，进行学术交流，提高了中医药在国外的影响，增加了瑞士人民对中医的信任及满意度。

在瑞士期间，还参加了中国领事馆及当地的一些联谊活动，交流了感情，增加了友谊，为中医药走向世界做出了自己的努力。

四、经验与借鉴

1. 法规及制度：瑞士的医疗法规及制度严格，医务人员服务态度好，工作认真，能自觉的按照法规、法律行事，法制观念强，对病人耐心，从不敷衍了事，对我们要求也很严格。例如每个病人必须诊治 30 分钟（门诊病人），而且每个病人都要附一张反馈意见表（包括疗效）及时反馈。

2. 诊疗管理：诊疗中心及诊所，人员精干，效率高，医药分家，各司其职，责任明确。

3. 中医前景：瑞士及欧洲目前中医事业方兴未艾，我国中医药人员应积极创造条件，到国外去发展，更好地推广中医药文化。

4. 培养目标："打铁还要自身硬"，在国内应培养更高层次的中医药人员，提高自己的业务素质，培养一批能够走出国门的中医药服务大军，更好地为世界医学服务。

我在瑞士推广中医药文化，利用中医中药为瑞士患者服务，使自己提高很大，时间虽短，但受益匪浅，终身受益，为今后开展中医药文化走向世界积累了经验。

（赴外工作结束，向省中医局汇报）

关于中医国际化，缺了什么的问题
——华明珍教授谈传统医疗保健及其发展

又见华明珍教授，是她从瑞士回来不久。不知何时，在这个一向以精工仪表著称的国家里，人们对中国医学产生了浓厚的兴趣。在华教授的叙述里，我们了解到了不同国家医疗保健的差别。而透过这些差别，又隐约可以看到东西方文化差异的背景组成，如饮食、健康观念等。

一、"吃饭"的学问

中国人讲求感性的饮食观，喜欢色、香、味俱佳，越是稀罕，越是想吃。随着人们生活水平的提高，类似的要求越来越不成为困难的事情了，这就很容易造成饮食结构的不合理。据华教授介绍，不合理的饮食可以诱发多种疾病，这一点已经在临床上充分地体现出来。像糖尿病、脂肪肝以及高血脂、高胆固醇等疾病和症状，几十年以前在我国并不多见，而今却比比皆是，这还仅指的是成年人。而不合理的饮食导致的不良后果在孩子身上体现得更是淋漓尽致。在大街上随处可见的"小胖墩"，显然并不缺乏营养，但一味地偏食肥甘厚味，使得肥胖得以产生，从而造成孩子的弱差体质，为心脏病、高血压等疾患的产生创造了条件。据报道，以往只有成人才发生的某些疾病近几年越来越多地呈现出年轻化的趋势，其中重要的一个原因就是不合理的饮食结构。

再者，我国的民族和习俗众多，他们又各有不同的饮食习惯和偏好——北方人口重、南方人食甜、四川一带爱吃辣子——并逐渐形成各具特色的鲁、粤、川等菜系。这中间排除与恶劣自然环境的对抗等因素之外，更多的还是长期形成的一种饮食观念。然而，在这种观念根深蒂固于人们心中的时候，一些特异性疾病的多发地、多发人群也逐渐形成。像华北的某些地区，由于爱吃煎饼，后来调查发现食道癌的发病率比其他地区高出若干倍。

"类似的情况在瑞士并不多见"，华教授进而比较，"像高血脂、高胆固醇一类的病症，他们那儿比我们要少得多。这首先与饮食结构密切相关。他们不太讲究吃什么，却非常讲究营养，食品如何搭配，要求非常之高。当然，这与科技力量的发展密不可分，因此，就我们目前的科技经济力量而言，由感性饮食观向科学营养型的饮食观过渡，还得假以时日。"

教授说，她在闲暇之余散步的时候，常能碰见很多八九十岁的老人，或清晨或傍晚。他们都非常的健康。谈到这儿，华教授又有了新的话题。在我国，很多老年性病症像骨质增生、动脉粥样硬化等等，大都与钙元素的缺失有关。而类似的疾病在瑞士老人那里却不多见。因为他们从小就喝牛奶。一句广告词曾这么说：一杯牛奶，强壮一个民族。话虽说过了些，但道理却是有的。我们的老年人显然没赶上这样的好条件。虽然现在有这样那样的补钙产品，但喝一辈子牛奶和补几天钙的效果当然不能同日而语。而且，用专家的话说，其质量和疗效还值得推敲，包括一些奶制品。

二、中西合璧的优势

华教授在心血管疾病的治疗方面有着丰富的经验。对于此类疾病的处理，她往往走中西医结合的路子。因为在这种情况下，轻重缓急的疾病都能找到最佳的治疗方法。比如冠心病，如果发病急骤，首先做个心电图确诊一下，或者直接确诊后开展一系列的治疗措施，吸氧、救心等等以达到急救的目的，而缓解期则可以对症服用中药治疗。这样既避免了心脏过重的负担，又能起到很好的治疗效果。

由中医谈到保健是顺理成章的事情。在很多发达国家，医疗保健从某种意义上已经达到了预防医学的标准。而由于各方面条件的限制，我们却还在治疗医学的园地里劳作。因此，即便是同样的医疗设备和条件，由于预防观念强，他们治疗的疾病非常单纯，而我们治疗时却是"病了好几病"才来，处理起来就复杂多了。

在这种治疗过程中，我们却忽视了中医的预防保健功能，在这方面它的潜力是非常大的。人们有这么两种截然不同的观点，第一种人认为，没病吃什么药（包括中药）？第二种人则认为，有病赶紧吃药（见效快的当然还是西药）。对此，华教授是这么看的：说得绝对一些，所有的植物都可以入药，当然也包括五谷杂粮。药食同源是非常有道理的。因此，平时对一些中药单味或复方的合理服用，不但不会有毒副作用，反而能有强身健体、预防保健的功能。像菊花茶喝了可以去火，胖大海茶喝了润嗓子、治咽炎，等等，这都是简单易行、方便有效的法子，但这些小玩意儿在整个博大精深的中国医学里面，就像算卦、占卜之于《周易》，只不过是冰山一角罢了。

小打小闹的毛病，没有必要常吃大把的药片，而一些确实需要正儿八经治疗的疾病，有时用西医治疗还是来得很快的。因此，从这个方面说，虽然真正理论上的中西合璧还没有实现，但在这个层面上，对疾病有确切疗效的结合，还是应该提倡的。

三、中医药的国际化

中医药确实好，但在国际上我们的国粹却没有被更多的人了解。据华教授介绍，在瑞士，人们对针灸是非常欢迎的，但在使用中药时态度就谨慎多了，而中药的进口控制得也非常严格。他们的中药都是单味药粉剂，还是从中国台湾经比利时再转道英国才到瑞士的，谨慎的态度可见一斑。而且，粉剂中药的价格贵得吓人，大陆便宜的药材却又进不去。不光瑞士，其他国家的情况大都如此。

华教授进而分析：随着绿色文化的苏醒，中国的传统医学在世界范围内受到了解它的人们的普遍欢迎，针灸、推拿一火再火，但他们却无法接受"草根、树皮"的中药。这里面存在一个传统文化观念的差异。比如东西方建筑，中国古建筑的大木作，使得是因势利导、借力打力的功夫，没有一丝生搬硬凑的。而美国的木屋，一块摞一块，浑然中透着一股拙劲儿。文化不同，对事物接受起来当然也不一样。

除此之外还有我们自身的因素。像日本和我国的台湾，在中药的加工和提纯方面做得非常好，他们可以将中药定性、定量，加工成粉剂，既节约，又让人一目了然。大陆的药材依然沿袭了最古朴的方式。这其中当然也与相关科技的薄弱不无关系。药材既然进不去，中医的发展就更无从谈起了。

再就是市场。与中国传统的温良恭俭让相比，西方的市场观念更多了一份长袖善舞的江湖习气。从可口可乐到麦当劳，再到皮尔·卡丹都是如此。外国的专业人士到了中国就成了老板，我们的专家出去却成了资深打杂。

想想西方医学是怎么来到我们这个东方世界的吧。传教士、教会医院、洋学堂……在新思想、新知识涌入的浪潮里，西方医学理所当然成了它们其中的一朵浪花。

对任何一种事物的认可，首先是对一种文化的接纳。但仅从目前看来，世界各地的人们都知道中国的文化博大精深，可真正了解其中一二的却寥寥无几。没了这个沉甸甸背景，我们的传统医学在世界各地显得是那么突兀，那么势单力薄。

"走出去，请进来，不失为一种很好的宣传和广告。"华教授最后说。

（当代健康报记者　尹鸿博）

发表论文、著作及获奖情况

发表论文、著作及科研情况

著作	出版社	时间	位次
《实用心病学》	人民卫生出版社	2001 年	编委撰稿
《新编实用方剂学》	济南出版社	1989 年	撰稿
《名医医案精华》	青岛海洋大学出版社	1993 年	撰稿
《山东名医论著选录》	山东大学出版社	1990 年	撰稿
《中国当代中西名医大词典》	中国中医药出版社	1995 年	撰稿
论文			
顽固性失眠治验	山东中医杂志	1990 年	第一位
肺心病并 DIC	山东中医杂志	1992 年	第一位
急症治验三则	山东中医杂志	1992 年	第一位
流行性出血性病例讨论	山东中医杂志	1989 年	共撰
中医治疗急性心律失常的进展	山东中医杂志	1994 年	第一位
复律膏为主治疗缓慢性心律失常的临床研究	山东中医杂志	1998 年	第一位
生脉散加味治疗老年性心梗 65 例观察	中西医结合实用临床急救	1996 年	第一位
心愈散治疗冠心病心绞痛 35 例	山东中医杂志	1995 年	第一位
银杏叶胶囊治疗急性心梗 40 例	中国中医急症	1995 年	第二位

科研成果及奖励情况

科研成果名称	等级	获奖名称	时间	位次
温通利胆法治疗急慢性胆囊炎的临床研究	二等奖	济南市科技进步奖	1995 年	1
温通利胆法治疗急慢性胆囊炎的临床研究	三等奖	山东省科技进步奖	1995 年	1
复律膏治疗缓慢性心律失常的临床与试验研究	二等奖	济南市科技进步奖	1997 年	1
复律膏治疗缓慢性心律失常的临床与试验研究	三等奖	山东省科技进步奖	1997 年	1
胃安膏临床研究	二等奖	山东医药管理局科技局	1985 年	3
强心复脉饮治疗心律失常（缓慢性）临床应用研究	三等奖	济南市科技进步奖	2000 年	2
滋阴活血法治疗冠心病快速性心律失常的临床应用研究	三等奖	济南市科技进步奖	2000 年	2

图书在版编目（CIP）数据

华明珍临证辑要/华明珍主编. —济南：山东科
学技术出版社，2015

ISBN 978-7-5331-7749-2

Ⅰ.①华… Ⅱ.①华… Ⅲ.①中医学—临床医学—经
验—中国—现代 Ⅳ.①R249.7

中国版本图书馆 CIP 数据核字（2015）第 062040 号

华明珍临证辑要

主编 华明珍

主管单位：山东出版传媒股份有限公司
出 版 者：山东科学技术出版社
    地址：济南市玉函路 16 号
    邮编：250002 电话：(0531)82098088
    网址：www.lkj.com.cn
    电子邮件：sdkj@sdpress.com.cn
发 行 者：山东科学技术出版社
    地址：济南市玉函路 16 号
    邮编：250002 电话：(0531)82098071
印 刷 者：山东德州新华印务有限责任公司
    地址：山东省德州市经济开发区晶华大道 2306 号
    邮编：253072 电话：0534－2671208

开本：787mm×1092mm 1/16
印张：14.25
彩页：8
版次：2015 年 11 月第 1 版 2015 年 11 月第 1 次印刷

ISBN 978-7-5331-7749-2
定价：68.00 元